Microbiologia e Imunologia Geral e Odontológica

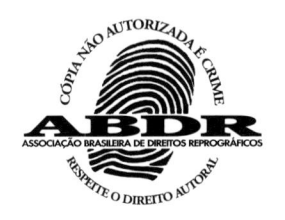

M626 Microbiologia e imunologia geral e odontológica / organizadores, Léo Kriger, Samuel Jorge Moysés, Simone T. Moysés ; coordenadora, Maria Celeste Morita ; autores, Denise M. Palomari Spolidorio, Cristiane Duque. – São Paulo : Artes Médicas, 2013.
160 p. : il. color. ; 28 cm. – (ABENO : Odontologia Essencial : parte básica, v. 2)

ISBN 978-85-367-0191-2

1. Odontologia. 2. Microbiologia. 3. Imunologia geral. 4. Imunologia odontológica. I. Kriger, Léo. II. Moysés, Samuel Jorge. III. Moysés, Simone T. IV. Morita, Maria Celeste. V. Spolidorio, Denise M. Palomari. VI. Duque, Cristiane.

CDU 616.314:579

Catalogação na publicação: Ana Paula M. Magnus – CRB 10/2052

SÉRIE ABENO

Odontologia Essencial
Parte Básica

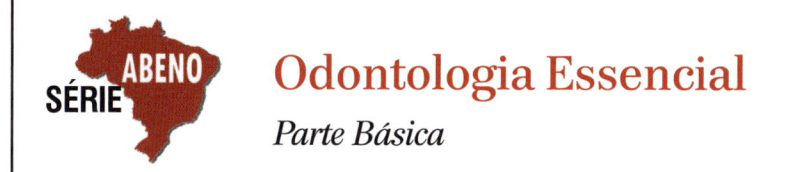

organizadores da série
Léo Kriger
Samuel Jorge Moysés
Simone Tetu Moysés

coordenadora da série
Maria Celeste Morita

Microbiologia e Imunologia Geral e Odontológica – Vol. 2

Reimpressão 2018

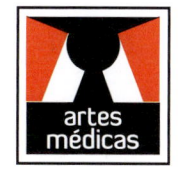

artes médicas
2013

Denise M. Palomari Spolidorio
Cristiane Duque

© Editora Artes Médicas Ltda., 2013

Diretor editorial: *Milton Hecht*
Gerente editorial: *Letícia Bispo de Lima*

Colaboraram nesta edição:
Editora: *Caroline Vieira*
Assistente editorial: *Carina de Lima Carvalho*
Capa e projeto gráfico: *Paola Manica*
Editoração: *Know-How Editorial*
Ilustrações: *Vagner Coelho*
Processamento pedagógico e preparação de originais: *Madi Pacheco*
Leitura final: *Cassiano Ricardo Haag*

Reservados todos os direitos de publicação à
EDITORA ARTES MÉDICAS LTDA., uma empresa do GRUPO A EDUCAÇÃO S.A.

Editora Artes Médicas Ltda.
Rua Dr. Cesário Mota Jr., 63 – Vila Buarque
CEP 01221-020 – São Paulo – SP
Tel.: 11.3221.9033 – Fax: 11.3223.6635

É proibida a duplicação ou reprodução deste volume, no todo ou em parte, sob quaisquer formas ou por quaisquer meios (eletrônico, mecânico, gravação, fotocópia, distribuição na Web e outros), sem permissão expressa da Editora.

Unidade São Paulo
Av. Embaixador Macedo Soares, 10.735 – Pavilhão 5 – Cond. Espace Center
Vila Anastácio – 05095-035 – São Paulo – SP
Fone: (11) 3665-1100 Fax: (11) 3667-1333

SAC 0800 703-3444 – www.grupoa.com.br

IMPRESSO NO BRASIL
PRINTED IN BRAZIL

AUTORES

Denise M. Palomari Spolidorio Bióloga. Professora adjunta do departamento de Fisiologia e Patologia da Faculdade de Odontologia de Araraquara (FOAr)/Unesp. Mestre e doutora em Biologia e Patologia Bucodental: Microbiologia/Imunologia pela FOP/Unicamp. Pós-doutora pela University of Calgary, Canadá.

Cristiane Duque Cirurgiã-dentista. Professora assistente da disciplina de Odontopediatria da Faculdade de Odontologia de Araçatuba da Universidade Estadual Paulista Júlio de Mesquita Filho (FOA/Unesp). Especialista em Odontopediatria pelo Hospital de Reabilitação de Anomalias Craniofaciais da Universidade de São Paulo (HRAC/USP). Doutora em Ciências Odontológicas pela FOA/Unesp. Pós-doutora em Microbiologia e Imunologia pela Faculdade de Odontologia de Piracicaba da Universidade Estadual de Campinas (FOP/Unicamp). Estágio na Forsyth Institute – Boston, Estados Unidos.

Ana Paula Dias Ribeiro Mestre e doutora em Reabilitação Oral pela Faculdade de Odontologia da Unesp.

Carlos Alberto de Souza Costa Professor titular do Departamento de Fisiologia e Patologia da FOAr/Unesp. Coordenador do Laboratório de Patologia Experimental e Biomateriais da FOAr/Unesp. Pesquisador do CNPq. Mestre e doutor em Biologia e Patologia Bucodental pela Unicamp. Pós-doutor em Patologia Oral e Oncologia pela University of Michigan, Estados Unidos.

Cleverton Roberto de Andrade Professor de Patologia Geral e Bucal da FOAr/Unesp. Especialista em Endodontia pelo Centro Universitário Hermínio Ometto de Araras (Uniararas). Mestre em Biologia e Patologia Bucodental pela FOP/Unicamp. Doutor em Estomatopatologia pela FOP/Unicamp.

Daniel J. Smith Professor associado da Harvard School of Dental Medicine – Harvard Medical School, Estados Unidos. Membro sênior da Forsyth Institute – Boston, Estados Unidos.

Iracilda Zeppone Carlos Farmacêutica-bioquímica. Professora adjunta de Imunologia Clínica da Faculdade de Ciências Farmacêuticas (FCFAr)/Unesp, Araraquara. Professora titular de Imunologia Clínica da FCFAr/Unesp. Mestre em Análises Clínicas pela Faculdade de Ciências Farmacêuticas da USP. Doutora em Ciências pela Faculdade de Medicina de Ribeirão Preto (FMRP)/USP.

João Antonio Chaves de Souza Cirurgião-dentista. Mestre em Periodontia pela FOAr/Unesp. Doutorando em Implantodontia pela FOAr/Unesp.

Josimeri Hebling Professora adjunta do Departamento de Clínica Infantil da FOAr/Unesp. Coordenadora do Programa de Pós-graduação em Ciências Odontológicas da FOAr/Unesp. Pesquisadora do CNPq. Mestre e doutora em Odontopediatria pelo Programa de Pós-graduação em Ciências Odontológicas da FOAr/Unesp. Pós-doutora em Odontopediatria pela University of Michigan, Estados Unidos.

Luís Carlos Spolidorio Professor titular e livre-docente da FOAr/Unesp. Mestre e doutor em Biologia e Patologia Bucodental pela FOP/Unicamp. Pós-doutor pela University of Calgary, Canadá.

Mauricio Alves Chagas Médico veterinário. Professor associado de Histologia e Embriologia do Instituto Biomédico da Universidade Federal Fluminense (UFF). Coordenador do Laboratório de Biomorfologia Celular e Extracelular da UFF. Especialista em Histologia e Embriologia pela Universidade Federal do Rio de Janeiro (UFRJ). Mestre em Morfologia pela Universidade do Estado do Rio de Janeiro (UERJ). Doutor em Ciências pela UERJ.

Rodrigo Alex Arthur Cirurgião-dentista pela FOP/Unicamp. Professor adjunto do Departamento de Odontologia Social e Preventiva da Faculdade de Odontologia da Universidade Federal do Rio Grande do Sul (UFRGS). Mestre e Doutor em Odontologia: Cariologia pela FOP/Unicamp. Doutorado Sanduíche: Microbiologia Oral no Departamento de Microbiologia Oral e Imunologia da Faculdade de Odontologia da Universität Zürich, Suíça. Pós-doutor em Microbiologia Oral e Cariologia pela Indiana University School of Dentistry, Estados Unidos.

Thais de Cássia Negrini Cirurgiã-dentista pela FOAr/Unesp. Mestre em Biologia Bucodental: Microbiologia e Imunologia pela FOP/Unicamp. Doutora em Biociências e Biotecnologia aplicadas à Farmácia pela FCFAr/Unesp. Estágio na Indiana University School of Dentistry, Estados Unidos.

Yonara Maria Freire Soares Marques Professora substituta de Patologia na FOAr/Unesp. Mestre e doutora em Patologia Bucal pela USP.

Organizadores da Série Abeno

Léo Kriger Professor de Saúde Coletiva da Pontifícia Universidade Católica do Paraná (PUCPR). Mestre em Odontologia em Saúde Coletiva pela Universidade Federal do Rio Grande do Sul (UFRGS).

Samuel Jorge Moysés Professor titular da Escola de Saúde e Biociências da PUCPR. Professor adjunto do Departamento de Saúde Comunitária da Universidade Federal do Paraná (UFPR). Coordenador do Comitê de Ética em Pesquisa da Secretaria Municipal da Saúde de Curitiba, PR. Doutor em Epidemiologia e Saúde Pública pela University of London.

Simone Tetu Moysés Professora titular da PUCPR. Coordenadora da área de Saúde Coletiva (mestrado e doutorado) do Programa de pós-graduação em Odontologia da PUCPR. Doutora em Epidemiologia e Saúde Pública pela University of London.

Coordenadora da Série Abeno

Maria Celeste Morita Presidente da ABENO. Professora associada da Universidade Estadual de Londrina (UEL). Doutora em Saúde Pública pela Université de Paris 6, França.

Conselho editorial da Série Abeno Odontologia Essencial

Maria Celeste Morita, Léo Kriger, Samuel Jorge Moysés, Simone Tetu Moysés, José Ranali, Adair Luiz Stefanello Busato.

Prefácio

É com grande satisfação que apresentamos o livro *Microbiologia e Imunologia Geral e Odontológica*, composto pelos Volumes 1 e 2, o qual pretende ocupar importante espaço na literatura nacional referente ao estudo de microbiologia e imunologia.

Seu principal objetivo é proporcionar ao estudante do curso de graduação em ciências, em especial a odontologia, informações básicas e importantes para o entendimento do tema, em uma ordem lógica e didática, de fácil compreensão e bastante objetiva.

No Volume 1, há informações básicas gerais sobre morfologia, fisiologia e genética microbiana, e uma visão objetiva dos procariontes e eucariontes. A partir do Capítulo 4, maior ênfase é dada à microbiota bucal, como aquisição, composição e formação do biofilme dental, microbiologia da cárie, das doenças periodontais e das infecções endodônticas. Além destas, são abordadas outras infecções que podem acometer a cavidade bucal, enfatizando principalmente fungos e vírus. O Capítulo 10 descreve as medidas preventivas e terapêuticas (locais e sistêmicas) de doenças e como se deve proceder no controle dessas infecções, enquanto o Capítulo 11 aborda a ação antimicrobiana de materiais restauradores.

O Volume 2 busca fornecer conceitos básicos sobre os principais tópicos da imunologia geral e as particularidades da imunologia na cavidade bucal. Os primeiros capítulos visam descrever os mecanismos da imunidade inata e adaptativa e como ocorre o reconhecimento de antígenos por esses sistemas. O Capítulo 5 comenta sobre as anormalidades da resposta imune: hipersensibilidade, autoimunidade e imunodeficiências, citando exemplos práticos para o aluno. Concluindo essa parte inicial, o Capítulo 6 mostra formas de manipulação da resposta imune, como o transplante e a vacinação. A partir do Capítulo 7, são mostrados aspectos da imunologia na cavidade bucal e como se comporta o sistema imune frente às afecções bucais, tais como a cárie dentária, a doença periodontal, as doenças pulpares e periapicais e os tumores.

Esperamos que esta obra seja uma importante ferramenta para fornecer os conceitos básicos apropriados a fim de que o estudante do curso de odontologia adquira a compreensão e o entendimento das ciências microbiologia e imunologia.

Sumário

1 | Introdução à resposta imune — 11
Cristiane Duque
Denise M. Palomari Spolidorio
Maurício Chagas

2 | Resposta imune inata — 20
Cristiane Duque
Denise M. Palomari Spolidorio

3 | Resposta imune adquirida — 35
Cristiane Duque
Denise M. Palomari Spolidorio

4 | Reconhecimento dos antígenos — 45
Cristiane Duque
Denise M. Palomari Spolidorio

5 | Anormalidades nas respostas imunológicas: Hipersensibilidade, autoimunidade e imunodeficiências — 56
Denise M. Palomari Spolidorio
Cristiane Duque

6 | Manipulação da resposta imune — 77
Denise M. Palomari Spolidorio
Cristiane Duque

7 | Aspectos imunológicos normais da cavidade bucal — 87
Cristiane Duque
Denise M. Palomari Spolidorio

8 | Imunidade aos agentes infecciosos com ênfase na cavidade bucal — 100
Thais de Cássia Negrini
Rodrigo Alex Arthur
Iracilda Zeppone Carlos

9 | Imunologia da cárie dentária — 110
Daniel J. Smith
Cristiane Duque
Denise M. Palomari Spolidorio

10 | Imunologia da doença periodontal — 119
Luís Carlos Spolidorio
Cristiane Duque
Denise M. Palomari Spolidorio

11 | Imunopatologia do tecido pulpar — 125
Ana Paula Dias Ribeiro
Josimeri Hebling
Carlos Alberto de Souza Costa

12 | Imunopatologia das lesões periapicais — 134
Cleverton Roberto de Andrade
João Antonio Chaves de Souza
Yonara Maria Freire Soares Marques

13 | Imunologia dos tumores — 147
Yonara Maria Freire Soares Marques
Cleverton Roberto de Andrade

Referências — 156

Recursos pedagógicos que facilitam a leitura e o aprendizado!

OBJETIVOS DE APRENDIZAGEM	Informam a que o estudante deve estar apto após a leitura do capítulo.
Conceito	Define um termo ou expressão constante do texto.
LEMBRETE	Destaca uma curiosidade ou informação importante sobre o assunto tratado.
PARA PENSAR	Propõe uma reflexão a partir de informação destacada do texto.
SAIBA MAIS	Acrescenta informação ou referência ao assunto abordado, levando o estudante a ir além em seus estudos.
ATENÇÃO	Chama a atenção para informações, dicas e precauções que não podem passar despercebidas ao leitor.
RESUMINDO	Sintetiza os últimos assuntos vistos.
🔍	Ícone que ressalta uma informação relevante no texto.
⚡	Ícone que aponta elemento de perigo em conceito ou terapêutica abordada.
PALAVRAS REALÇADAS	Apresentam em destaque situações da prática clínica, tais como prevenção, posologia, tratamento, diagnóstico etc.

1

Introdução à resposta imune

CRISTIANE DUQUE
DENISE M. PALOMARI SPOLIDORIO
MAURÍCIO CHAGAS

O sistema imune é o conjunto de células e tecidos responsáveis pela defesa do corpo contra organismos externos. Apesar de essencial para a sobrevivência dos seres humanos, ao nascimento, as crianças ainda não possuem o sistema imune apto para combater mesmo as infecções simples. Isso ocorre porque, para que a imunidade se desenvolva, é necessário o contato com o agente agressor. Entretanto, dependendo da patogenicidade do microrganismo, esse contato pode levar à morte do hospedeiro. Por isso, populações inteiras foram eliminadas nos séculos passados quando expostas a novas infecções.

Com o objetivo de induzir a imunidade sem desenvolver a doença, foram introduzidas as **vacinas**, que utilizam partes do patógeno ou o patógeno enfraquecido para que o sistema imune possa elaborar uma resposta protetora contra ele. O conhecimento dos componentes que integram o sistema imune e dos mecanismos de interação entre patógeno e hospedeiro auxilia não somente na descoberta das vacinas, mas também na compreensão das doenças, principalmente as de caráter autoimune, visando à sua prevenção ou ao controle da sintomatologia.

Qualquer organismo capaz de causar uma doença é considerado patógeno. Porém, quando habita normalmente o corpo sem induzir sintomas de doença, é denominado comensal, como espécies de *Candida*, fungo saprófita que habita a cavidade bucal. Bactérias, fungos, vírus e parasitas (subdivididos em protozoários e vermes) são os quatro grupos de patógenos que podem habitar os organismos vertebrados. Eles causam doenças que podem ser resolvidas ou não pelo sistema imune, dependendo do contato inicial com o microrganismo na infância e da resistência genética inata do hospedeiro.

Para que o patógeno cause uma infecção, é preciso que ele atravesse as principais barreiras físicas do organismo: a pele e as mucosas.

OBJETIVOS DE APRENDIZAGEM

- Classificar os tipos de resposta imune
- Definir quais células compõem o sistema imune
- Conhecer os tecidos envolvidos na resposta imune
- Caracterizar os tecidos linfoides orais

A pele é uma superfície composta de epitélio queratinizado que não permite a entrada de microrganismos, a não ser que sofra uma lesão química ou física. As mucosas também são compostas por epitélio, mas que permite a entrada seletiva de nutrientes, sendo mais suscetível à penetração microbiana. Essa suscetibilidade, porém, é limitada pela secreção contínua de muco pelas próprias células do epitélio mucoso. Na ocorrência de rompimento dessas barreiras e entrada de microrganismos, a resposta imune do hospedeiro é ativada.

TIPOS DE RESPOSTA IMUNE

Nos organismos vertebrados, existem dois tipos de resposta imune: uma inicial, denominada inata, e outra tardia, denominada adquirida.

A imunidade inata é formada pelos seguintes componentes:

- barreiras físicas, como os epitélios, e barreiras químicas, como as substâncias antimicrobianas produzidas pelas células epiteliais;
- macrófagos e neutrófilos, que realizam o processo da fagocitose, células dendríticas e células *natural killers* (NK), ou assassinas naturais;
- sistema complemento – cascata de reações enzimáticas produzidas por proteínas plasmáticas desencadeadas pela presença do patógeno;
- citocinas – proteínas produzidas por diversos tipos celulares que regulam as atividades das células da imunidade inata.

A imunidade inata é inespecífica e atua sobre qualquer agente agressor, tentando controlar a infecção. Após o contato com o patógeno, o organismo vai gerar uma resposta imune específica, produzindo anticorpos, denominados imunoglobulinas (IgA, IgE, IgG e IgM). Esta é conhecida como **imunidade adquirida** ou **adaptativa** e é representada pelas células T e B, mas envolve outros componentes, como o sistema complemento e as citocinas, também presentes na resposta inata, como já mencionado.

A imunidade adquirida apresenta caráter discriminatório e capacidade de memória, podendo responder prontamente ao patógeno quando o organismo for exposto a ele repetidas vezes.
As substâncias que entram no organismo e induzem a resposta imune, sejam patógenos ou corpos estranhos, são denominadas **antígenos**.

É importante lembrar que ambas as respostas se complementam: as células da imunidade inata estimulam a produção da resposta adquirida, a qual, por sua vez, utiliza os recursos da resposta inata para auxiliar na eliminação do agente intruso no organismo (Fig. 1.1).

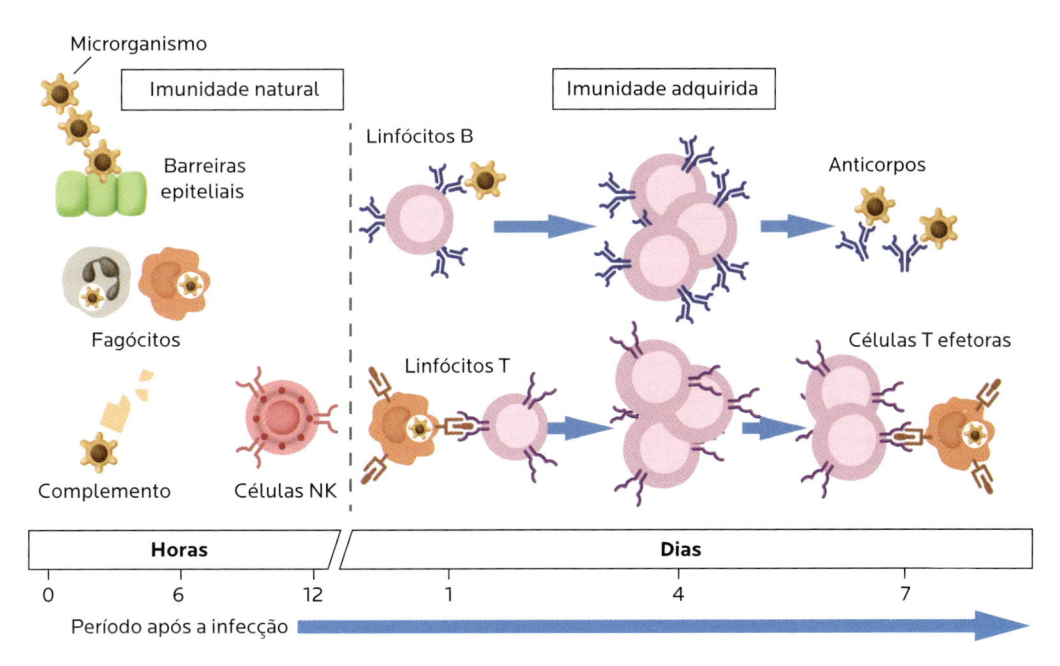

Figura 1.1 – Componentes das respostas imunes inata e adaptativa.
Fonte: Abbas e colaboradores.[1]

CÉLULAS DO SISTEMA IMUNE

As células de defesa que compõem o sistema imune são produzidas pela medula óssea e derivam de um precursor comum, a **célula-tronco hematopoiética**. Dessa célula-tronco são divididas duas linhagens de células de defesa (mieloides e linfoides) e uma terceira linhagem de células que originará as plaquetas e os eritroblastos ou hemácias. As mieloides irão originar leucócitos polimorfonucleares, células dendríticas, mastócitos e monócitos/macrófagos. As linfoides originarão os linfócitos ou células B e T e as células NK (Fig. 1.2). O processo de formação das células sanguíneas é denominado **hematopoiese** e ocorre no início da vida no saco vitelínico e no

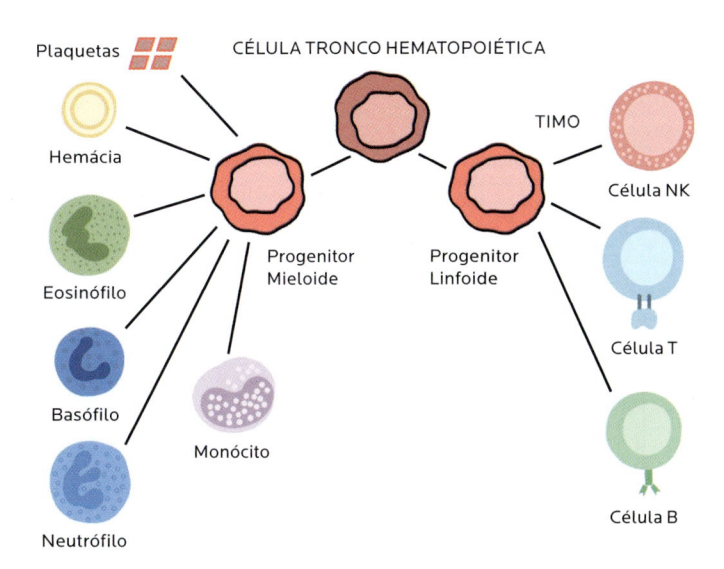

Figura 1.2 – O processo da hematopoiese.

mesênquima para-aórtico, depois no fígado e no baço, e, a partir da puberdade, nos ossos chatos como esterno, vértebras, costelas e ossos ilíacos. No interior desses ossos, são encontradas, além das células precursoras hematopoiéticas, células gordurosas e fibroblastos.

Na imunidade inata, as principais células encontradas são os **neutrófilos**. Essas células pertencem à família dos leucócitos ou glóbulos brancos. Os leucócitos são células de forma esférica quando estão em suspensão no sangue ou ainda quando ativos na defesa do organismo. Para penetrar no tecido conjuntivo, diante de um foco de infecção, os leucócitos atravessam o endotélio dos capilares por um processo denominado diapedese, atraídos por substâncias químicas derivadas do hospedeiro ou dos patógenos, por quimiotaxia.

> **ATENÇÃO**
>
> O aumento dos leucócitos (leucocitose) ou a sua redução (leucopenia) são, respectivamente, indícios de infecção ou ineficiência da medula óssea em produzir essas células por doenças sistêmicas.

Os leucócitos são classificados em granulócitos ou agranulócitos. Os **granulócitos** ou polimorfonucleares (PMN) apresentam grânulos citoplasmáticos e núcleo com vários lóbulos; os **agranulócitos** não apresentam grânulos no citoplasma e têm núcleo simples. Os leucócitos PMN são os basófilos/mastócitos, os eosinófilos e os neutrófilos; os agranulócitos são os linfócitos e os monócitos.

Os leucócitos mais abundantes no sangue (mais de 60%) são os neutrófilos, que circulam pelo sangue e são atraídos para o local da infecção por quimiotaxia. Apresentam núcleo multilobulado e grânulos no citoplasma, e sua principal função é a fagocitose ou internalização de microrganismos ou corpos estranhos. Os neutrófilos circulam pelo sangue e migram para os locais de infecção rapidamente; porém, após cerca de 6 horas, são eliminados naturalmente por um processo denominado **apoptose** (morte celular programada), quando são fagocitados por macrófagos do fígado ou do baço.

Os leucócitos menos abundantes são os basófilos/mastócitos (0,5 a 1%), que não realizam fagocitose, apenas liberam histamina ou heparina por meio da degranulação em processos alérgicos. Já os eosinófilos (2 a 4% dos leucócitos do sangue) apresentam núcleo com dois lóbulos e grânulos citoplasmáticos que são liberados contra patógenos grandes, como os vermes, e em reações alérgicas. A Figura 1.3 mostra um esquema com as características morfológicas dos leucócitos.

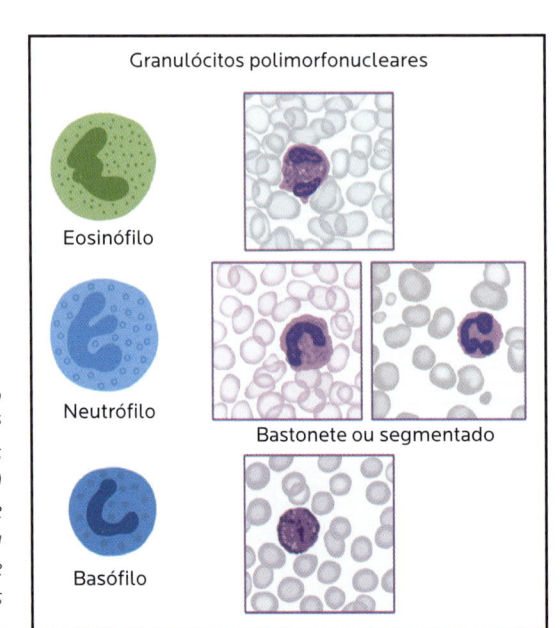

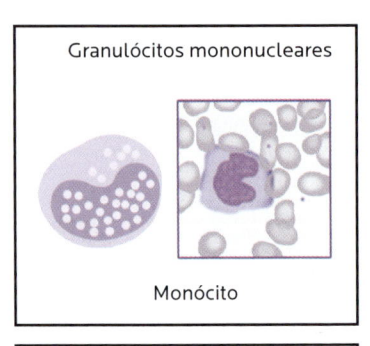

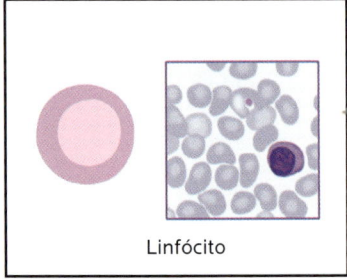

Figura 1.3 – Leucócitos no sangue. Esse grupo é composto pelos leucócitos granulócitos (PMN) (eosinófilos, basófilos e neutrófilos) ou mononucleares (monócitos e macrófagos) e pelos linfócitos.

As células que representam a **resposta imune adquirida** são os linfócitos T e B, que apresentam moléculas de superfície capazes de reconhecer especificamente diferentes antígenos, por quantas vezes penetrarem no organismo (capacidade de especificidade e de memória).

Os linfócitos T são produzidos no timo, e os linfócitos B, na medula óssea, onde se diferenciam para adquirir a capacidade de reconhecer os antígenos.

Existem dois tipos de linfócitos T: os citotóxicos e os auxiliares. Os **linfócitos T citotóxicos** (CTLs) apresentam em seu citoplasma grânulos com enzimas que lisam vírus e outros patógenos intracelulares. Os **linfócitos T auxiliares** secretam citocinas que ajudam a ativar outros tipos de células do sistema imune e respondem a antígenos peptídicos apresentados a eles. Os linfócitos B secretam imunoglobulinas (Igs) que se fixam na membrana e atuam como receptores específicos de antígenos. Após o reconhecimento do antígeno, as células B se diferenciam em plasmócitos e células de memória que produzem Igs específicas ao antígeno que as ativou (Fig. 1.4). Além das células T e B, existe uma linhagem de linfócitos denominada de *natural killer* (NK), de maior tamanho e com grânulos em seu interior, com capacidade de lisar vírus e células tumorais, sem especificidade, durante a atuação da imunidade inata.

Para que a resposta imune adaptativa seja ativada, células acessórias devem entrar em ação com a função de ativar os linfócitos. As principais células acessórias são os **fagócitos mononucleares** e as **células dendríticas**, pertencentes à resposta imune inata. Os primeiros são representados pelos monócitos e macrófagos.

Quando os monócitos atravessam as paredes dos capilares sanguíneos e penetram no tecido conjuntivo, estes sofrem modificações morfológicas e são denominados macrófagos, que podem se proliferar localmente dando origem a novas células.

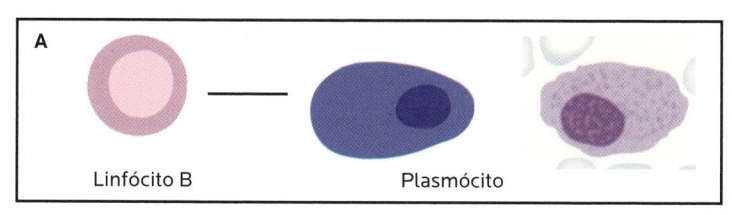

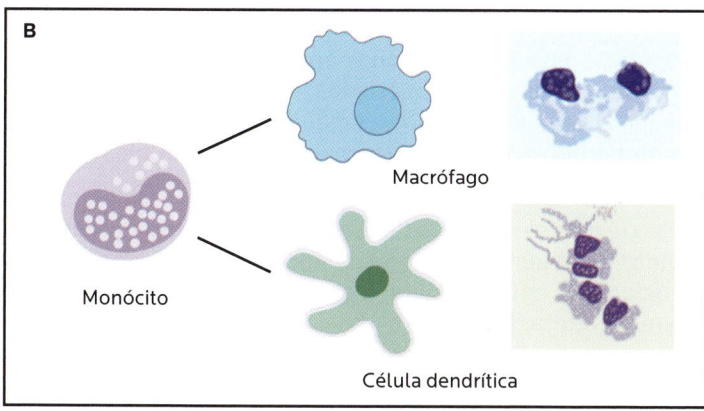

Linfócitos

São células pequenas de núcleo simples, não sendo possível distinguir morfologicamente os linfócitos T dos B.

Monócitos

São leucócitos com núcleo em forma de ferradura com citoplasma rico em grânulos e lisossomas.

Macrófagos

Originam-se dos monócitos, que são células derivadas da medula óssea e circulam no sangue. Quando o monócito atravessa os vasos sanguíneos se diferencia em macrófago nos tecidos.

Figura 1.4 – Principais modificações das células imunes no tecido conjuntivo. (A) De linfócito B para plasmócito, célula produtora de anticorpos. (B) De monócito para macrófago ou célula dendrítica.

Fonte: Sirgo e colaboradores.[2]

Macrófagos e monócitos são as mesmas células em etapas distintas de maturação. Os macrófagos apresentam um núcleo oval ou em forma de rim localizado excentricamente, são maiores e apresentam maior atividade metabólica que os monócitos. Quando estão em atividade fagocítica, os macrófagos apresentam projeções na membrana, denominadas pseudópodes. Ao englobarem uma partícula (fagocitose) ou gota (pinocitose), formam os fagossomos ou pinossomos, que se fusionam aos lisossomos (fagolisossomo) em uma vesícula citoplasmática endocítica que apresenta enzimas hidrolíticas para degradar o agente agressor (Fig. 1.5).

Dependendo de sua localização, o macrófago recebe nomes especiais. Por exemplo, no fígado, é chamado de célula de Kupffer; no sistema nervoso central, micróglia; no tecido ósseo, osteoclasto. Os fagócitos mononucleares podem ser reconhecidos por sua função em macrófagos fagocíticos profissionais, que removem predominantemente os antígenos particulados e as células apresentadoras de antígenos (APC) que internalizam o antígeno, processam e apresentam para as células T.

Vale lembrar que os linfócitos T e B também estimulam os macrófagos a destruírem os antígenos. Dessa forma, essas células fagocíticas atuam tanto na imunidade inata quanto na adaptativa, liberando também citocinas que atraem outras células inflamatórias para o local da infecção.

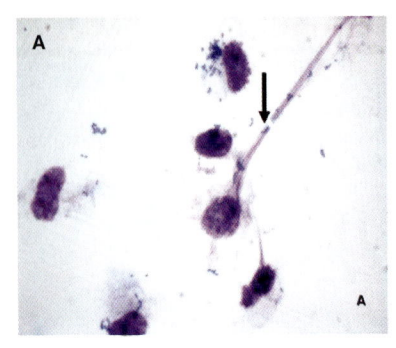

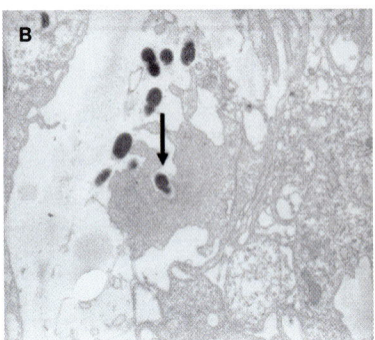

Figura 1.5 – Macrófagos realizando fagocitose de bactérias (S. mutans) – setas. (A) Imagem em microscopia de luz. Observe os prolongamentos citoplasmáticos dos macrófagos. (B) Imagem em microscopia eletrônica de transmissão.
Fonte: Gentileza da Profa. Dra. Thais de C. Negrini (FCFAr-Unesp).

Ainda nas células acessórias, uma linhagem importante que atua no reconhecimento de antígenos pelas células T são as **células dendríticas**. Morfologicamente, estas apresentam projeções na membrana em formato de estrela (ver Fig. 1.4). Sua principal função é captar e transportar os antígenos para os linfonodos. As células dendríticas são também conhecidas como APC, sendo importantes para a ativação de diversos tipos celulares, principalmente os linfócitos T e B. Podem ser encontradas na pele (células de Langerhans), nos linfonodos, no baço, nas mucosas (células dendríticas foliculares) e no timo (células interdigitantes).

TECIDOS DO SISTEMA IMUNE

Como já mencionado, a medula óssea é a principal produtora das células de defesa. A maioria das células de defesa geradas na medula óssea circula pelo sangue, podendo se alojar nos tecidos linfoides, sendo recrutadas para os locais da infecção. Os **linfócitos**, além de circularem pelo sangue, também se concentram nos tecidos linfoides primários – medula óssea e timo –, onde amadurecem para células prontas para a defesa, ou ainda nos tecidos linfoides secundários – tonsilas palatinas, faríngeas e linguais (anel de Waldeyer), baço, apêndice e linfonodos –, que armazenam linfócitos maduros para a resposta imune.

Outras células de defesa maduras também são encontradas nesses tecidos linfoides e em tecidos não organizados, denominados **tecido linfoide associado ao epitélio (pele) e às mucosas** – gastrintestinal, urogenital e respiratória (Fig. 1.6).

Além da medula óssea, outro tecido linfoide primário é o **timo**, um órgão pequeno localizado próximo ao coração, na caixa torácica. É

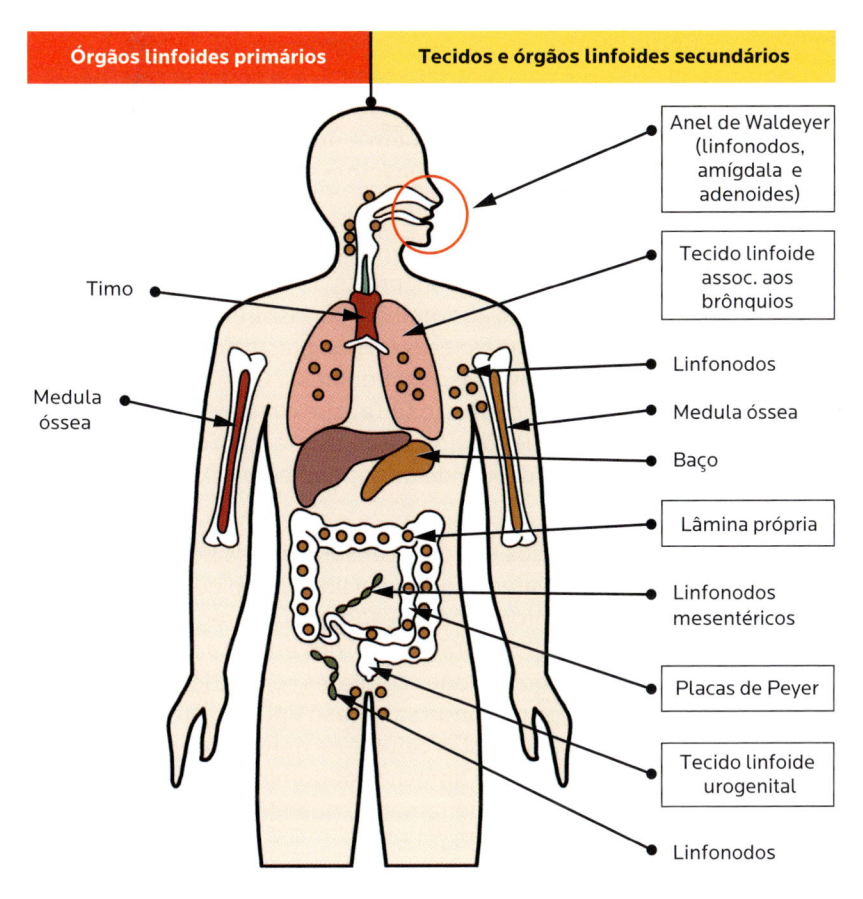

Figura 1.6 – Órgãos linfoides primários e secundários.
Fonte: Roitt e colaboradores.[3]

revestido externamente por uma cápsula fibrosa e internamente por epitélio subcapsular, dividido em múltiplos lóbulos por trabéculas fibrosas. Dentro desses lóbulos, as células são arranjadas em uma porção cortical e outra medular. Na **cortical** são encontrados os timócitos (linfócitos T em maturação) e as células epiteliais; na **medular**, são vistos linfócitos maduros e outras células de defesa de origem da medula óssea (macrófagos e células dendríticas) e epitélio em degeneração denominado corpúsculo de Hassal. Com o início da puberdade, o timo inicia sua involução, pela ação dos níveis de esteroides, levando à atrofia da região cortical. Entretanto, ainda ocorre maturação das células T em níveis baixos na vida adulta (Fig. 1.7).

Dos tecidos linfoides secundários, o **baço** é responsável pela resposta imune aos antígenos que circulam pelo sangue. Esse órgão se encontra no lado esquerdo do abdome, próximo ao diafragma, sendo protegido por cápsula fibrosa. No interior do baço, existem dois tipos

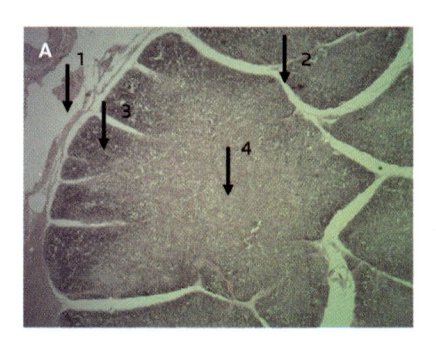

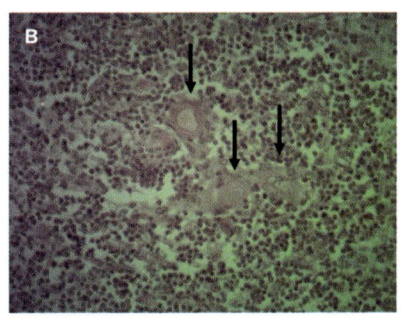

Figura 1.7 – Timo. (A) Vista de um lóbulo do timo. 1: cápsula fibrosa; 2: trabécula fibrosa; 3: porção cortical; e 4: porção medular. (B) Porção medular do timo. Nas setas, podemos verificar a presença de corpúsculos de Hassal (HE – 40x).

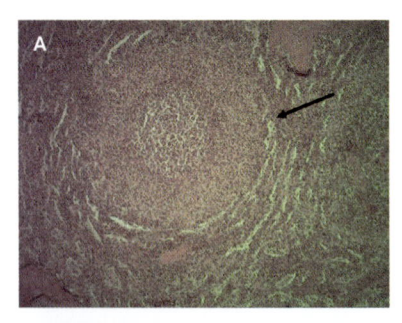

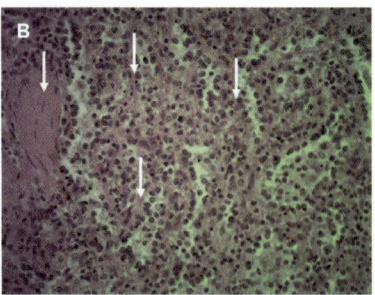

Figura 1.8 – Baço. (A) Polpa branca. As células T e B ficam distribuídas ao redor de uma arteríola central – seta (HE – 100x). (B) Polpa vermelha. Repare nos cordões celulares contendo células do sistema imune – setas (HE – 400x).

de tecido: a **polpa branca**, tecido linfoide contendo células B e T distribuídas ao redor de uma arteríola central, e a **polpa vermelha**, cordões celulares contendo macrófagos, eritrócitos, plaquetas, linfócitos e plasmócitos. O baço também é um reservatório de eritrócitos e plaquetas que, quando envelhecem, são eliminados neste local pelos macrófagos (Fig. 1.8).

Os **linfonodos** estão localizados nas junções de uma rede de vasos linfáticos ao longo do corpo humano, principalmente pescoço, axilas, virilha, mediastino e cavidade abdominal. Os vasos linfáticos originam-se do tecido conjuntivo e coletam o plasma que extravasa constantemente para fora dos vasos sanguíneos. O líquido do plasma acrescido das células é denominado **linfa**, que circula por todo o organismo, coleta os patógenos dos sítios de infecção, drena para os linfonodos e finalmente é devolvido ao sangue pela veia subclávia, através do canal torácico.

Os linfonodos são revestidos por uma cápsula fibrosa por onde penetram vasos linfáticos aferentes com a linfa, além de artérias e veias. Internamente, os linfonodos apresentam uma região cortical, rica em células B; uma região paracortical, rica em células T; e uma região medular central, com cordões celulares contendo células B e T, plasmócitos e macrófagos por onde sai o vaso linfático eferente com os patógenos já processados pelas células de defesa. No córtex existem locais de maturação de linfócitos denominados **centros germinativos**, que aumentam de tamanho quando o linfonodo está drenando um sítio de infecção (Fig. 1.9).

A **pele**, além de barreira física, também apresenta um sistema imune ativo com linfócitos e células acessórias. Na epiderme são encontradas as células de Langerhans, que são células dendríticas cutâneas com longas projeções para captar os antígenos locais. Na derme são encontrados linfócitos, na sua maioria citotóxicos.

As **mucosas**, sejam gastrintestinais, urogenitais ou respiratórias, são também colonizadas por linfócitos e células acessórias. Nas mucosas, os patógenos penetram no tecido linfoide mucoso por meio de células epiteliais especializadas, chamadas células M, que formam bolsas contendo linfócitos T e B, células dendríticas e macrófagos. Os patógenos ou antígenos são transportados para dentro das bolsas e transferidos para o tecido linfoide abaixo do epitélio. No intestino delgado, esse tecido linfoide é denominado placa de Peyer. Em cada local, os tecidos linfoides em associação com as superfícies de revestimento recebem um nome específico: tecido linfoide associado ao intestino, tecido linfoide associado aos brônquios e tecido linfoide geniturinário.

Figura 1.9 – Linfonodo. (A) Visão geral da porção cortical (1) e medular (2), cercada por uma cápsula fibrosa (3) (HE – 40x). (B) Porção cortical (1) e paracortical (2) (HE – 100x). (C) Porção medular com cordões celulares (setas) contendo células da resposta imune (HE – 100x).

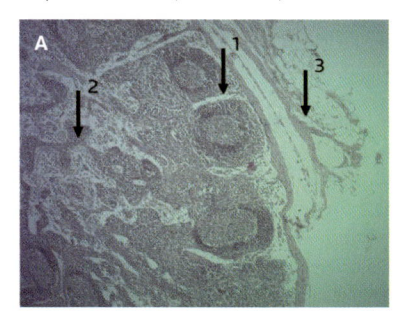

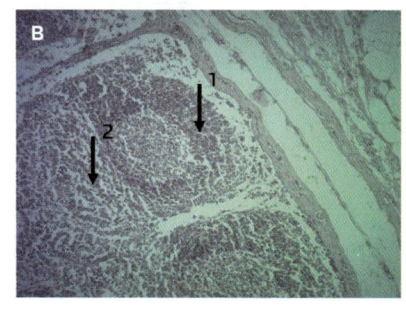

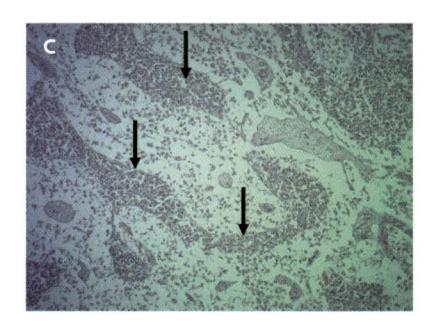

TECIDOS LINFOIDES ORAIS

A cavidade bucal apresenta epitélio/mucosa como barreira física para impedir a entrada dos microrganismos. Entretanto, na ruptura dessa mucosa, ou ainda por meio do fluido gengival ou pelos canais radiculares, a drenagem dos patógenos ocorre de pequenos capilares linfáticos para os nódulos linfoides extraorais ou agregados linfoides intraorais.

Os nódulos linfoides extraorais são submandibulares, submentais, cervicais altos e retrofaríngeos. Intraoralmente, são encontrados agregados de tecidos linfoides, que, diferentemente do que ocorre no estômago e nos brônquios, não são tecidos organizados. Os agregados linfoides intraorais são as tonsilas palatinas, faríngeas e linguais denominadas anel de Waldeyer.

As tonsilas palatinas, localizadas entre os arcos glossopalatino e faringopalatino, são duas massas celulares formadas por epitélio escamoso de revestimento que se invagina no tecido linfoide, formando criptas. No interior das tonsilas, são encontrados nódulos linfáticos com centros germinativos e periferia com linfócitos B maduros. A função mais relevante das tonsilas é a produção de IgA secretora, que protege as mucosas da agressão microbiana. Já a tonsila faríngea é única e situa-se na parte superior da faringe, sendo coberta por epitélio pseudoestratificado cilíndrico ciliado e nódulos linfáticos subepiteliais sem formar criptas. As tonsilas linguais são pequenas, porém mais numerosas que as outras tonsilas, e estruturalmente similares às tonsilas palatinas.

De forma geral, as tonsilas se assemelham aos linfonodos por possuírem áreas ricas em linfócitos T ou linfócitos B. Esses últimos são produtores de anticorpos, principalmente IgA e IgG.

Além das tonsilas, podem ser encontrados infiltrados de células linfoides na **gengiva**, que aumentam com a presença do biofilme microbiano e a inflamação gengival. São encontrados aglomerados de plásmocitos adjacente ao epitélio juncional e perto dos vasos sanguíneos, e macrófagos, no tecido conjuntivo. Apesar de a resposta primária tentar conter os microrganismos do biofilme, esta acaba promovendo a ativação de outros componentes do sistema imune e induzindo ainda mais a inflamação local. As glândulas salivares maiores (parótida, submandibular e sublingual) e as glândulas menores, dispersas por toda a mucosa bucal, apresentam células linfoides em pequenos aglomerados com plasmócitos secretores de IgA, IgG e IgM que são transportados pela saliva (Fig. 1.10).

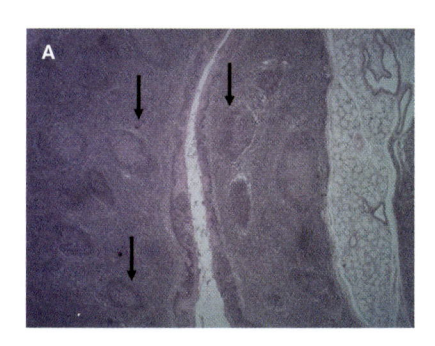

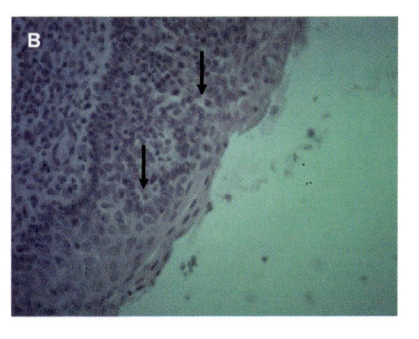

Figura 1.10 – Tecidos linfoides orais: tonsilas. (A) Vista geral de uma tonsila com centros germinativos (setas), e periferia rica em linfócitos B maduros (HE – 100x). (B) Linfócitos próximos ao epitélio da tonsila.

2

Resposta imune inata

CRISTIANE DUQUE
DENISE M. PALOMARI SPOLIDORIO

OBJETIVOS DE APRENDIZAGEM

- Classificar os receptores de reconhecimento de padrões do sistema imune inato
- Conhecer as principais barreiras físicas e químicas que compõem a imunidade inata
- Definir os principais componentes proteicos da imunidade inata: sistema complemento, citocinas, entre outros
- Definir seus principais componentes celulares e seus mecanismos de ação

O organismo humano é exposto diariamente a uma imensa variedade de microrganismos. Felizmente, dispomos de barreiras físicas e químicas que impedem sua entrada. Entretanto, quando essas barreiras são rompidas, a imunidade inata ou inespecífica é ativada com a intenção de conter a proliferação dos microrganismos e a disseminação das doenças. A maioria dos agentes infecciosos é eliminada por esse sistema, e nem sequer manifestamos os sintomas que caracterizam a doença. A habilidade dessa defesa inata em proteger o organismo é determinada por fatores hereditários, sendo raras as deficiências que afetam esse sistema imune.

A imunidade inata também desempenha a função importante de estimular a resposta imune adquirida e aperfeiçoar sua ação contra diferentes tipos de microrganismos. Os principais pontos que diferem esses dois tipos de imunidade estão relacionados ao sistema de reconhecimento dos microrganismos.

Na imunidade inata, os componentes reconhecem um número limitado de substâncias ou estruturas do patógeno, geralmente essenciais para sua sobrevivência e não presentes em células eucarióticas, denominados padrões moleculares associados a microrganismos (MAMPs), também conhecidos como padrões moleculares associados a patógenos (PAMPs), os quais são reconhecidos pelos receptores de reconhecimento de padrões (PRRs). Essas estruturas incluem ácidos nucleicos (RNA de dupla hélice), proteínas (N-formilmetionina), complexos de lipídeos e carboidratos (lipopolissacarídeo – LPS – das bactérias Gram-negativas, e ácido teicoico das bactérias Gram-positivas) exclusivos dos microrganismos.

Além dos produtos microbianos, o sistema inato também reconhece células do hospedeiro estressadas ou lesadas, eliminando-as do organismo, principalmente quando se apresentam infectadas. Para vencer a invasão inicial desses microrganismos, a imunidade inata conta com os seguintes componentes: barreiras físicas e químicas, componentes proteicos e componentes celulares, que serão descritos em tópicos a seguir.

RECEPTORES DE RECONHECIMENTO DE PADRÕES DO SISTEMA IMUNE INATO

Existem diferentes PAMPs que podem ser expressos pelos microrganismos, entre eles:

- receptor semelhante a Toll (TLR, de *Toll-like receptors*);
- receptor semelhante a Nod (NLR, de *Nod-like receptors*);
- lectinas tipo C;
- receptores de N-formilmetionina (FPR), entre outros.

TLRs são receptores de sinalização encontrados na superfície celular e em membranas intracelulares que induzem, entre outras respostas celulares na imunidade inata, a produção de citocinas, quimiocinas e moléculas de adesão endotelial.

Foram identificados 11 TLRs em humanos, a partir do estudo dos genes que codificam essas proteínas e são expressos em macrófagos, células dendríticas, neutrófilos, células endoteliais e epiteliais das mucosas. Os TLRs 3, 7, 8 e 9 são expressos no interior das células, no retículo endoplasmático e nas membranas endossômicas, onde detectam ácidos nucleicos microbianos e estimulam a expressão de genes que codificam moléculas do sistema imune (Fig. 2.1).

Os **receptores NLRs** – Nod1, Nod2, Nod3 (*nucleotide-binding oligomerization domain*, ou domínio de oligomerização ligador de nucleotídeo) – são encontrados intracelularmente. Eles reconhecem derivados de peptidoglicano, componente das paredes celulares bacterianas, e recrutam uma proteína cinase RICK que leva à produção de citocinas e de outros mediadores da imunidade inata. Tanto TLRs quanto NLRs são sensores intracelulares de infecção bacteriana.

As **lectinas tipo C** são uma família de moléculas ligadoras de carboidrato dependentes de cálcio expressas nas membranas plasmáticas das células de leucócitos, macrófagos e células dendríticas que reconhecem carboidratos encontrados nas paredes celulares de microrganismos, como a manose, por exemplo (lectina ligadora de manose), que desempenha papel importante na fagocitose (descrita mais adiante). Os FPRs, em neutrófilos, e o FPRL1, em macrófagos, atravessam a membrana e estão acoplados à proteína G ligada a guanititina trifosfato (GTP) e reconhecem proteínas bacterianas, já que essas iniciam sua sequência de peptídeos com uma molécula N-formilmetionina. Após o reconhecimento dos antígenos, os receptores FPR e FPRL1 estimulam as respostas intracelulares.

SAIBA MAIS

O nome Toll vem de uma proteína identificada em *Drosophila* que mediava respostas antimicrobianas.

TLR

Significa receptores semelhantes a Toll. São receptores de sinalização encontrados na superfície celular e em membranas intracelulares que induzem diversas respostas celulares na imunidade inata, como a produção de citocinas, quimiocinas e moléculas de adesão endotelial.

PAMPs	Lipopeptídeos triacilados bacterianos	Peptidoglicano, lipoproteína, ácido lipoteicoico e porinas bacterianos; Hemaglutinina viral	LPS bacteriano Gram-negativo; Mananos fúngicos; Fosfolipídeos parasitários; Proteínas de invólucro viral; Proteínas de choque térmico do hospedeiro	Flagelina bacteriana	Lipopeptídeos diacilados e ácido lipoteicoico bacterianos
Receptores	TLR1:TLR2	TLR2	TLR4	TLR5	TLR2:TLR6

Membrana plasmática

Recrutamento de proteínas adaptadoras

↓

Recrutamento e ativação de proteína cinases

↓

Ativação de fatores de transcrição

↓

Transcrição de genes

↓

Expressão de
Citocinas inflamatórias (TNF, IL-1, IL-12)
Quimiocinas (IL-8, MCP-1, RANTES)
Moléculas de adesão endotelial (selectina E)
Moléculas coestimuladoras (CD80, CD86)
Citocinas antivirais (IFNα/β)

Receptores	PAMPs
TLR3	RNA bifilamentar viral
TLR7	RNA monofilamentar viral
TLR8	RNA monofilamentar viral
TLR9	CpG DNA não metilado viral e bacteriano

Membrana endossômica

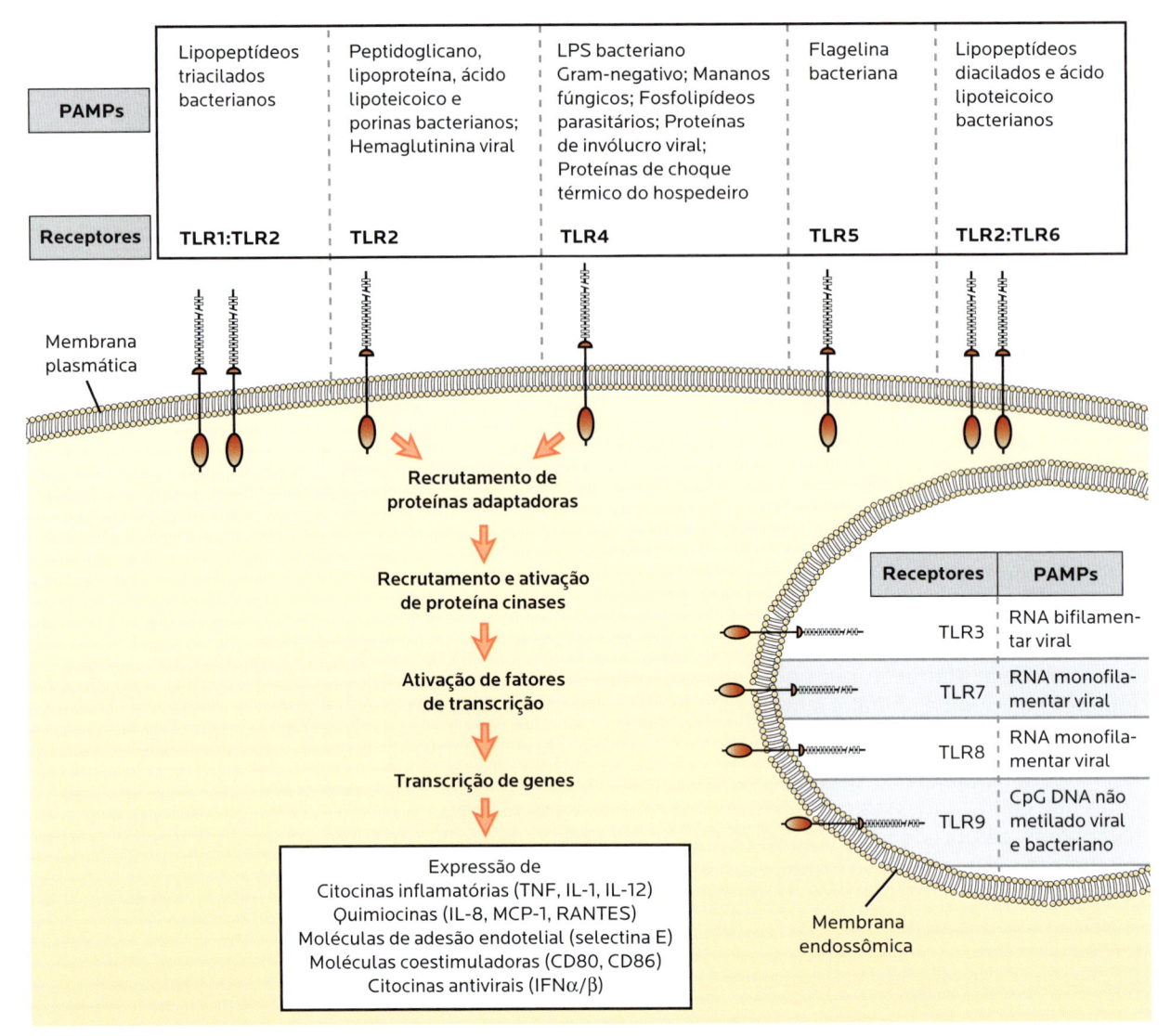

Figura 2.1 – Mecanismos básicos de sinalização dos TLRs.
Fonte: Abbas e colaboradores.[1]

BARREIRAS FÍSICAS E QUÍMICAS

A pele e as mucosas são a primeira linha de defesa do organismo contra os patógenos. Essa proteção ocorre por causa de barreiras físicas ou químicas que impedem a entrada ou inibem o crescimento dos microrganismos.

A própria estrutura da epiderme intacta, com suas camadas de células epiteliais muito unidas e recobertas por queratina, é uma **barreira física** efetiva contra a invasão microbiana. Além disso, o ressecamento normal da pele e a renovação periódica da epiderme auxiliam na inibição do crescimento ou ainda na remoção dos microrganismos que se aderem na superfície da pele. A penetração microbiana ocorre somente quando há ruptura da epiderme, pois a derme, camada de células menos unidas abaixo da epiderme, apresenta íntimo contato com vasos sanguíneos e linfáticos que, apesar de transportarem as células de defesa para o local da infecção, também permitem a condução dos microrganismos.

A pele também apresenta importantes **barreiras químicas**, como o sebo, substância rica em ácidos graxos insaturados produzida pelas glândulas sebáceas que mantém a lubrificação dos pelos; ao mesmo tempo, o sebo apresenta ação inibitória sobre o crescimento de algumas espécies bacterianas e fúngicas sobre a pele. O pH da pele, entre 3 e 5, também desencoraja o crescimento microbiano. O **suor** eliminado pelas glândulas sudoríparas também tem ação na manutenção da temperatura corporal e na eliminação mecânica de microrganismos da superfície da pele, com auxílio químico da lisozima, enzima secretada no suor (e também na lágrima) que tem poder bactericida.

Outro tecido bastante resistente, porém menos que a pele, é a **mucosa**, formada por uma camada de epitélio que secreta um muco cuja principal função é manter a mucosa lubrificada, mas que apresenta ação antimicrobiana – no entanto, não para todas as espécies, como o *T. pallidum*, que consegue vencer essa barreira.

No **trato respiratório inferior**, são encontrados os cílios, que apresentam a capacidade de filtrar partículas de pó e microrganismos, os quais são expelidos pelo movimento do espirro ou da tosse. Caso penetrem no pulmão, a mucosa dos brônquios produz muco que aprisiona os patógenos. A saliva e as lágrimas apresentam função como barreira tanto mecânica quanto química, pois removem por ação de lavagem os microrganismos e apresentam em sua composição enzimas e substâncias antimicrobianas.

Outras secreções são produzidas pelo organismo, como o suco gástrico, no estômago, e as secreções vaginais. Ambos apresentam pH ácido, principalmente o suco gástrico (entre 1,2 e 3,0), que atua na degradação bacteriana, impedindo sua proliferação.

Além de todo esse aparato do organismo para controlar a invasão microbiana, as próprias espécies bacterianas ou fúngicas que habitam comensalmente a pele e as mucosas atuam como antagonistas microbianos. Assim, eles competem com a microbiota externa por nutrientes ou ainda tornam o ambiente impróprio para o crescimento de microrganismos estranhos. Várias dessas espécies podem se tornar patógenos, como *S. aureus* ou *S. epidermidis* (pele), *C. albicans* (boca e vagina), *E. faecalis* (intestino) e os estreptococos orais, se as condições do ambiente mudarem (Fig. 2.2).

As células das barreiras epiteliais da pele e das mucosas e alguns leucócitos sintetizam peptídeos antimicrobianos, as defensinas e as catelicidinas. Existem três classes de **defensinas** conhecidas, α, β e φ, que diferem pela localização dos laços de dissulfeto intracadeia peptídica e atuam de acordo com o local em que elas são secretadas. No intestino delgado, são produzidas pelas células de Paneth, têm sido denominadas cripticidinas e atuam limitando os microrganismos dessa região, sendo que sua secreção pode ser aumentada pela presença de citocinas ou produtos bacterianos. Além do poder bactericida, as defensinas também ativam células da resposta inflamatória, mas pouco ainda é conhecido sobre elas.

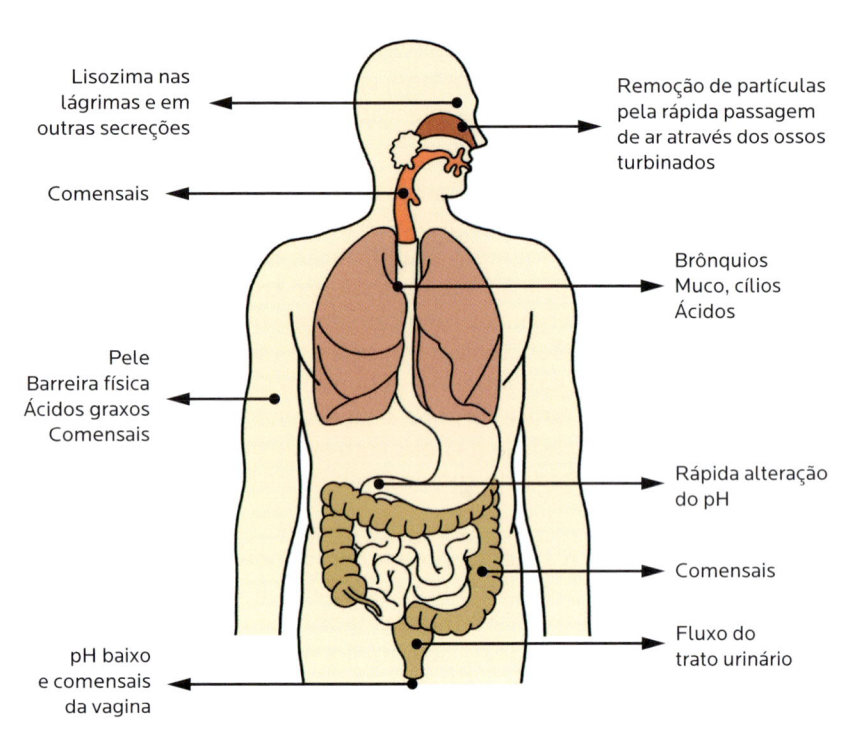

Figura 2.2 – Barreiras físicas e químicas do corpo humano.
Fonte: Höfling e Gonçalves.²

As **catelicidinas** são produzidas a partir de uma molécula precursora que é clivada em dois peptídeos, por estímulo de citocinas e produtos bacterianos. O fragmento C-terminal chamado de LL-37 possui ampla ação bactericida e ativa células do sistema imune inato, como os neutrófilos, a atuarem sobre os microrganismos, além de neutralizar LPS. O outro fragmento foi pouco estudado até o momento.

COMPONENTES PROTEICOS DO SISTEMA IMUNE INATO

Na presença da penetração microbiana na circulação sanguínea, proteínas do plasma são ativadas para conter a infecção. Entre elas, estão as proteínas do sistema complemento, as citocinas, as colectinas (lectina ligadora de manose), as pentraxinas (proteína C reativa) e proteínas do sistema de coagulação.

SISTEMA COMPLEMENTO

O sistema complemento é um conjunto de proteínas produzidas por diversos tipos celulares, como hepatócitos, macrófagos e células epiteliais do intestino, sendo encontradas no plasma e nos tecidos conjuntivos.

As proteínas do complemento são conhecidas pela letra C maiúscula e são consideradas inativas até serem divididas em seus substratos, quando se adotam as letras "a" e "b" minúsculas. As proteínas são numeradas de C1 a C9, de acordo com a ordem de descobrimento.

O sistema complemento pode ser ativado por três vias diferentes: via clássica, via alternativa e via da lectina (Fig. 2.3). A via alternativa, que

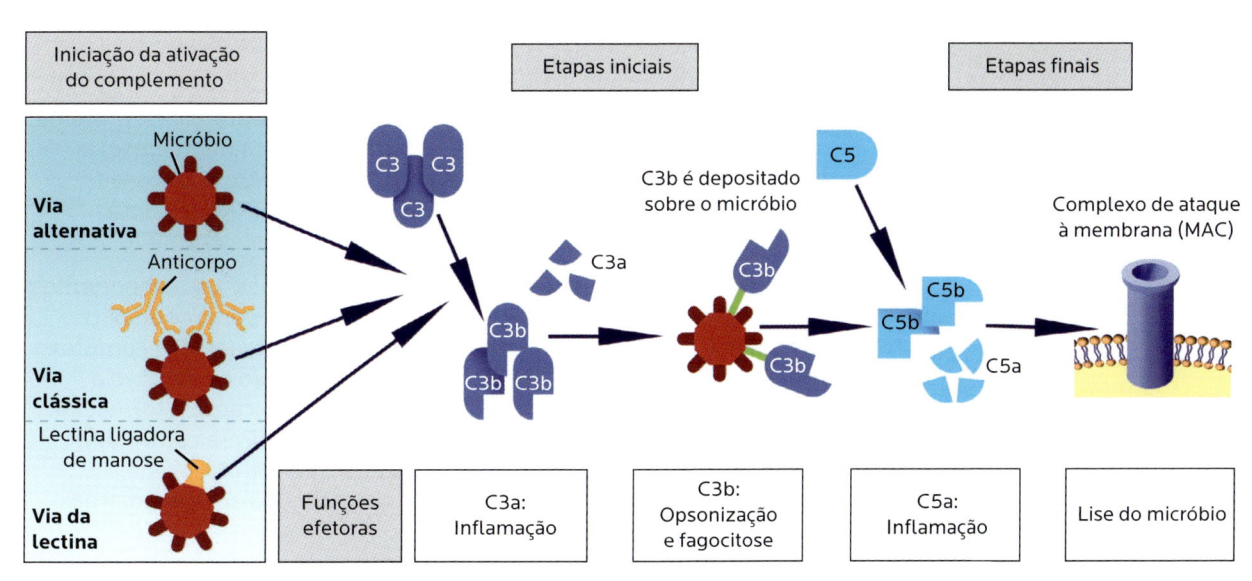

Figura 2.3 – O sistema complemento.
Fonte: Abbas e colaboradores.[1]

é desencadeada pelo reconhecimento de estruturas da superfície microbiana, é um mecanismo de resposta imune inata. Porém, os produtos do complemento apresentam diversas funções, atuando tanto na imunidade inata quanto na adaptativa. Todas as vias resultam na ativação de C5 e na via lítica.

VIA CLÁSSICA: Essa reação inicia-se com uma ligação antígeno-anticorpo que ativa a proteína C1. Os antígenos podem ser polissacarídeos ou proteínas da superfície bacteriana ou de outra célula. Para ativação de C1, ocorre a formação dos substratos C1q, C1r e C1s, na presença de cálcio. O último substrato formado, C1s, torna-se uma enzima C4-C2 convertase que cliva essas duas proteínas em C4a e C4b, e C2a e C2b. O processo inicia-se com a quebra de C4. O substrato C4b liga-se a C2 e auxilia C1s a quebrar C2. O complexo C4b continua ligado a C2a, e C2b fica livre. Assim, C4bC2a torna-se a enzima C3 convertase, que ativa C3 pela quebra em C3a e C3b. A ligação C4bC2aC3b funciona como C5 convertase, clivando C5 em C5a e C5b. C3a é liberada para o ambiente (Fig. 2.4).

VIA ALTERNATIVA: Essa reação inicia-se com a ativação de C3, requerendo os fatores B e D e o íon magnésio. É uma via que não requer a ligação antígeno-anticorpo e é ativada pelo contato entre proteínas do complemento e um patógeno. Ocorre a ativação espontânea de C3, que se hidrolisa em C3i. Esse, por sua vez, liga-se ao fator B, que é clivado pelo fator D em C3iBb. Este cliva C3 nativo em C3a e C3b. O C3b liga-se ao fator B, e o complexo é ativado pelo fator D em C3bBb, que é uma enzima C3 convertase, que continuará quebrando C3 até sua extinção, caso não haja um mecanismo de regulação de sua atividade. Esse mecanismo envolve a presença de uma membrana estabilizada ou moléculas. A molécula CR1 se liga a C3b em um sítio próximo ao fator de aceleração de decaimento, prevenindo a ligação do fator B e a continuação da quebra de C3. O fator de aceleração de decaimento também promove a dissociação de Bb no complexo C3bBb, que também cliva C3 nativo. A ligação ao CR1 também é realizada pelo C3b suscetível ao fator I, que o cliva em vários fragmentos (iC3b, C3d, C3e). Outra proteína sérica, o fator H, pode substituir o fator B e ligar-se ao C3b. Após a estabilização da C3 convertase com o auxílio da proteína properdina, ocorre a quebra de

C3 e a formação de um complexo denominado C3bBbC3b – C5 convertase – que cliva C5 em C5a e C5b (Fig. 2.5).

VIA DA LECTINA: Essa reação é iniciada por três proteínas: proteína ligadora de manose (MBP ou MBL – lectina ligadora de manose) e duas proteases séricas associadas à MBP (MASP, MASP2). Essas proteínas formam um complexo MBP-MASP-MASP2 que leva à ativação de C4, C2 e C3, independentemente de anticorpo (Fig. 2.6).

Todas as vias convertem para a **via lítica**, que envolve os componentes C5 a C9. O C5b liga-se ao C6 e, em seguida, ao C7 para produzir o complexo C5b67 que ataca a membrana plasmática (MAC – complexo de ataque à membrana). C8 liga-se a esse complexo e promove a ligação de várias proteínas C9. Esse complexo fixo causa a formação de um poro na membrana e sua subsequente lise. Para controlar a ação do complexo C5b67, que se liga a qualquer célula, existe a proteína S (vitronectina), que bloqueia a ligação indiscriminada com células do hospedeiro (Fig. 2.7).

Além da lise celular provocada pelos complexos finais formados pela cascata do complemento, as próprias moléculas que se formam ao longo de uma das vias apresentam funções biológicas. C2b é uma

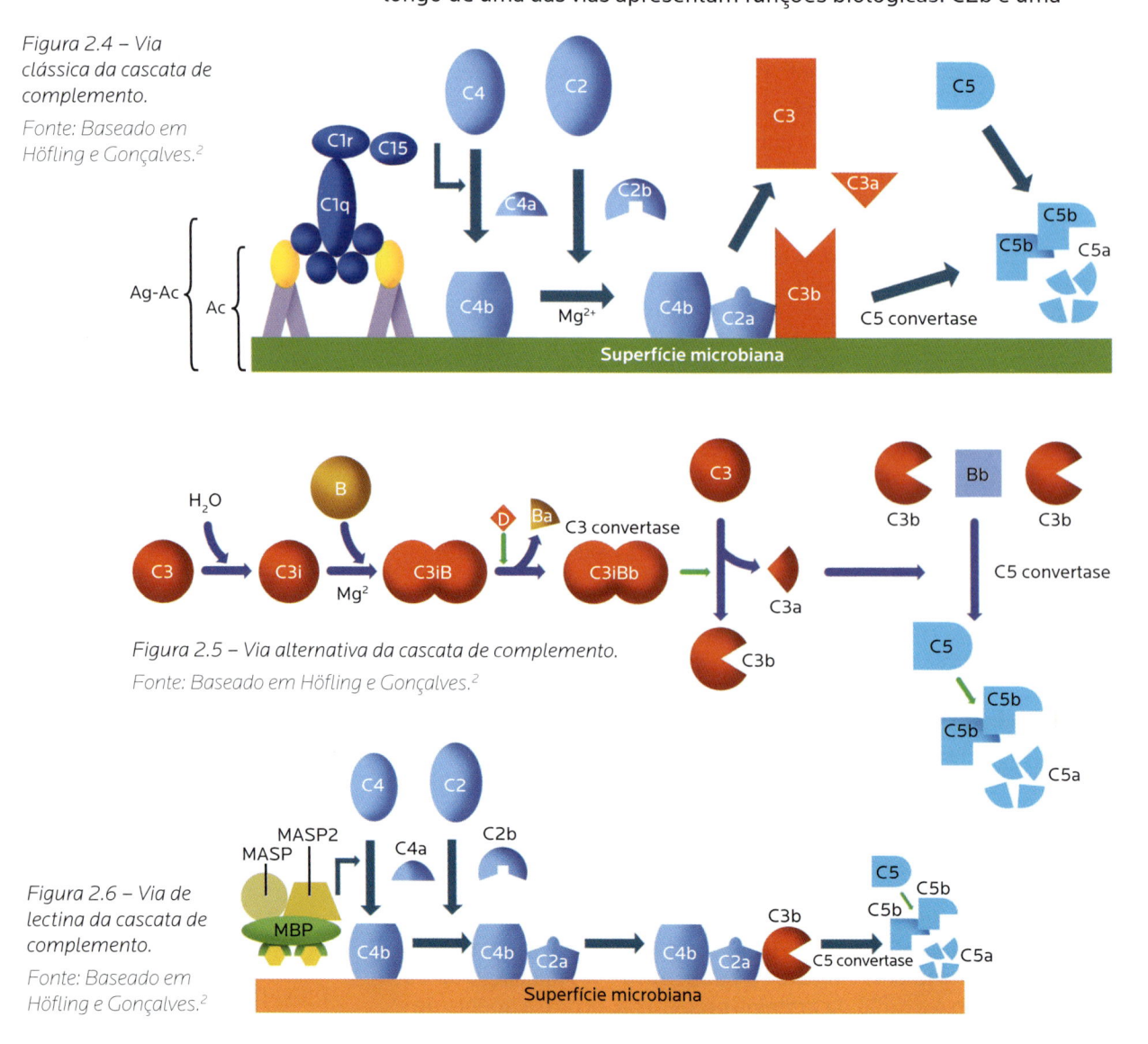

Figura 2.4 – Via clássica da cascata de complemento.

Fonte: Baseado em Höfling e Gonçalves.[2]

Figura 2.5 – Via alternativa da cascata de complemento.

Fonte: Baseado em Höfling e Gonçalves.[2]

Figura 2.6 – Via de lectina da cascata de complemento.

Fonte: Baseado em Höfling e Gonçalves.[2]

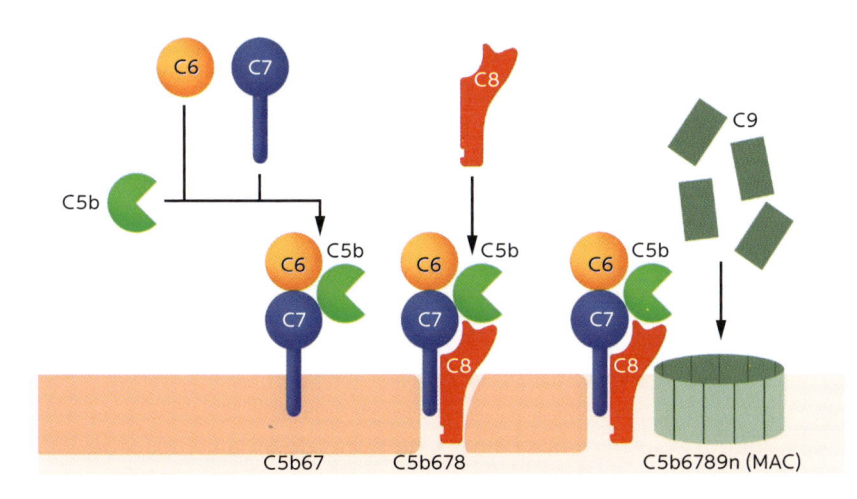

Figura 2.7 – Via lítica da cascata de complemento.
Fonte: Höfling e Gonçalves.[2]

pró-cinina que se torna ativa após a alteração pela plasmina e causa edema e aumento da permeabilidade vascular. Essa molécula é controlada pela C1 inibidora (C1-INH) ou serpina. C4a, C3a e C5a são anafilatoxinas que causam degranulação de mastócitos e basófilos e contração dos músculos lisos. São inativadas pela C3a-INA ou carboxipeptidase B. C5a e MAC (C5b67) são agentes quimiotáticos, atraindo leucócitos para o sítio da infecção. C3b e C4b são opsoninas, promovendo a fagocitose.

Opsonização

A opsonização é um processo no qual o patógeno é marcado por proteínas, como do sistema complemento, para que possa ser mais facilmente destruído pelos macrófagos e neutrófilos.

CITOCINAS

As citocinas são um grupo de proteínas produzidas por diversos tipos de células na presença de antígenos tanto da imunidade inata quanto da adaptativa, com a função de regular a resposta imune e inflamatória. Existem diferentes tipos de citocinas:

- interleucinas (IL-1 a IL-17);
- interferons (IFN);
- fator de necrose tumoral (TNF);
- fator de transformação de crescimento (TGF);
- fator estimulador de colônias (CSF);
- quimiocinas.

As citocinas são consideradas mediadoras e reguladoras da resposta inata, estimulando as reações inflamatórias, sendo produzidas por macrófagos, neutrófilos, células NK, endoteliais, entre outras células. Na imunidade adaptativa, as citocinas são produzidas por linfócitos T como resultado do reconhecimento de um antígeno específico.

OUTROS COMPONENTES PROTEICOS

Além do sistema complemento, ainda são encontradas as MBLs com função de opsonina, ligando os carboidratos da superfície microbiana à manose que se liga aos receptores na superfície dos macrófagos. A proteína C reativa tem capacidade de se ligar às cápsulas bacterianas e atuar como opsonina. Os fatores de coagulação podem bloquear as infecções bacterianas, por causa do coágulo formado. Esses componentes proteicos também podem interagir com as proteínas do sistema complemento.

COMPONENTES CELULARES E MECANISMO DE AÇÃO DO SISTEMA IMUNE INATO

As células representantes da resposta imune inata são:

- fagócitos (neutrófilos e macrófagos);
- células dendríticas;
- células NK.

Após a quebra das barreiras físicas e químicas do organismo, ocorre a penetração do microrganismo no tecido conjuntivo e, em seguida, na circulação sanguínea. Um dos primeiros componentes da imunidade inata a ser ativado é o sistema complemento, pela via alternativa, que apresenta proteínas no sangue e na linfa, prontas para defender o corpo humano, muito antes de qualquer anticorpo ser produzido.

No local da infecção, são encontrados os macrófagos, células que reconhecem os componentes moleculares comuns dos patógenos bacterianos, por meio de receptores em sua superfície, os PRRs, que reconhecem os PAMPs dos microrganismos, já mencionados no início do capítulo. São exemplos dos PRRs:

- receptores de manose;
- receptores de varredura (ácido siálico);
- receptores de glicano;
- receptores de LPS (de bactérias Gram-negativas);
- receptores para componente C3b ou iC3b (aderidos nos patógenos após a cascata de complemento).

Os macrófagos e, em seguida, os neutrófilos, após recrutamento para a região da infecção, englobam as partículas estranhas, principalmente microrganismos, lançando os pseudópodes. Quando o patógeno se funde à membrana dos macrófagos, ocorre a fusão com os lisossomos, formando o fagolisossomo. No interior da vesícula fagocítica, são liberados grânulos que contêm enzimas, como lisozima, colagenase e elastase, que provocam a degradação do patógeno. O macrófago, quando estimulado pela presença dos antígenos, libera citocinas para o local infectado (Fig. 2.8).

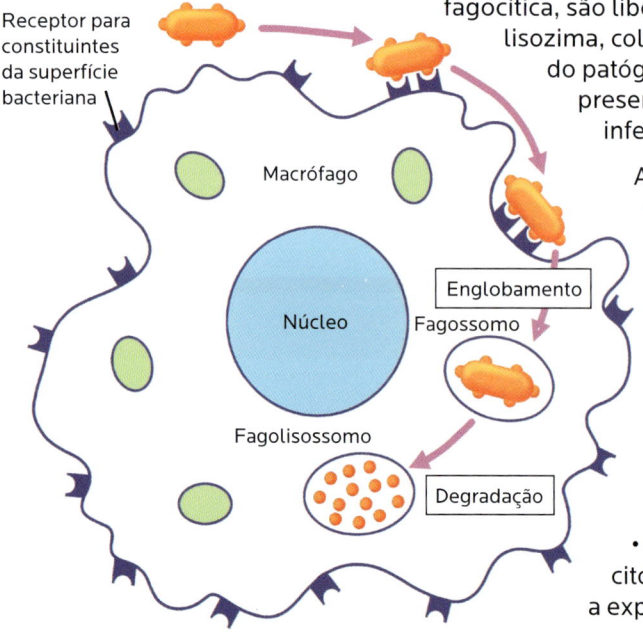

A Tabela 2.1 mostra as principais citocinas e suas funções no organismo. Essas citocinas apresentam efeitos locais, por exemplo, efeito quimiotático para os neutrófilos (IL-8), ativação do endotélio vascular (IL-1, TNF-α), ativação dos linfócitos (IL-1, IL-6), ativação das células NK (IL-12) e aumento da permeabilidade vascular (IL-1, IL-6, TNF-α).

O processo de migração dos neutrófilos para o local da infecção, denominado **extravasamento**, ocorre em quatro etapas:

- Primeira etapa – inicia-se com a liberação das citocinas, principalmente TNF-α e IL-1, que induzem a expressão de selectinas P, E e L no endotélio

Figura 2.8 – Processo de internalização (fagocitose).
Fonte: Parham.[3]

TABELA 2.1 – Principais citocinas e suas funções no organismo

Citocina	Tamanho (kD)	Principal fonte celular	Principais alvos celulares e efeitos biológicos
Fator de necrose tumoral (TNF)	Homotrímero 17 kD; 51 kD	Macrófagos, células T	Células endoteliais: ativação (inflamação e coagulação) Neutrófilos: ativação Hipotálamo: febre Fígado: síntese de proteínas de fase aguda Músculo, gordura: catabolismo (caquexia) Muitos tipos de células: apoptose
Interleucina-1 (IL-1)	17 kD forma madura 33 kD precursores	Macrófagos, células endoteliais, algumas células epiteliais	Células endoteliais: ativação (inflamação e coagulação) Hipotálamo: febre Fígado: síntese de proteínas de fase aguda
Quimiocinas	8 - 12 kD	Macrófagos, células endoteliais, células T, fibroblastos, plaquetas	Leucócitos: quimiotaxia, ativação; migração para dentro dos tecidos
Interleucina-12 (IL-12)	Heterodímero de subunidades de 35 kD + 40 kD	Macrófagos, células dendríticas	Células T: diferenciação de TH1 Células NK e células T: síntese de IFN-γ; atividade citotóxica aumentada
IFNs tipo I (IFN-α, IFN-β)	IFN-α: 15-21 kD IFN-β: 20-25 kD	IFN-α: macrófagos IFN-β: fibroblastos	Todas as células: estado antiviral, expressão aumentada de MHC classe I Células NK: ativação
Interleucina-10 (IL-10)	Homodímero de 34-40 kD; subunidades 18 kD	Macrófagos, células T (principalmente células T reguladoras)	Macrófagos, células dendríticas: inibição da produção de IL-12 e expressão de coestimuladores e moléculas MHC classe II
Interleucina-6 (IL-6)	19-26 kD	Macrófagos, células endoteliais, células T	Fígado: síntese de proteínas de fase aguda Células B: proliferação de células produtoras de anticorpo
Interleucina-15 (IL-15)	13 kD	Macrófagos, outras	Células NK: proliferação Células T: proliferação (células CD8+ de memória)
Interleucina-18 (IL-18)	17 kD	Macrófagos	Células NK e células T: síntese de IFN-γ
Interleucina-23 (IL-23)	Heterodímero de subunidade exclusiva de 19 kD e subunidade de 40 kD da IL-12	Macrófagos e células dendríticas	Células T: manutenção das células T produtoras de IL-17
Interleucina-27 (IL-27)	Heterodímero de subunidades de 28 kD e 13 kD	Macrófagos e células dendríticas	Células T: inibição das células TH1; papel na diferenciação de TH1? Células NK: síntese de IFN-γ

IFN: interferon; kD: quilodálton; MHC: complexo principal de histocompatibilidade; NK: natural killer.
Fonte: Abbas e colaboradores.[1]

> **LEMBRETE**
>
> As citocinas mais comuns são IL-1, IL-6, IL-8, IL-12 e TNF-α.

vascular, permitindo a adesão fraca dos neutrófilos e seu rolamento por ação de cisalhamento do sangue fluente. A direção é dada pelo gradiente de IL-8 liberado na região pelos macrófagos, pelas células endoteliais, entre outras células.

- Segunda etapa – denominada adesão forte, é mediada por proteínas da superfície do leucócito (integrinas – subunidades $\beta 1$ a $\beta 7$; p. ex.: LFA-1, VLA-1 a VLA-6, MAC-1, CR3, CR4) com as moléculas de adesão do endotélio (p. ex., ICAM-1, VCAM-1, fibronectina, laminina), cuja expressão também é induzida por TNF-β, promovendo a fixação firme do leucócito no endotélio e parada do rolamento (Tab. 2.2).
- Terceira etapa – consiste na diapedese. O leucócito reorganiza seu citoesqueleto e atravessa o endotélio para penetrar no tecido conjuntivo. Nessa etapa, o leucócito secreta proteínas como CD31 (também produzida pelo endotélio), que auxiliam nessa travessia, e também proteases para facilitar a ruptura da membrana basal.
- Quarta etapa – a última fase do extravasamento é a migração do leucócito para a área da infecção, mediada por quimioatraentes ou quimiocinas, como IL-8 (Fig. 2.9).

As quimiocinas são divididas em dois grupos: quimiocinas CC, que são codificadas em uma região do cromossomo 4 e apresentam dois resíduos de cisteína em sua composição, e as quimiocinas CXC, codificadas no cromossomo 17, que possuem um resíduo de aminoácido entre as duas cisteínas. Existem quimiocinas CX3C que são codificadas em outro local do genoma. A Tabela 2.3 mostra as classes de quimiocinas e suas funções no organismo.

Paralelamente ao recrutamento dos neutrófilos, começa o **processo da inflamação**, caracterizado por edema, eritema, calor e dor. Esses sinais são consequências da vasodilatação e do aumento da permeabilidade vascular, que causa extravasamento do plasma sanguíneo com a entrada das proteínas e dos leucócitos para a região da infecção. Outras moléculas, denominadas também de mediadores da inflamação, são liberadas pelos macrófagos: ativador do plasminogênio, fosfolipase, prostaglandinas, radicais de oxigênio, peróxidos, óxido nítrico, leucotrienos e fator de ativação plaquetária (PAF), que contribuem para o processo inflamatório e a lesão tecidual.

Em um estágio posterior, todos os leucócitos migram do sangue para o local da infecção e liberam produtos, como no caso da histamina dos eosinófilos e mastócitos, que aumentam a inflamação. Citocinas como IL-1, IL-6 e TNF-α também produzem efeitos sistêmicos, como a febre e o choque séptico. Na fase aguda da infecção, outras proteínas são secretadas: proteína C reativa e MBL, que atuam como opsoninas e como ativadoras do sistema complemento, facilitando a fagocitose e também a lise direta das bactérias.

Após a fagocitose pelos macrófagos e neutrófilos, outro mecanismo é ativado contra os patógenos: a quebra do oxigênio em radicais livres (derivados reativos de oxigênio – ROS), sendo que esses agentes são altamente tóxicos para os microrganismos. O sistema gerador de ROS mais conhecido é o das oxidases. Oxidases dependentes de NADPH (forma reduzida do fosfato de nicotinamida adenina dinucleotídeo) geram radicais tóxicos de oxigênio e de peróxido de hidrogênio que são convertidos em ácido hipocloroso, levando à morte celular.

TABELA 2.2 – Principais selectinas e principais integrinas e seus ligantes

Selectina	Tamanho	Distribuição	Ligante
Selectina L (CD62L)	90-110 kD (variação devida à glicosilação)	Leucócitos (alta expressão em células T inativas, baixa expressão em células efetoras ativadas e de memória)	Sialil-Lewis X na GlyCAM-1, CD34, MadCAM-1, outros
Selectina E (CD62E)	110 kD	Endotélio ativado por citocinas (TNF, IL-1)	Sialil-Lewis X (p. ex., CLA-1) em várias glicoproteínas
Selectina P (CD62P)	140 kD	Grânulos de armazenamento e superfície do endotélio e plaquetas	Sialil-Lewis X na PSGL-1 e outras glicoproteínas

Integrinas (subunidades)		Nome	Principais ligantes	Funções
β1	α1	VLA-1 (CD49aCD29)	Colágenos	Adesão célula-matriz
	α2	VLA-2 (CD49bCD29)	Colágenos	Adesão célula-matriz
	α3	VLA-3 (CD49cCD29)	Laminina	Adesão célula-matriz
	α4	VLA-4 (CD49dCD29)	VCAM-1, MadCAM-1	Adesão célula-matriz; assentamento; coestimulação das células T
	α5	VLA-5 (CD49eCD29)	Fibronectina	Adesão célula-matriz
	α6	VLA-6 (CD49fCD29)	Laminina	Adesão célula-matriz
	α7	CD49gCD29	Laminina	Adesão célula-matriz
	α8	CD51CD29	Fibronectina	Adesão célula-matriz
	αv	CD51CD29	Fibronectina	Adesão célula-matriz
β2	αL	CD11aCD18 (LFA-1)	ICAM-1, ICAM-2, ICAM-3	Adesão do leucócito ao endotélio; adesão células T-APC; coestimulação das células T
	αM	CD11bCD18 (MAC-1, CR3)	iC3b, fibronectina, Fator X, ICAM-1	Adesão do leucócito e lagocitose: adesão célula-matriz
	αx	CD11cCD18 (p150, 95; CR4)	i63b; fibronectina	Adesão do leucócito e lagocitose: adesão célula-matriz
	αd	CD11dCD18	VCAM-1, VCAM-3	Adesão do leucócito ao endotélio
β3	αIIb	GPIIb/IIIa (CD41CD61)	Fibrinogênio, fator von Willebrand, trombospondina	Adesão e agregação das plaquetas
	αV	Receptor à vitronectina (CD51CD61)	Fibronectina, vitronectina, fator von Willebrand, trombospondina	Adesão célula-matriz
β4	α6	CD49fCD104	Laminina	Adesão célula-matriz
β5	αv		Vitronectina	Adesão célula-matriz
β6	αv		Fibronectina	Adesão célula-matriz
β7	α4	LPAM-1	VCAM-1, MadCAM-1	Assentamento dos linfócitos para os tecidos linfoides
	αE	HML-1	Caderina E	Retenção de células T intraepiteliais

Fonte: Abbas e colaboradores.[1]

TABELA 2.3 – **Principais classes de quimiocinas e suas funções no organismo**

Classe	Quiomicina	Fonte	Receptores	Células-alvo	Principais efeitos
CXC	IL-8	Monócitos Macrófagos Fibroblastos Queratinócitos Células endoteliais	CXCR1 CXCR2	Neutrófilos Células T virgens	Mobiliza, ativa e degranula os neutrófilos Angiogênese
	PBP β-TG NAP-2	Plaquetas	CXCR2	Neutrófilos	Ativa os neutrófilos Reabsorção de coágulos Angiogênese
	CROα, β, γ	Monócitos Fibroblastos Endotélio	CXCR2	Neutrófilos Células T virgens Fibroblastos	Ativa os neutrófilos Fibroplasia Angiogênese
	IP-10	Queratinócitos Monócitos Células T Fibroblastos Endotélio	CXCR3	Células T em repouso Células NK Monócitos	Imunoestimulante Antiangiogênico Promove a imunidade por TH1
	SDF-1	Células estromais	CXCR4	Células T virgens Células B progenitoras (CD34+)	Desenvolvimento das células B Direcionamento dos linfócitos Compete com o HIV-1
CC	MIP-1α	Monócitos Células T Mastócitos Fibroblastos	CCR1, 3, 5	Monócitos Células NK e T Basófilos Células dendríticas	Compete com o HIV-1 Defesa antiviral Promove a imunidade por TH1
	MIP-1β	Monócitos Macrófagos Neutrófilos Endotélio	CCR1, 3, 5	Monócitos Células NK e T Células dendríticas	Compete com o HIV-1
	MCP-1	Monócitos Macrófagos Fibroblastos Queratinócitos	CCR2B	Monócitos Células NK e T Basófilos Células dendríticas	Ativa os macrófagos Liberação de histamina pelos basófilos Promove a imunidade por TH2
	RANTES	Células T Endotélio Plaquetas	CCR1, 3, 5	Monócitos Células NK e T Basófilos Eosinófilos Células dendríticas	Degranula os basófilos Ativa as células T Inflamação crônica
	Eotaxina	Endotélio Monócitos Epitélio Células T	CCR3	Eosinófilos Monócitos Células T	Papel na alergia
C	Linfotactina	CD8>CD4 Células T	?	Tomócitos Células dendríticas Células NK	Circulação e desenvolvimento dos linfócitos
CXXXC (CX3C)	Fractalquina	Monócitos Endotélio Células microgliais	CX3CR1	Monócitos Células T	Adesão leucócito-endotélio Inflamação cerebral

Fonte: Parham.[3]

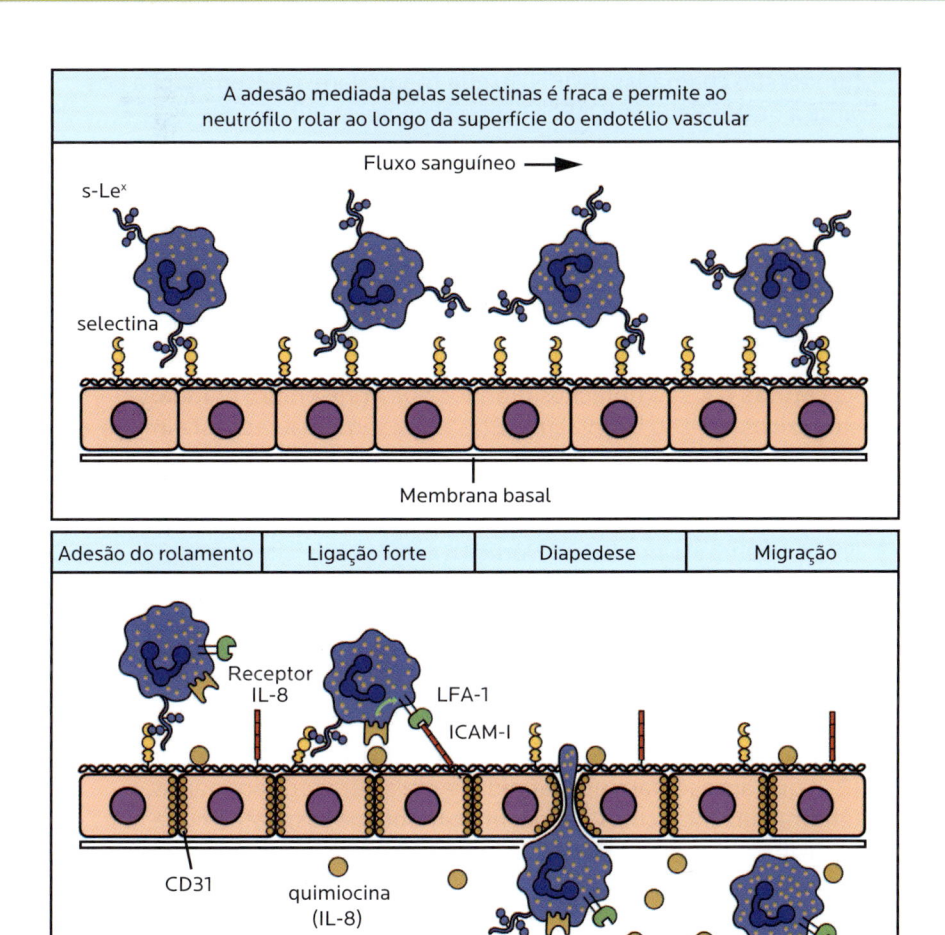

Figura 2.9 – Processo de extravasamento dos neutrófilos.
Fonte: Parham.[3]

Outro sistema é o da enzima sintase do óxido nítrico (iNOS), que produz óxido nítrico, que se combina com os radicais livres do oxigênio no fagolisossomo, dando origem ao peroxinitrito, produto altamente tóxico. Como esses produtos também são tóxicos para o hospedeiro, este produz enzimas para inativá-los, como a superóxido dismutase, que converte superóxido em peróxido de hidrogênio e, em seguida, em água e oxigênio.

Paralelamente à ação dos fagócitos, são encontradas as **células dendríticas**, que desempenham papel tanto na resposta imune inata quanto na adquirida, fazendo a transição entre elas. Morfologicamente, essas células apresentam projeções da membrana semelhantes a uma estrela e capacidade de fagocitose. Também são derivadas da medula óssea e estão relacionadas com os fagócitos mononucleares. Elas podem ser encontradas nos epitélios mucosos e tecidos linfoides, por exemplo, e apresentam capacidade de liberar citocinas. Existe uma linhagem de células dendríticas que reconhecem vírus endocitados e produzem IFN-1.

Diante de infecções virais, as células humanas infectadas secretam proteínas denominadas interferon-α (INF-α) e interferon-β (INF-β)

(juntas são chamadas de IFN-1), que bloqueiam a disseminação dos vírus a outras células. O IFN-1 apresenta dois efeitos:

- impedir a replicação viral, que é dada pela indução da síntese de uma enzima, a oligoadenilato sintetase, que intermedeia a degradação do RNA viral, e a serina/treonina quinase, que impede a síntese de proteínas virais;
- estimular a resposta imune inata por meio das células NK e a resposta imune adaptativa pela estimulação da apresentação dos antígenos virais às células T.

As **células NK** são linfócitos grandes que apresentam grânulos citotóxicos em seu citoplasma. Elas representam a resposta imune inata contra patógenos intracelulares e são estimuladas pelo IFN-1, TNF-α e IL-12, sendo que os dois últimos são produzidos pelos macrófagos. O estímulo por INF e TNF-α induz a função citotóxica das NK, e o estímulo por IL-12 favorece a secreção de citocinas, principalmente IFN-γ, que criam um sistema de retroalimentação que estimula também os macrófagos a continuar produzindo citocina e estimulando as NK, e também os linfócitos T, e iniciar a resposta imune adaptativa. Com a chegada das células T citotóxicas no local da infecção, as NK são desligadas pela secreção de IL-10.

Existem duas populações iniciais de células T (célula T $\gamma\delta$) e células B (B-1) que apresentam uma afinidade mais geral aos antígenos, lembram as moléculas de reconhecimento da resposta imune inata e participam das fases iniciais da infecção. Outra população de células presente sob os epitélios e nas cavidades são os mastócitos, que respondem aos produtos microbianos secretando mediadores inflamatórios.

Para ocorrer a ativação da resposta imune adquirida por meio dos linfócitos, são necessários um antígeno e estímulos adicionais desencadeados pelos patógenos, ou seja, a reação da imunidade inata aos patógenos. Assim, as moléculas produzidas durante a resposta imune inata (citocinas, produtos da degradação do complemento) funcionam como sinal para ativação de linfócitos e gerenciam a intensidade e a natureza da resposta adquirida.

ABREVIAÇÕES

CLA-1, antígeno linfocitário cutâneo-1;
GlyCAM-1, molécula de adesão à célula apresentando glicano-1;
IL-1, interleucina-1;
MadCAM-1, molécula de adesão à célula de adressina da mucosa-1;
PSGL-1, ligante glicoproteína da selectina P-1;
TNF, fator de necrose tumoral.
APC, célula apresentadora de antígeno;
iC3b, C3b inativado;
ICAM, molécula de adesão intercelular;
LFA, antígeno associado à função do leucócito;
VCAM-1, molécula de adesão à célula vascular-1.

3

Resposta imune adquirida

CRISTIANE DUQUE
DENISE M. PALOMARI SPOLIDORIO

O sistema imune adquirido é caracterizado pela especificidade e pela capacidade de memória das células que o compõem. Essas células, representadas principalmente pelos linfócitos T e B, são encontradas por quase todo o organismo, incluindo tecidos, sangue e linfa.

Quando os linfócitos são produzidos na medula óssea e no timo, são denominados linfócitos *naïves* e precisam migrar para os órgãos linfoides periféricos (p. ex., baço e linfonodos) para que entrem em contato com os antígenos e iniciem as respostas imunológicas. Assim, tornam-se linfócitos efetores e de memória e são levados pelo sangue para os locais da infecção, atuando na eliminação dos patógenos e na erradicação da doença.

As células apresentadoras de antígenos (APCs) são especializadas em capturar microrganismos e outros antígenos e apresentá-los aos linfócitos para que esses possam se diferenciar e estar aptos para a defesa do organismo.

OBJETIVOS DE APRENDIZAGEM

- Determinar os tipos de células e os mecanismos da resposta imune celular e da resposta imune humoral
- Conhecer o processo de migração das células T e o processo de recirculação
- Definir a autotolerância e a tolerância imunológica central e periférica

TIPOS DE CÉLULAS T E A RESPOSTA IMUNE CELULAR

Existem duas linhagens principais de células T, responsáveis pela imunidade celular ou mediada por células, as quais são denominadas linfócitos T auxiliares e linfócitos T citotóxicos (CTLs). As células T auxiliares secretam citocinas que ajudam a ativar outras células do sistema imune; as CTLs degradam as células infectadas com vírus ou outro patógeno intracelular, impedindo a replicação do patógeno.

Existem ainda os linfócitos T $\gamma\delta$, que apresentam antígenos limitados e assemelham-se às células do sistema imune inato, e as células NK, que apresentam funções efetoras semelhantes às dos CTLs, mas apresentam receptores diferentes dos linfócitos T e B e estão mais relacionadas à ação antivírus e ligadas à imunidade inata.

A maioria das células T auxiliares expressa em sua superfície uma proteína chamada CD4, enquanto a maioria das CTLs expressa uma proteína diferente, a CD8. *CD* neste caso significa *cluster of differentiation* ou grupo de diferenciação, uma coleção de anticorpos monoclonais que são específicos para determinado grupo de linfócito. Os receptores CD apresentam em sua estrutura uma cadeia α e uma cadeia β presas à superfície da membrana das células T. Essas cadeias são formadas por uma região constante e uma região variável; esta última é o chamado **sítio de ligação do antígeno**. Quando determinado antígeno penetra no organismo, ativa a formação de uma população clonal de células T que expressam receptores idênticos, ou seja, com sítio de ligação do antígeno idêntico, assegurando a especificidade da reação imunológica ao patógeno invasor.

Diante de patógenos diferentes, são necessários sítios de ligação do antígeno diferentes entre si, mas específicos para cada patógeno. Assim, para garantir as diferenças nas regiões de ligação do antígeno, ocorrem rearranjos nos genes que codificam as cadeias α e β denominados recombinação somática.

Muitas formas de cada segmento gênico estão presentes no DNA não rearranjado e podem ser rearranjadas em muitas combinações diferentes que garantem a diversidade das regiões variáveis. Isso também ocorre nos genes das imunoglobulinas (Igs). Durante a maturação dos linfócitos na medula óssea e no timo, clones de linfócitos com receptores que se ligam aos constituintes desses órgãos também se formam, mas são marcados para serem eliminados por apoptose (morte celular programada). Esse é o princípio da **autotolerância**, que assegura que os componentes normais do corpo não sejam degradados pelas próprias células de defesa.

Subconjuntos de células de memória originam-se dos mesmos clones de células T que darão origem às células efetoras. Existem dois tipos de células de memória: **células T de memória centrais** e **células T de memória efetoras**. As primeiras se assentam nos órgãos linfoides secundários e tendem a proliferar e a serem auxiliares para as células B, enquanto as células T de memórias efetoras se abrigam nos tecidos periféricos e respondem à estimulação antigênica produzindo citocinas efetoras.

Para ocorrer o reconhecimento dos patógenos pelas células T, é necessário que haja a degradação destes ou de seus produtos dentro das células humanas, geralmente fagócitos, em um processo denominado **processamento do antígeno.**

Os peptídeos gerados pela degradação ligam-se a uma glicoproteína de membrana denominada complexo de histocompatibilidade principal (MHC), e somente assim são reconhecidos pelas células T. As células que carregam o complexo antígeno-MHC são as APCs.

Existem dois tipos principais de MHC: o **MHC de classe I**, que apresenta antígenos derivados de patógenos que se replicam intracelularmente, como os vírus e algumas bactérias, e o **MHC de classe II**, que apresenta antígenos de patógenos encontrados no meio extracelular e que foram fagocitados, como a maioria das bactérias. As moléculas MHC de classe I são produzidas pela maioria das células do organismo e são reconhecidas pelas células T CD8; as de classe II são produzidas somente por macrófagos, células dendríticas e células B, e são reconhecidas pelas células T CD4.

As **células T CD4** podem ser subdivididas de acordo com as citocinas que secretam e as células que auxiliam. Assim, as células Th1 (h de *helper*, ou auxiliar) liberam citocinas que ativam principalmente macrófagos; as células Th2 ativam as células B que se diferenciam em plasmócitos e começam a produzir anticorpos. Todas essas células T desenvolvem-se no timo, depois são conduzidas pela circulação sanguínea para os tecidos linfoides periféricos, como os linfonodos, onde se tornarão células T efetoras (CD4 Th1, CD4 Th2 e CD8), onde podem permanecer ou migrar para áreas de infecção. As células Th2 atuam no interior dos tecidos linfoides, e as células Th1 migram para o sítio da infecção.

As principais citocinas liberadas pelas Th1 são IFN-γ e o ligante de CD40, que ativam os macrófagos a destruir as bactérias ou vírus englobados. Outras citocinas induzem outras funções na resposta Th1. Por exemplo:

- IL-2 induz a proliferação de células T efetoras;
- TNF-α e TNF-β induzem a diapedese dos leucócitos;
- Ligante Fas induz a morte do macrófago.

Na resposta Th2, são secretadas IL-4, IL-5 e IL-6, além do ligante de CD40, que estimulam a proliferação de células B e a ação dos anticorpos. As células Th2 também produzem citocinas que controlam a resposta Th1, inibindo a ativação dos macrófagos, como TGF-β, IL-4, IL-10 e IL-13. Certos patógenos são capazes de desencadear especificamente uma das respostas, Th1 ou Th2, gerando condições diferentes da doença, como no caso da lepra (lepra tuberculoide e lepra lepromatosa).

As **células T CD8 citotóxicas** apresentam grânulos contendo enzimas líticas denominadas citotoxinas. Essas enzimas são armazenadas até sua ativação ocorrer com a ligação com complexos específicos peptídeo-MHC de classe I, apresentados pelas APCs, nos tecidos linfoides secundários. Quando isso ocorre, a CD8 focaliza a secreção dos grânulos somente para a destruição das células infectadas, geralmente com vírus, e não das células saudáveis localizadas no mesmo tecido. As CD8 são capazes de exterminar muitas células consecutivamente. As células infectadas morrem por apoptose e não por lise, para não eliminarem as partículas virais do seu interior. Assim, os fagócitos detectam essas células apoptóticas e realizam a fagocitose, induzindo a morte celular por ingestão/digestão (Fig. 3.1).

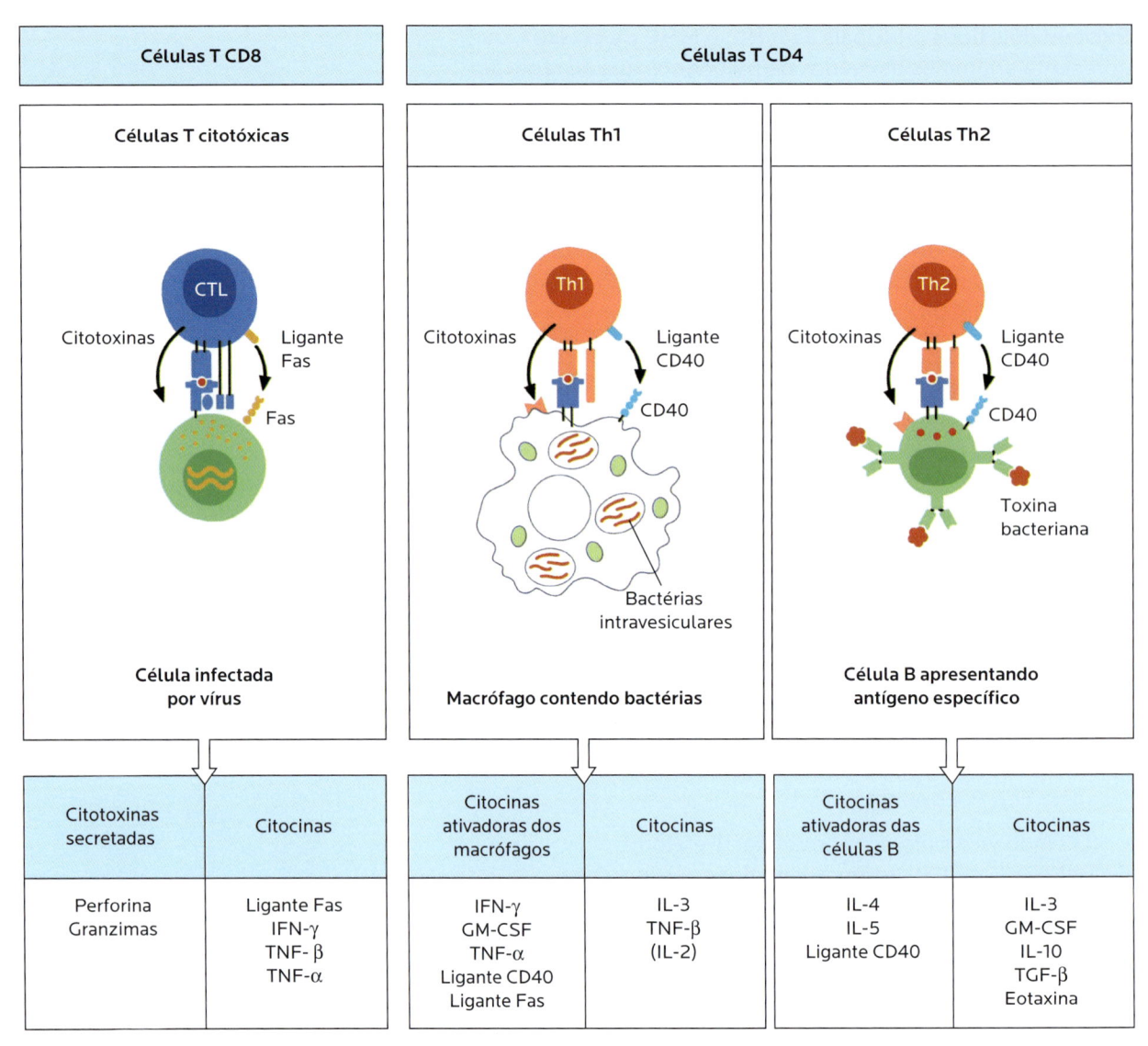

Células T CD8	Células T CD4	
Células T citotóxicas	Células Th1	Células Th2
Célula infectada por vírus	Macrófago contendo bactérias	Célula B apresentando antígeno específico

Citotoxinas secretadas	Citocinas	Citocinas ativadoras dos macrófagos	Citocinas	Citocinas ativadoras das células B	Citocinas
Perforina Granzimas	Ligante Fas IFN-γ TNF-β TNF-α	IFN-γ GM-CSF TNF-α Ligante CD40 Ligante Fas	IL-3 TNF-β (IL-2)	IL-4 IL-5 Ligante CD40	IL-3 GM-CSF IL-10 TGF-β Eotaxina

Figura 3.1 – Células T CD4 Th1, T CD4 Th2 e T CD8 e suas funções na resposta imune adquirida.
Fonte: Parham.[1]

CÉLULAS B E A RESPOSTA IMUNE HUMORAL

As principais moléculas que representam a resposta imune humoral são os **anticorpos**. As células B expressam em sua superfície as Igs; quando estas se tornam efetoras, são denominadas plasmócitos e secretam as formas solúveis das Igs, denominadas anticorpos. As Igs são formadas por dois polipeptídeos diferentes, denominados cadeia pesada e cadeia leve. Existem duas cadeias pesadas idênticas e duas cadeias leves idênticas, dispostas em forma de Y, ligadas à região transmembrana pela porção carboxiterminal das cadeias pesadas (Fig. 3.2).

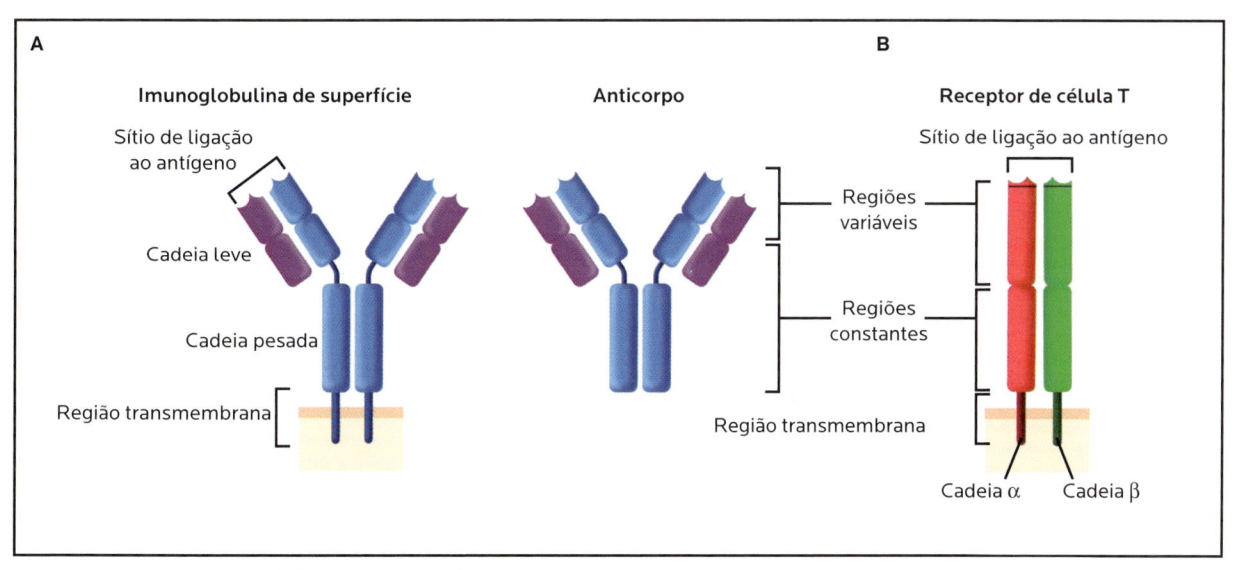

Figura 3.2 – Estrutura dos (A) *anticorpos e* (B) *receptores de células T.*
Fonte: Parham.[1]

A **ativação das células B** ocorre nos tecidos linfoides secundários. Tanto as células T quanto as B migram dos órgãos linfoides primários (timo e medula óssea) para os linfonodos para que possam se tornar células efetoras. Os antígenos chegam pela linfa a esses tecidos, principalmente linfonodos, e são processados pelas APCs. Na região rica em células T do linfonodo, células TCD4 são diferenciadas e liberam citocinas que ativam a proliferação de células B e a diferenciação em plasmócitos. Estes secretam os anticorpos que são liberados para a corrente sanguínea.

Existem cinco classes de imunoglobulinas – IgA, IgD, IgE, IgG e IgM – que diferem nas regiões constantes das cadeias pesadas e possuem funções efetoras especializadas, quando são secretadas como anticorpos.

Os principais mecanismos pelos quais os anticorpos combatem a infecção são a neutralização e a opsonização. No processo da **neutralização**, os anticorpos ligam-se às toxinas bacterianas e neutralizam sua atividade tóxica, impedindo a ação das toxinas sobre os receptores das células do hospedeiro. O complexo anticorpo-toxina se liga aos receptores na superfície do macrófago (Fcg) por meio das regiões constantes das Igs (Fc) e induz a ingestão e a destruição desse complexo (Fig. 3.3).

A **opsonização** ocorre quando as bactérias são revestidas de moléculas de IgG e suas Fcs podem se ligar aos receptores nos macrófagos e, em seguida, induzir a ingestão e a degradação do patógeno. Moléculas do sistema complemento podem auxiliar nessa sinalização também se unindo ao complexo patógeno e IgG, produzindo um estímulo ainda maior para a fagocitose (Fig. 3.3).

Os fagócitos, ao englobarem o complexo antígeno-Ig, formarão o **fagossomo**, que apresenta grânulos com enzimas hidrolíticas e peptídeos microbicidas que destruirão o agente invasor.

SAIBA MAIS

A resposta imune mediada por células B e pela produção de anticorpos é denominada humoral, pois os anticorpos foram descritos pela primeira vez em líquidos corporais (humores), como o sangue e a linfa.

Os macrófagos também liberam radicais livres de oxigênio, óxido nítrico e outras substâncias tóxicas para grande ação antimicrobiana.

As **células T NK** são linfócitos grandes que participam da resposta imune inata; entretanto, apresentam em sua superfície um receptor Fc (CD16) específico para IgG1 e IgG3. Assim, quando as células-alvo estão revestidas de anticorpos, são reconhecidas pelas NK e exterminadas rapidamente. No entanto, é necessária a presença dos anticorpos pré-formados, o que determina seu papel em associação com anticorpos em estágios mais avançados da resposta imune.

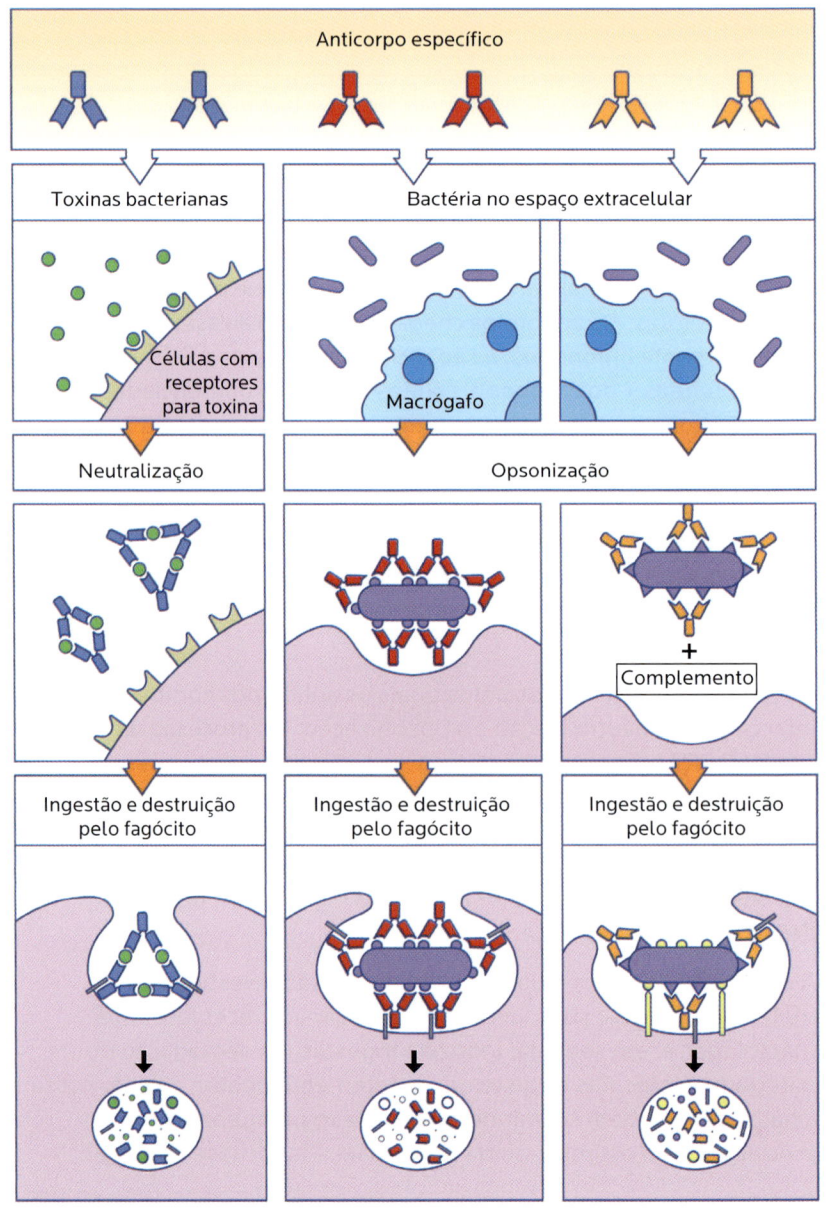

Figura 3.3 – Mecanismos de ação dos anticorpos.
Fonte: Parham.[1]

MIGRAÇÃO DAS CÉLULAS T E B E O PROCESSO DE RECIRCULAÇÃO

Os diversos tipos de linfócitos apresentam padrões de migração distintos. O processo pelo qual subpopulações de linfócitos entram em determinados tecidos e outras não entram é denominado *homing* ou **endereçamento linfocitário**. As células T *naïves* migram, de preferência, para os linfonodos, por meio de vênulas pós-capilares chamadas vênulas especializadas de endotélio alto (HEVs). As HEVs também são encontradas nos tecidos linfoides associados às mucosas, como as placas de Peyer no intestino.

Os **linfócitos T *naïves*** migram para os linfonodos de modo similar aos leucócitos para os tecidos inflamados. Assim, ocorre a adesão fraca e a rolagem que se dá pela ligação da selectina L nos linfócitos à adressina (PNAd) nas HEVs. Em seguida, a adesão forte é mediada por integrinas, principalmente LFA-1 e VLA-4. As quimiocinas (entre elas, CCL19 e 21) aumentam a afinidade pelas integrinas e se ligam ao receptor CCR7, expresso nos linfócitos T *naïves*. Se esses linfócitos não se alojarem nos linfonodos (*homing*) reconhecendo os antígenos, estes retornam à circulação sanguínea, dependendo de um gradiente quimioatrativo lipídico chamado esfingosina 1-fosfato (S1P) que se liga ao receptor S1P1 no linfócito (Fig. 3.4).

Os **linfócitos T efetores**, após a diferenciação, adquirem a capacidade de migração seletiva e saem dos linfonodos, sendo encaminhados para os tecidos periféricos, como a pele e o tubo digestivo, além dos locais de infecção, quando necessário. Cada subgrupo de células T efetoras expressa selectinas e receptores para quimiocinas específicos para cada região do organismo.

É importante mencionar que ocorre a diminuição da expressão de CCR7 e selectina L e aumenta a expressão de integrinas e ligantes de selectina E e P que medeiam as ligações nos endotélios dos tecidos inflamados.

As **células de memória** retêm a capacidade de *homing* das células irmãs efetoras. As células T de memória centrais expressam altos níveis de CCR7 e selectina L, mantendo-se nos tecidos linfoides, enquanto as células T de memória efetora expressam baixos níveis de CCR7 e selectina L, mas altos níveis de receptores de quimiocinas que se ligam a quimiocinas inflamatórias, sendo encaminhadas para os tecidos periféricos.

Os linfócitos B *naïves* deixam a medula óssea pela circulação sanguínea e são encaminhados para os linfonodos seguindo os mesmos mecanismos de adesão e rolagem das células T *naïves*. Elas expressam selectina L, CCR7 e LFA-1 que se ligam, respectivamente, a PNad, CXCL19 e CXCL21, e ICAM-1, além dos receptores CXCR4 e que se ligam nas quimiocinas CXC12 nas HEVs dos linfonodos. Assim como as células T, as células B que não se ligaram aos antígenos entram na circulação sanguínea novamente. Subpopulações de células B que expressam tipos particulares de anticorpos migram dos órgãos linfoides secundários para os tecidos periféricos, como, por exemplo, as células B que secretam IgA que estão principalmente nos tecidos mucosos.

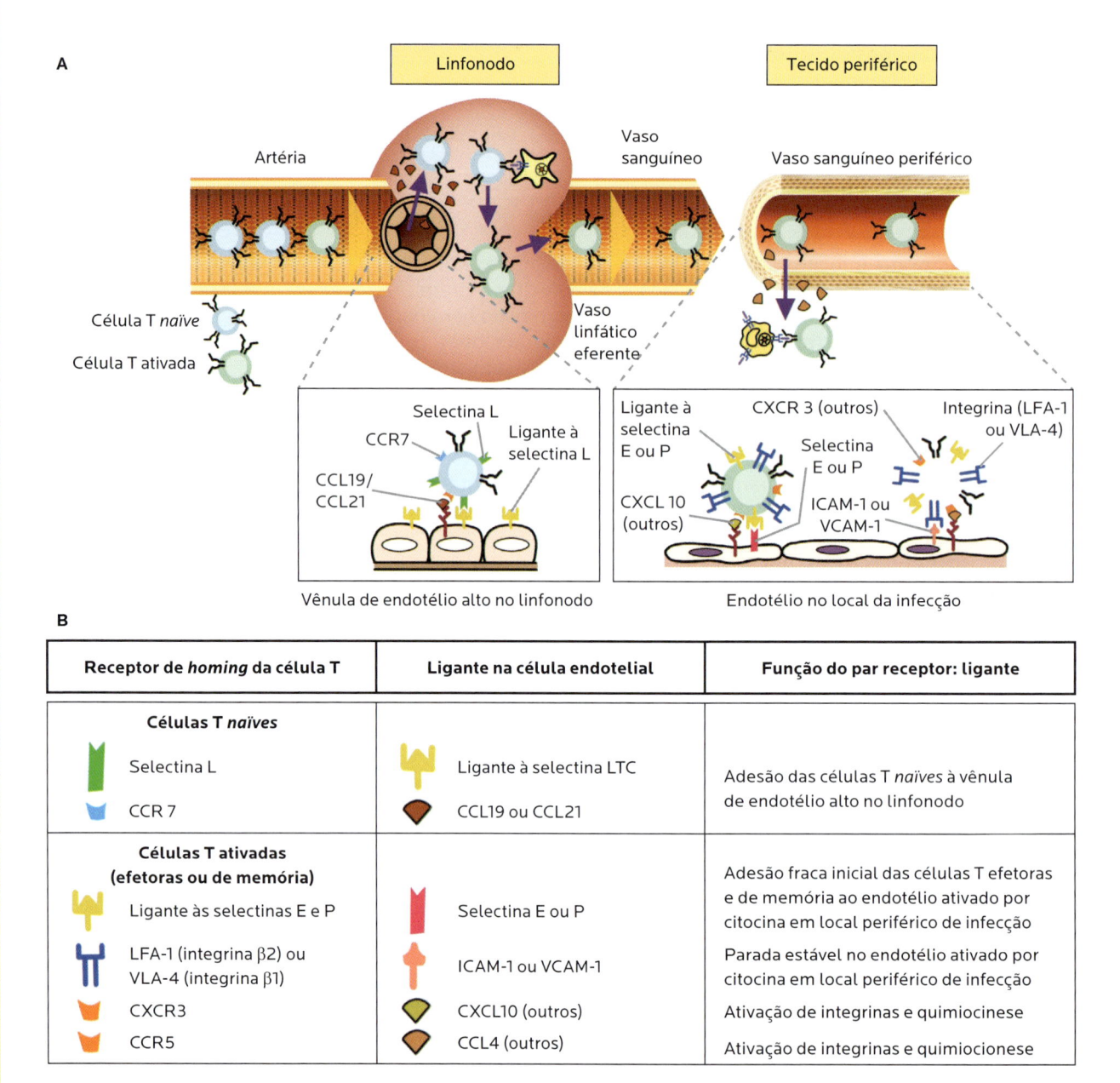

Receptor de *homing* da célula T	Ligante na célula endotelial	Função do par receptor: ligante
Células T *naïves* Selectina L CCR 7	Ligante à selectina LTC CCL19 ou CCL21	Adesão das células T *naïves* à vênula de endotélio alto no linfonodo
Células T ativadas (efetoras ou de memória) Ligante às selectinas E e P LFA-1 (integrina β2) ou VLA-4 (integrina β1) CXCR3 CCR5	Selectina E ou P ICAM-1 ou VCAM-1 CXCL10 (outros) CCL4 (outros)	Adesão fraca inicial das células T efetoras e de memória ao endotélio ativado por citocina em local periférico de infecção Parada estável no endotélio ativado por citocina em local periférico de infecção Ativação de integrinas e quimiocinese Ativação de integrinas e quimiocionese

Figura 3.4 – Migração das células T naïve e efetores envolvidos.
Fonte: Abbas e colaboradores.[2]

TOLERÂNCIA IMUNOLÓGICA

Os linfócitos, quando se deparam com um antígeno, podem ser ativados ou não. Quando o linfócito não reage a um antígeno, denominado tolerógeno (diferente do imunógeno, que induz resposta imune), significa que o antígeno foi capaz de induzir a tolerância imunológica.

A **autotolerância** é a tolerância a antígenos do próprio organismo, evitando que as células de defesa potencializem uma reação de autoagressão e o desenvolvimento de doenças autoimunes. As células portadoras desses antígenos devem ser eliminadas ou inativadas. Antígenos externos também podem induzir a tolerância evadindo das respostas imunes do organismo.

Existem dois tipos de tolerância imunológica: a tolerância central e a periférica. Na **tolerância central**, os linfócitos imaturos podem encontrar os tolerógenos nos órgãos linfoides primários (medula óssea e timo) e podem ser eliminados por apoptose (deleção clonal), mudança ou edição nos receptores (para as células B) e desenvolvimento de células T reguladoras (para células T CD4+). Quando linfócitos autorreativos amadurecem e entram nos tecidos linfoides periféricos, desenvolve-se a **tolerância periférica**, que culmina na incapacidade do linfócito em responder àquele antígeno (anergia), na perda de viabilidade ou ainda na morte por apoptose (Fig. 3.5).

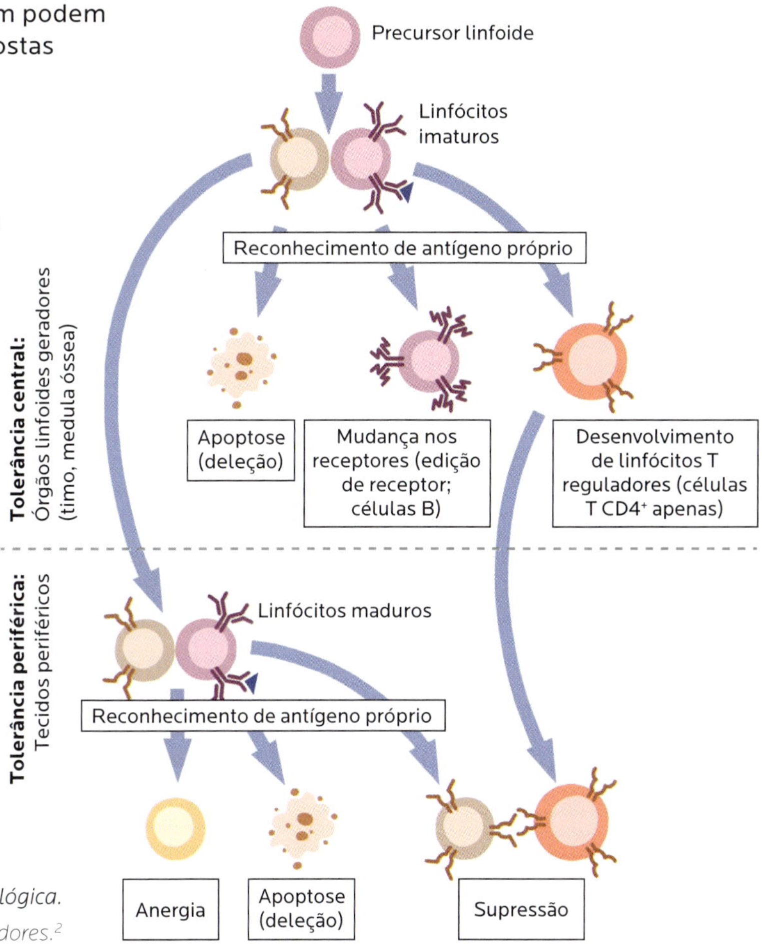

Figura 3.5 – Mecanismos de tolerância imunológica.
Fonte: Abbas e colaboradores.[2]

TOLERÂNCIA DOS LINFÓCITOS T

Para evitar o reconhecimento dos antígenos do próprio organismo, as células T que apresentam essa autorreatividade podem ser eliminadas durante seu processo de maturação no timo. Na primeira fase de desenvolvimento das células T, o timo produz receptores de células T (TCR), independentemente de sua especificidade antigênica. Com o tempo, as células sofrem rearranjo nos genes para os TCRs para que essas possam reconhecer o produto de degradação do antígeno ou de peptídeos, quando estes são apresentados pelas moléculas MHC.

Aquelas células T que expressam grande afinidade pelos antígenos do próprio organismo são eliminadas. Ocorre um processo denominado **deleção** ou **seleção negativa** dos linfócitos T, que é comum para células T duplo positivo – CD4+ e CD8+. As células que apresentam afinidade pelas regiões polimórficas do MHC são protegidas da apoptose pela seleção positiva. Algumas células T CD4+ autorreativas que conseguem escapar da seleção negativa dos linfócitos T são diferenciadas em células T reguladoras.

Nos tecidos linfoides periféricos, as células T autorreativas não eliminadas no timo podem ser inativadas funcionalmente por meio de um processo chamado **anergia**, que consiste em alterações bioquímicas ou genéticas que reduzem a capacidade dos linfócitos em responder aos antígenos próprios. Também ocorre nos órgãos periféricos a **deleção de células T**, como um processo normal para conter o número ideal da população de linfócitos ou ainda para eliminar células T autorreativas. Neste último caso, é necessária a participação da proteína Fas, que se liga ao ligante de Fas (FasL) na superfície do linfócito (receptor de morte relevante), após a ativação antigênica.

A Fas é um membro da família de receptores do TNF, e o FasL é homólogo à citocina TNF. Após essa ligação, ocorre uma cascata de cisteínas proteases intracelulares chamadas **caspases** que causam a morte apoptótica das células T. As células T reguladoras também controlam as células autorreativas em um mecanismo denominado **supressão**, ainda não bem estabelecido na literatura científica. As células T reguladoras são geradas pelo reconhecimento de antígeno próprio principalmente no timo e pouco nos órgãos linfoides periféricos, por ação de IL-2 e de um fator transcricional FoxP3, e são as principais atuantes na manutenção da autotolerância.

TOLERÂNCIA DOS LINFÓCITOS B

As células B são menos preocupantes no processo de reconhecimento de antígenos próprios e no desenvolvimento de doenças autoimunes, pois necessitam das células T para a liberação de sinais que estimulem sua diferenciação em plasmócitos e estes a produzirem anticorpos. Entretanto, caso as células B encontrem antígenos próprios na medula óssea e se manifestem na ausência de estímulos, existem mecanismos de seleção negativa para que elas sejam eliminadas, ou ainda ocorre a edição dos receptores. Essa mudança é levada pela ativação dos genes RAG1 e RAG2, que expressam uma nova cadeia leve de Ig.

Se as células B autorreativas escaparem da ação central que reconhecem antígenos próprios na ausência de células T auxiliares específicas, elas são eliminadas nos órgãos linfoides periféricos por anergia (inativação funcional), apoptose ou exclusão folicular. Esse último processo ocorre pela diminuição na expressão do receptor para quimiocina CXCR5 que normalmente leva as células B *naïves* para os folículos linfoides. Se células B anérgicas encontrarem células T auxiliares antígeno-específicas, elas podem ser destruídas por FasL nas células T que atraem Fas nas células B.

MECANISMOS DE DECLÍNIO DAS RESPOSTAS IMUNOLÓGICAS NORMAIS

À medida que o antígeno vai sendo eliminado e os coestimuladores e as citocinas são reduzidos, os linfócitos T ativados morrem por apoptose. Os únicos sobreviventes são os linfócitos de memória, que apresentam vida longa, mas se mantêm inativos. Os antígenos também estimulam mecanismos para inibir a proliferação dos linfócitos, e as células T também passam a expressar receptores de Fas e seus ligantes, cuja ligação gera apoptose. Dessa forma, estabelece-se a homeostasia com a manutenção do número constante de células de defesa.

Reconhecimento dos antígenos

CRISTIANE DUQUE
DENISE M. PALOMARI SPOLIDORIO

A resposta imune adquirida é caracterizada pelo reconhecimento dos antígenos pelos linfócitos. As primeiras estruturas estudadas no reconhecimento dos antígenos foram os anticorpos que se ligam a antígenos específicos e são gerados pelas células B a partir do seu contato com o antígeno. Os anticorpos podem ser classificados em duas formas: anticorpos conectados à membrana na superfície dos linfócitos B, que funcionam como receptores para o antígeno, e anticorpos secretados na circulação e em tecidos do corpo, que ao encontrar os antígenos microbianos podem neutralizar as toxinas e evitar sua disseminação. Outra forma de reconhecimento dos antígenos é por meio do complexo de histocompatibilidade principal (MHC), que apresenta componentes que são reconhecidos pelas células T de maneira específica. Essas moléculas são responsáveis pelo reconhecimento de um tecido como semelhante ou diferente do tecido do hospedeiro e estão diretamente relacionadas ao processo de rejeição. Esse reconhecimento dos antígenos pode ser, ainda, realizado diretamente pelas células T, por meio de seus receptores de superfície (TCR); entretanto, para que isso ocorra, é necessário que os antígenos sejam processados pelas células apresentadoras de antígenos (APC) e estejam ligados às moléculas de MHC.

OBJETIVOS DE APRENDIZAGEM

- Definir a estrutura das imunoglobulinas e seu papel no reconhecimento de antígenos
- Determinar os tipos de complexo de histocompatibilidade principal
- Explicar os mecanismos de reconhecimento de antígenos pelos linfócitos T

ANTÍGENOS E ANTICORPOS

A função dos anticorpos no sistema imune é reconhecer um antígeno específico, ligar-se a ele e marcá-lo para que possa ser destruído ou eliminado do organismo por outros componentes imunológicos.

Os anticorpos são moléculas formadas por quatro cadeias de polipeptídeo, sendo duas cadeias pesadas idênticas (cadeias H) e duas cadeias leves idênticas (cadeias L), formando uma estrutura em forma de Y.

Cada braço do Y é composto de uma cadeia leve completa pareada com a parte aminoterminal (N-terminal) de uma cadeia pesada, ligada covalentemente por ponte dissulfídica. A haste do Y é composta pelas porções carboxiterminais (C-terminal) das cadeias pesadas pareadas e ligadas também covalentemente por ponte dissulfídica. As porções N-terminais de cada cadeia pesada e leve são conhecidas como regiões variáveis (região V), e essas partes juntas formam o sítio de ligação ao antígeno.

As partes restantes das cadeias leve e pesada apresentam uma variação muito limitada quando são comparados diferentes anticorpos. Elas são conhecidas como regiões constantes (regiões C). Por convenção, foram designadas as seguintes siglas para as partes do anticorpo:

- a haste do Y é conhecida como região Fc (fragmento cristalizável);
- os fragmentos correspondentes aos braços separados são denominados Fab (fragmento de ligação ao antígeno);
- quando os dois braços permanecem unidos pelas pontes dissulfídicas, é denominado fragmento $F(ab')_2$ (Fig. 4.1).

LEMBRETE

As cadeias das Igs são dobradas em domínios proteicos compactos e estáveis denominados domínios de imunoglobulina.

As diferenças nas regiões constantes das cadeias pesadas definem os cinco isotipos principais ou classes de imunoglobulinas: IgA, IgD, IgE, IgG e IgM; e suas cadeias pesadas são, respectivamente, α, δ, ε, γ e μ. Existem dois isotipos de cadeias leves, κ e λ, sendo que cada anticorpo carrega somente um dos isotipos, que pode se combinar com qualquer isotipo de cadeia pesada.

A molécula é composta por três porções globulares de tamanhos parecidos, que correspondem à porção Fc e aos dois braços Fab. Cada uma dessas porções é composta por quatro domínios, denominados de variáveis (V) ou constantes (C) de cadeia leve (V_L ou C_L) ou de cadeia pesada (Vh ou Ch).

Um sítio de ligação ao antígeno é formado das regiões hipervariáveis (regiões em que as diferenças na sequência dos aminoácidos estão concentradas) de uma cadeia pesada e do domínio V de uma cadeia leve (ver Fig. 4.1). Essas regiões hipervariáveis situam-se em alças discretas em uma extremidade da estrutura do domínio, denominadas

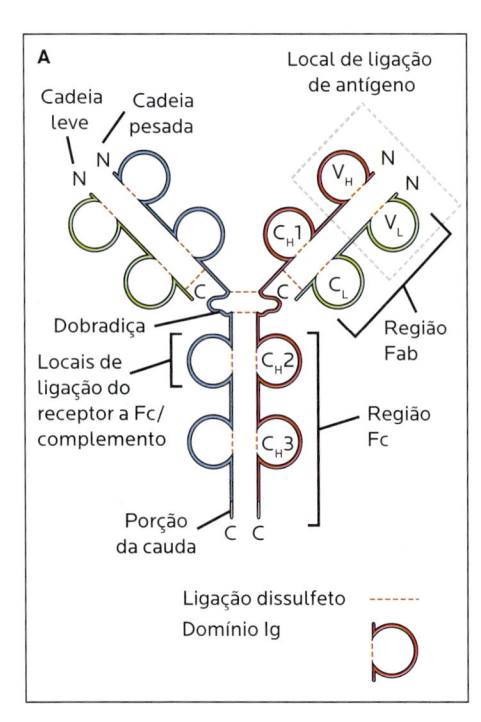

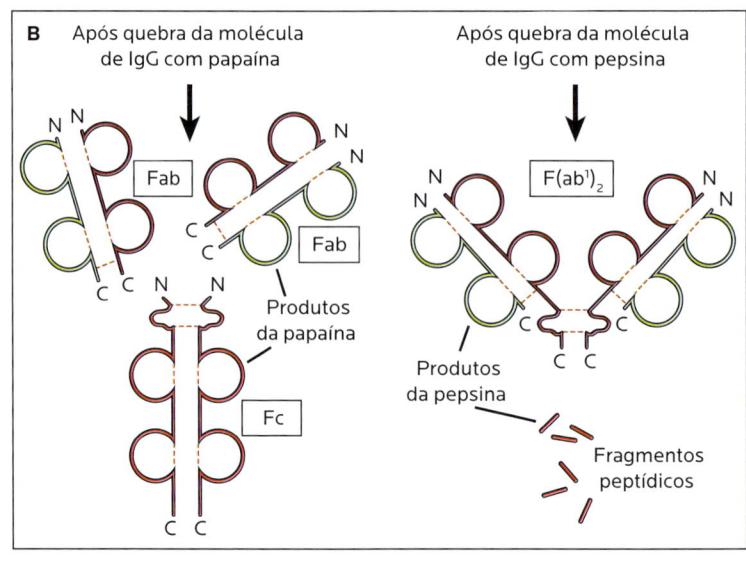

Figura 4.1 – Imunoglobulina. (A) Estrutura e domínios proteicos de uma molécula de imunoglobulina – exemplo de IgG secretada. (B) Fragmentos proteolíticos de uma molécula de IgG.

Fonte: Abbas e colaboradores.[1]

regiões determinantes de complementaridade (CDRs), e fornecem a superfície de ligação complementar ao antígeno correspondente. Essas regiões são flanqueadas por regiões de moldura muito menos variáveis. Os antígenos podem se ligar a sulcos, fendas ou superfícies estendidas nos sítios de ligação no anticorpo. Associadas às Igs são encontradas as moléculas sinalizadoras Igα e Igβ, que são responsáveis pela transdução de sinais após a ligação com o antígeno para a ativação das células B e a produção de anticorpos específicos.

Quando os antígenos são proteínas, sua conformação espacial é definida por sua sequência de aminoácidos e pelos dobramentos que a molécula sofre, com base na distribuição de suas cadeias laterais apolares (hidrofóbicas) que, geralmente, dobram-se para dentro da molécula, e cadeias laterais polares (hidrofílicas), que se arranjam para fora da molécula, onde interagem com água e outras moléculas polares. É nessa região hidrofílica que encontramos os **epítopos**, parte do antígeno na qual o anticorpo se liga.

O sítio de ligação ao antígeno nos anticorpos varia de acordo com o tamanho e a forma do epítopo. Os antígenos podem ter mais de um epítopo idêntico ou não, e são denominados antígenos multivalentes. Um epítopo é considerado linear quando é formado por aminoácidos contínuos; e é considerado descontínuo quando se liga a partes diferentes do polipeptídeo, que são unidas quando a cadeia se dobra (Fig. 4.2). No caso dos antígenos de carboidratos e ácidos nucleicos, pode haver vários epítopos idênticos separados por distâncias regulares. A ligação antígeno-anticorpo é baseada em forças não covalentes, como, por exemplo, pontes de hidrogênio, forças de van der Waals ou interações hidrofóbicas. Quanto melhor o ajuste entre as superfícies de contato entre o antígeno e o anticorpo, mais fortes as ligações e maior a especificidade. Pequenas diferenças na forma do sítio de ligação podem fornecer a vários anticorpos especificidade ao mesmo epítopo.

Anticorpos reagentes são necessários para detectar uma doença ou quantificar o antígeno. Para isso, era necessário induzir sua produção em animais utilizando o antígeno, preparando assim o antissoro contendo os anticorpos desejados. Entretanto, apesar de ser um antígeno específico, o soro obtido apresentava anticorpos com diferentes especificidades e afinidades. Por isso, hoje em dia, utilizam-se os **anticorpos monoclonais**, que são produzidos a partir de uma única célula produtora de anticorpo (clones com mesmo isotipo de Ig com idênticos sítios de ligação) fusionada com uma célula tumoral para produzir uma linhagem celular (hibridoma) em cultura laboratorial com capacidade ilimitada de produzir anticorpos.

A diversidade de Igs é mantida pelo arranjo dos genes no genoma das células B; em vez de um único gene completo, esse genoma apresenta vários segmentos gênicos, arranjados em sequência, contendo versões diferentes que codificam as regiões variáveis das Igs. Para que um gene seja expresso, os segmentos gênicos individuais devem se rearranjar para montar um gene funcional, o que ocorre somente nas células B em desenvolvimento. A recombinação aleatória desses segmentos gênicos produz os diferentes sítios de ligação ao antígeno das Igs, sendo que cada célula B produz Ig com especificidade antigênica única.

Existem cinco classes de imunoglobulinas (IgA, IgD, IgE, IgG e IgM), que diferem nas regiões constantes das cadeias pesadas e possuem funções efetoras especializadas, quando são secretadas como anticorpos (Quadro 4.1).

> **SAIBA MAIS**
>
> Os antígenos são qualquer substância que pode ser reconhecida por um anticorpo ou por um receptor de antígenos da célula T. Essas substâncias são simples metabólitos, açúcares, lipídeos, hormônios, ou moléculas mais complexas, como polissacarídeos, fosfolipídeos, ácidos nucleicos e proteínas. Somente as macromoléculas conseguem estimular as células B a produzir anticorpos.

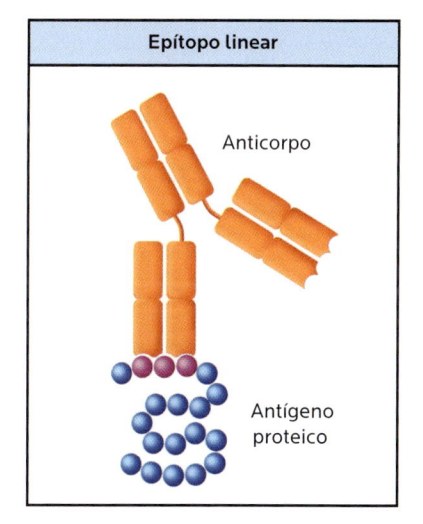

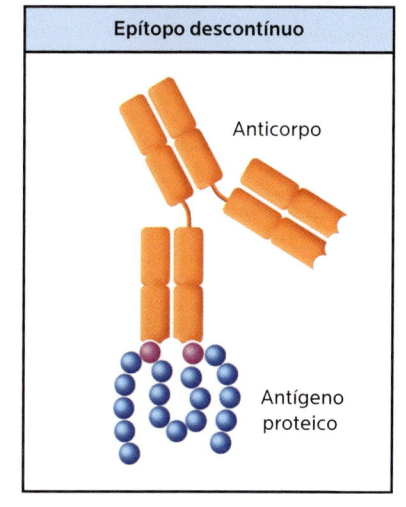

Figura 4.2 – Epítopos lineares e descontínuos.
Fonte: Parham.[2]

Isótipo de anticorpo	Subtipos	Cadeia H	Concentração sérica (mg/mL)	Meia-vida sérica (dias)	Forma secretada	Funções
IgA	IgA1,2	α (1 ou 2)	3,5	6	IgA (dímero) — Monômero, dímero, trímero (Cα1, Cα2, Cα3, Cadeia J)	Imunidade mucosa
IgD	Nenhum	δ	Traços	3	Nenhuma	Receptor a antígeno de célula B *naïve*
IgE	Nenhum	ε	0,05	2	IgE — Monômero (Cε1, Cε2, Cε3, Cε4)	Defesa contra parasitas helmínticos, hipersensibilidade imediata
IgG	IgG1-4	γ (1, 2, 3 ou 4)	13,5	23	IgG1 — Monômero (V_H, V_L, C_L, Cγ1, Cγ2, Cγ3)	Opsonização, ativação do complemento, citotoxicidade mediada por células dependentes de anticorpo, imunidade neonatal, inibição por *feedback* das células B
IgM	Nenhum	μ	1,5	5	IgM — Pentâmeros, hexâmeros (Cμ1, Cμ2, Cμ3, Cμ4, Cadeia J)	Receptor a antígeno de célula B *naïve*, ativação do complemento

Quadro 4.1 – As cinco classes de imunoglobulinas.
Fonte: Abbas e colaboradores.[1]

As principais Igs são IgA, IgG e IgM, que estão presentes no sangue, na linfa e nos tecidos conjuntivos. **IgA** é uma molécula que no soro é polimérica, ocorrendo principalmente na forma de dímero, com peso molecular de 385 kDa. Apresenta duas subclasses, IgA1 e IgA2, que representam 5 a 15% das IgAs séricas e possuem meia-vida de 6 dias. A IgA pode ser secretada eficazmente pelo epitélio mucoso (bucal, traqueobronquial e geniturinário) e é a principal classe de anticorpos nas secreções das mucosas, do colostro e do leite. Existe também a **IgA secretora**, presente nas secreções corporais, como a saliva, que proporciona imunidade localizada.

A **IgG** é a Ig mais frequente (85%) no soro e nos demais tecidos, é a mais importante nas respostas imunes secundárias e é a única classe antitoxina. É constituída de uma molécula única com quatro cadeias polipeptídicas e peso molecular de 146 kDa. Existem quatro subclasses de IgG: IgG1, IgG2, IgG3 e IgG4. A IgG possui meia-vida de 23 dias, atravessa a placenta e tem alta capacidade de se ligar aos antígenos, fixar complemento, estimular quimiotaxia e como opsonina.

A **IgM** é o primeiro anticorpo produzido em resposta a estímulos de antígenos, compreendendo também 5 a 10% das Igs totais do adulto. Tem meia-vida de 5 dias. É uma molécula que constitui aproximadamente 10% do total das Igs, eficaz para ligação do complemento. Por ser grande (pentamérica), ela não consegue passar do sangue para os tecidos. A **IgD** representa menos de 1% das Igs séricas e atua ao lado da IgM como receptor de membrana nos linfócitos B. **IgE** está intimamente ligada à degranulação de mastócitos, basófilos e eosinófilos e à liberação de histamina, serotonina e outros mediadores químicos que desencadeiam as reações inflamatórias e os processos alérgicos. Também está relacionada à defesa contra parasitas helmintos.

SAIBA MAIS

Os recém-nascidos são protegidos contra as infecções pela IgG materna que recebem durante a gestação e a amamentação. Essa transferência de IgG da mãe para o filho é mediada por um tipo especial de receptor Fc, expresso na placenta, que protege IgG da degradação intracelular e prolonga sua meia-vida.

COMPLEXO DE HISTOCOMPATIBILIDADE PRINCIPAL (MHC)

MHC é um conjunto de genes que são responsáveis pela síntese de glicoproteínas produzidas pelos vertebrados que são expressas na superfície de uma variedade de células cuja principal função é apresentar antígenos às células T. Nos seres humanos, as moléculas do MHC são chamadas de **antígeno leucocitário humano** (HLA), e seu complexo gênico é o mais polimórfico do genoma, estando localizado no cromossomo 6.

Existem dois tipos principais de produtos dos genes de MHC: as moléculas de classe I e as moléculas de classe II. As moléculas de Classe I apresentam peptídeos para as células T CD8+. As moléculas de classe II apresentam antígenos para as células T CD4+. Além disso, os genes de histocompatibilidade também são responsáveis pelo reconhecimento de um tecido como semelhante ou diferente do tecido do hospedeiro e estão diretamente relacionados ao processo de rejeição.

O conjunto de alelos do MHC presente em cada cromossomo é chamado **haplótipo MHC**. Nos humanos, recebe a denominação HLA e mais uma designação numérica: HLA-A2, HLA-B5, e assim por diante. O HLA classe I apresenta 3 *loci* (A, B e C), e o HLA de classe II apresenta 6 *loci* (DQ, DR, DP, DX, DO e DZ) (Fig. 4.3). Existem outros genes de MHC, como o par de genes HLA-DMA e HLA-DMB, que codifica um heterodímero semelhante às moléculas de MHC chamado HLA-DM, que participa na ligação dos peptídeos com as moléculas de MHC de classe II. Os antígenos HLA de classe I aparecem em todas as células, e os de classe II aparecem nas células T e B ativadas, nas

APCs e nas células epiteliais durante a inflamação. Devido à grande variabilidade antigênica do MHC, é quase nula a possibilidade de encontrar dois indivíduos com o mesmo perfil de antígenos HLA.

Em relação à estrutura molecular das moléculas MHC, ambas as classes são formadas por subunidades de polipeptídeos α e β. As moléculas de classe I são compostas por uma cadeia pesada α de 45 kDa com três domínios, α1, α2 e α3, sendo que os dois primeiros formam a fenda de ligação ao antígeno, área de maior variabilidade. Essa cadeia polipeptídica α encontra-se glicosilada e se insere na membrana citoplasmática com 25 aminoácidos e no citoplasma da célula (porção C) com 30 a 40 aminoácidos, além de se ligar a um polipeptídeo livre no soro denominado β-2-microglobulina (12 kDa).

A β-2-microglobulina é importante para que todos os antígenos de classe I sejam expressos. As moléculas de classe I são expressas em todas as células com núcleo e apresentam peptídeos endógenos que se combinam aos receptores TCR dos linfócitos T CD8+. Esses peptídeos endógenos são antígenos que foram processados no interior da célula. As moléculas de classe II são compostas somente por duas cadeias, cada uma com dois domínios: α1, α2, β1 e β2, sendo

Figura 4.3 – Mapa do MHC humano.
Fonte: Abbas e colaboradores.[1]

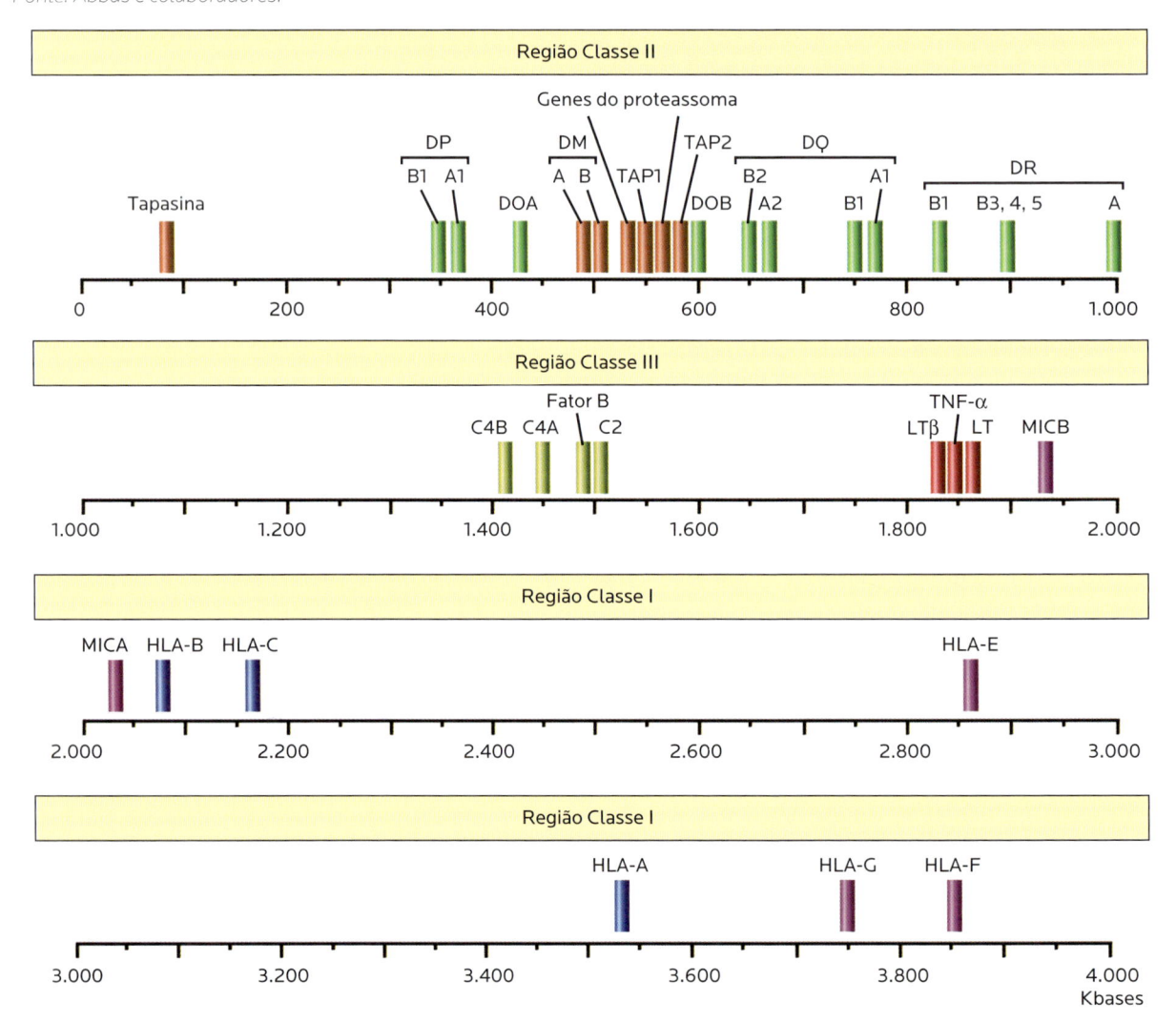

que α1 e β1 são as regiões ligantes de peptídeo. Essas cadeias se inserem na membrana citoplasmática com 30 aminoácidos e no citoplasma da célula com 10 a 15 aminoácidos. As moléculas de classe II ligam-se aos receptores CD4 dos linfócitos T e induzem sua ativação. A estrutura das moléculas MHC é estabilizada por ligações dissulfeto intracadeia. A fenda de ligação permite o acoplamento de peptídeos de diferentes tamanhos quando comparada às moléculas de classe I e de classe II (Fig. 4.4).

Os antígenos peptídicos que são ligados e apresentados por moléculas MHC são gerados no interior das células a partir da degradação de peptídeos maiores. Os peptídeos derivados da degradação de patógenos intracelulares são formados no citoplasma e enviados ao retículo endoplasmático e se ligam às moléculas de MHC de classe I. O transporte do peptídeo através da membrana do retículo endoplasmático é realizado pela proteína denominada TAP (transportador associado ao processamento do antígeno), que apresenta duas cadeias, TAP1 e TAP2.

As moléculas do MHC de classe I entram no retículo endoplasmático por meio da ligação à proteína de membrana, calnexina, que retém a cadeia pesada parcialmente dobrada no retículo endoplasmático. Quando a cadeia pesada do MHC de classe I se liga à β-2-microglobulina, a calnexina é liberada e substituída por um complexo de proteínas, entre elas a calreticulina, que entra com a função de chaperona e auxilia no dobramento da proteína. Nesse complexo, surge a proteína tapasina, que se liga à TAP1, posicionando o heterodímero parcialmente dobrado de cadeia pesada e β-2-microglobulina para aguardar o recebimento de um peptídeo vindo do citoplasma. Durante a ligação do peptídeo, a molécula MHC de classe I é liberada de todas as chaperonas e sai do retículo endoplasmático, seguindo o caminho até a membrana plasmática, e os peptídeos também são liberados do retículo endoplasmático (Fig. 4.5 A).

Figura 4.4 – Estrutura molecular do MHC de classe I e do MHC de classe II.
Fonte: Parham.[2]

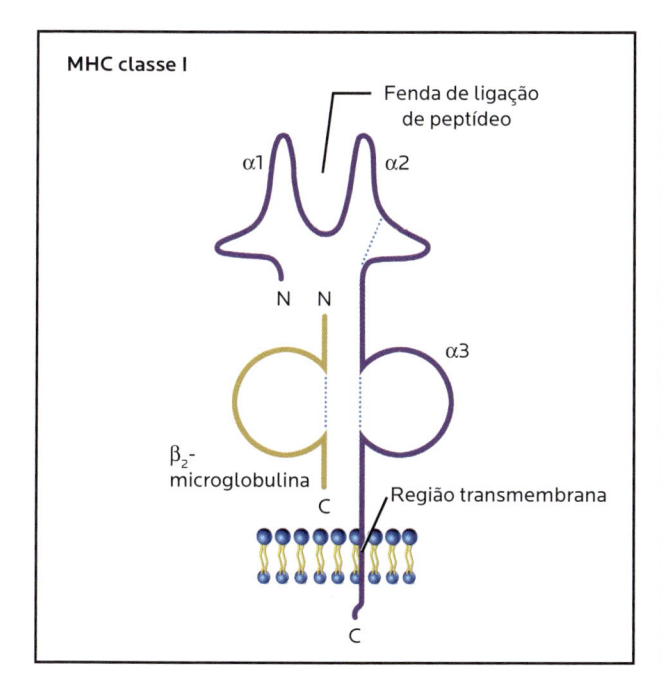

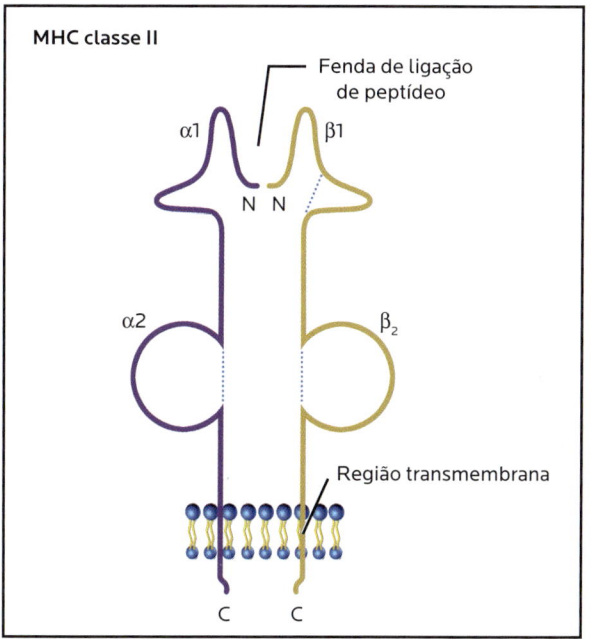

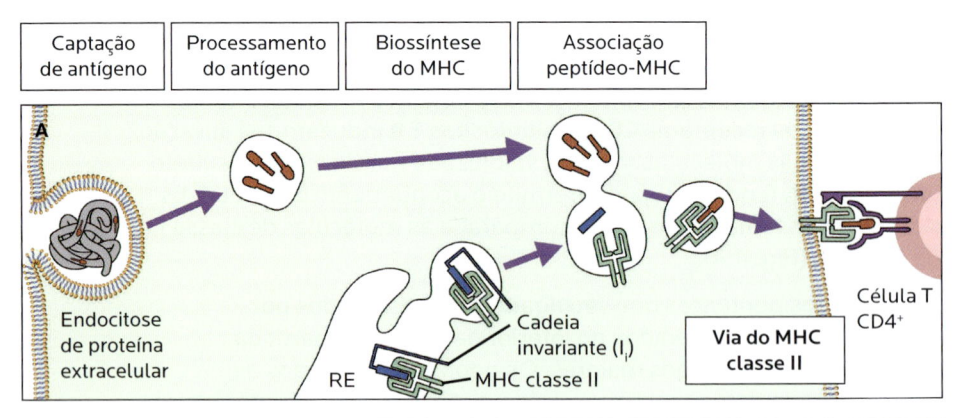

Figura 4.5 –
(A) Processamento do antígeno e apresentação pelas moléculas MHC de classe I.
(B) Processamento do antígeno e apresentação pelas moléculas MHC de classe II.
Fonte: Abbas e colaboradores.[1]

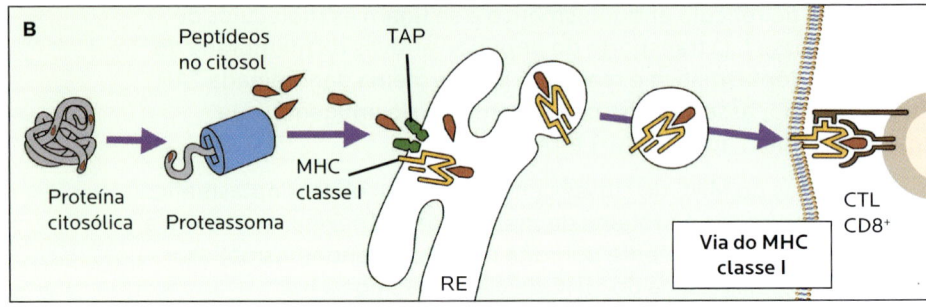

Os peptídeos derivados de microrganismos extracelulares são formados a partir de endocitose e degradação nos lisossomos e se ligam à molécula MHC de classe II no interior desses compartimentos celulares. Os complexos peptídeo-MHC de classe II são transportados à superfície da célula por vesículas. No interior das vesículas, existem proteases, como a catepsina L, que ataca a cadeia invariável das moléculas MHC e a transforma em apenas um pequeno fragmento (CLIP – peptídeo de cadeia invariável associado à classe II) que abrange o sítio de ligação ao peptídeo do MHC de classe II.

A remoção do CLIP e a ligação do peptídeo são auxiliadas pela interação da molécula MHC de classe II com uma glicoproteína na membrana da vesícula, a HLA-DM. Após a perda da cadeia invariável, a molécula MHC de classe II é transportada à superfície da célula por vesículas que se dirigem para fora da célula (Fig. 4.5 B). Quando um complexo peptídeo – MHC de classe II – aparece na superfície da célula, já pode ser reconhecido pelo receptor das células T correspondente.

RECONHECIMENTO DE ANTÍGENOS PELOS LINFÓCITOS T

Enquanto a única função das células B é produzir anticorpos secretados a partir do estímulo da presença do antígeno, as células T dependem da interação com outras células para exercerem suas funções. Assim, é necessário que haja o processamento e a apresentação dos antígenos por outras células da defesa imune para que as células T possam reconhecê-los. Além disso, as células T apresentam algumas características que tornam o reconhecimento dos antígenos mais apurado que o das células B.

As células T reconhecem apenas peptídeos, diferentemente das células B, que, além de peptídeos, reconhecem ácidos nucleicos, polissacarídeos, lipídeos e pequenas substâncias químicas. Para que esses peptídeos sejam reconhecidos, precisam estar fixados às superfícies das APCs, já que as células T atuam somente em peptídeos ligados às moléculas de MHC. Diversas células atuam como APCs, entre elas, as células dendríticas, os macrófagos e os linfócitos B, as células endoteliais vasculares e algumas células epiteliais e mesenquimais.

As células dendríticas e os macrófagos expressam receptores semelhantes a Toll (TLRs) que respondem aos patógenos com aumento da expressão de moléculas de MHC e de coestimuladores, melhorando a eficiência da apresentação de antígeno às células T e também ativando outras APCs a produzirem citocinas que estimulam diversas células, inclusive as T. Também expressam receptores para quimiocinas estimulando a migração das células de defesa para o local da infecção. As células dendríticas são as mais eficientes para ativar células T *naïves*. Os macrófagos ativam principalmente células T CD4+ diferenciadas na fase efetora da imunidade celular. As células B apresentam antígenos para as células T auxiliares na resposta humoral e são induzidas a se transformar em plasmócitos e secretar anticorpos.

As principais vias de processamento e apresentação do antígeno são as vias do MHC de classe I ou II. Na via MHC de classe I, os antígenos proteicos no citosol são processados em proteassomas (grandes complexos enzimáticos ricos em proteases encontrados na maioria das células) e transportados para o retículo endoplasmático, onde se ligam às moléculas MHC de classe I e depois são transportados para a superfície celular. Na via de MHC de classe II, o antígeno proteico é fagocitado no interior de vesículas fagolisossômicas, onde são gerados peptídeos que podem se ligar a fendas de ligação das moléculas MHC de classe II neste compartimento vesicular e, em seguida, podem ser transportadas para a superfície celular. As células dendríticas, os macrófagos e os linfócitos B utilizam a via MHC de classe II para apresentar antígenos às células T CD4+. Todas as células nucleadas utilizam a via MHC de classe I para apresentar antígenos às células T CD8+ (ver Fig. 4.5).

Os complexos antígenos peptídicos ligados às moléculas de MHC expostos nas membranas plasmáticas das APCs são reconhecidos por receptores na superfície das células T (os TCRs). Após o reconhecimento específico do antígeno, deve haver a ligação estável entre a célula T e a APC para que haja a liberação de sinais de ativação para as células T, para que essas exerçam sua função citotóxica ou liberadora de mediadores químicos.

Células T apresentam distintos TCRs de acordo com a linhagem de clones na qual foram originadas. A estrutura dos TCRs é similar à das Igs: apresentam duas cadeias de polipeptídeos denominados α e β, ligadas por pontes de dissulfeto, homólogas às cadeias leves e pesadas das moléculas de Ig (fragmento Fab). Cada cadeia α e β

apresenta um domínio N-terminal variável (V) e um domínio constante (C), uma região transmembrana hidrofóbica e uma região citoplasmática curta. Cada cadeia de TCR é codificada por múltiplos segmentos gênicos que sofreram recombinação somática durante a maturação dos linfócitos T.

A cadeia α contém três CDRs que estão pareadas a três regiões similares na cadeia β, formando parte do TCR responsável pelo reconhecimento do complexo antígeno-MHC (Fig. 4.6). Também são encontrados segmentos gênicos V e J (junção) na cadeia α, além de V, D (diversidade) e J na cadeia β. Associadas aos TCRs, são encontradas as proteínas invariáveis chamadas de CD3 e ξ, que são as transdutoras de sinais para a ativação das células T, formando assim o complexo TCR.

Além do complexo TCR, existem na superfície das células T os correceptores que intensificam a sinalização do TCR, e também os receptores coestimuladores que reconhecem moléculas nas APCs que não fazem parte do complexo peptídeo-MHC, auxiliando na sinalização para a ativação das células T. Exemplos de correceptores são as moléculas CD4 e CD8, que se ligam às regiões não polimórficas do MHC de classe II e de classe I, respectivamente, garantindo a especificidade das células T CD4 ou CD8 por determinado MHC.

Dos receptores coestimuladores, são encontradas as proteínas CD28, que transduzem sinais liberados pelo complexo TCR para ativar as células T *naïves*. A proteína CD28 se liga às moléculas CD80 (B7-1) e CD86 (B7-2) expressas nas células dendríticas, nos macrófagos e nas células B. CD2 e a família SLAM atuam como moléculas sinalizadoras, mas também como molécula de adesão intercelular encontrada nas células T e nas células NK.

O principal ligante de CD2 em humanos é o LF-3 (antígeno 3 associado à função leucocitária), expresso por muitas células como

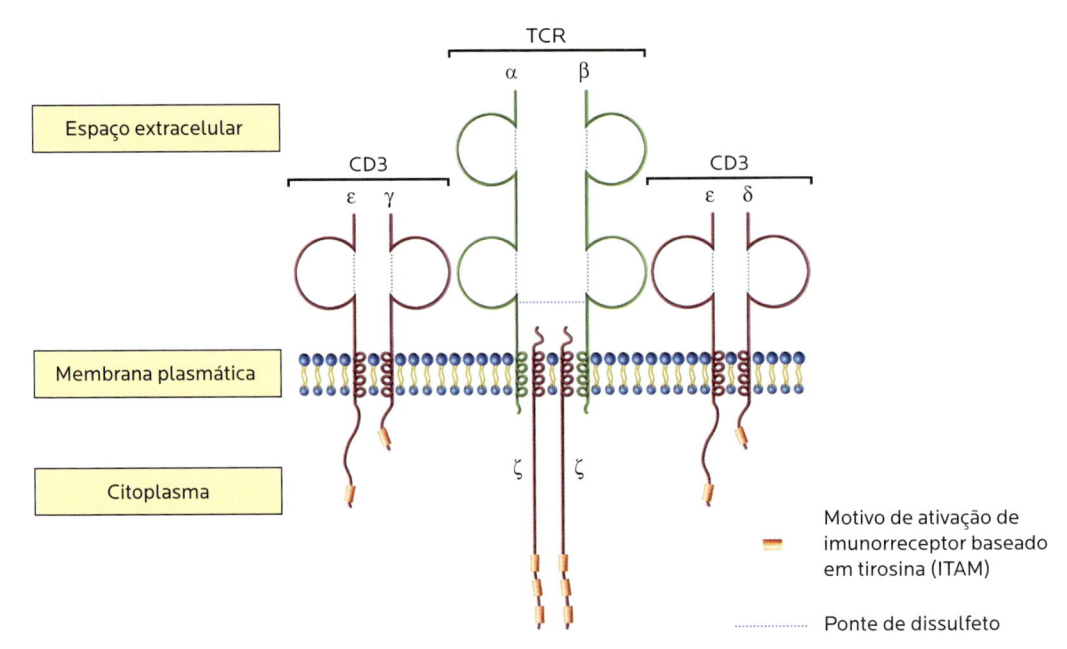

Figura 4.6 – Estrutura do receptor de células T e dos componentes CD3 e ξ.
Fonte: Parham.²

parte integrante da membrana. Os sinais liberados pelo complexo TCR (sinal 1) são completados pelos sinais liberados pelo CD28 (sinal 2) para que haja a ativação das células T (Fig. 4.7). As células T ativadas expressam diversas proteínas de superfície, entre elas:

- CD44, responsável por reter as células T no local da infecção e pela ligação células T e de memória ao endotélio nesses locais;
- CD40 ligante, que se liga a linfócitos B, macrófagos, células dendríticas e endoteliais, ativando essas células;
- ligante Fas, que atua na indução de apoptose das células T na ausência de antígenos, além de citocinas, fatores de crescimento, receptores para citocinas.

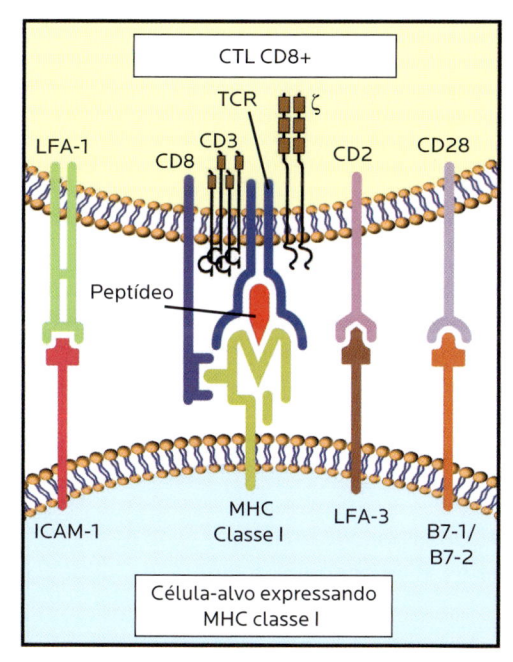

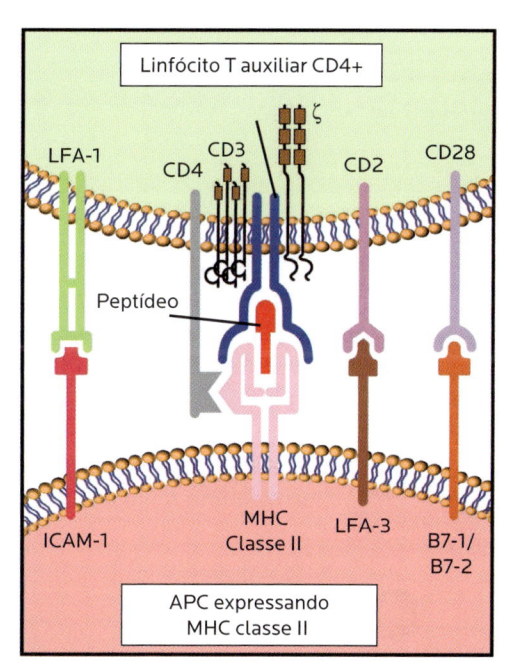

Figura 4.7 – Moléculas acessórias dos linfócitos T, de acordo com o MHC da célula-alvo.

5

Anormalidades nas respostas imunológicas:
Hipersensibilidade, autoimunidade e imunodeficiências

DENISE M. PALOMARI SPOLIDORIO
CRISTIANE DUQUE

OBJETIVOS DE APRENDIZAGEM
- Classificar e exemplificar os tipos de reações de hipersensibilidade
- Conhecer os mecanismos que determinam a autoimunidade, suas consequências sobre o organismo e possíveis tratamentos
- Determinar as principais imunodeficiências e as doenças associadas a elas

Diante da diversidade de agentes patogênicos, os mecanismos de resposta imunológica adquirida são decisivos para a sobrevivência dos vertebrados. O sucesso desses mecanismos é dependente de eventos de reconhecimento que diferenciam os componentes celulares dos agentes infecciosos daqueles que pertencem ao próprio organismo. Além disso, quando ocorre o reconhecimento do patógeno ou qualquer outra substância estranha ao organismo, este responde com um mínimo de lesão aos tecidos.

Duas situações específicas causadas por anormalidades nas respostas imunológicas podem gerar danos ao hospedeiro: a hipersensibilidade e as doenças autoimunes.

No primeiro caso, ocorrem reações excessivas aos antígenos desencadeando desde leves desconfortos até a morte do hospedeiro. A hipersensibilidade pode ser iniciada tanto pela reação antígeno-anticorpo quanto por mecanismos imunes mediados por células. As doenças autoimunes são caracterizadas pela resposta imunológica contra os constituintes do próprio organismo, causando lesão aos tecidos. Geralmente ocorrem por falha nos mecanismos de autotolerância, causada principalmente por defeitos nos genes que protegem as células do hospedeiro contra agressões geradas pelos componentes do sistema imune.

REAÇÕES DE HIPERSENSIBILIDADE

As reações de hipersensibilidade se enquadram em quatro classes com base nos mecanismos efetores da imunidade adaptativa que são desencadeadas, e não no tipo de antígeno envolvido, uma vez que o mesmo antígeno pode causar mais de um tipo de reação de hipersensibilidade. A seguir, serão descritas as classes das reações de hipersensibilidade.

HIPERSENSIBILIDADE TIPO I

A reação de hipersensibilidade tipo I é desencadeada por antígenos ambientais denominados alérgenos e é conhecida como **anafilaxia**, sendo dividida em quatro fases. Nesse tipo de reação, esses alérgenos são peptídeos solúveis derivados do antígeno que são veiculados pelo ar e inalados pelo hospedeiro.

A maioria dos alérgenos são partículas ressecadas de material derivado de planta e de animais, como grãos de pólen, pelos e saliva de animais e fezes de ácaro. Essas partículas são aprisionadas no muco secretado pelo epitélio das vias respiratórias, onde se reidratam, liberando os antígenos que serão transportados às APCs na mucosa.

De maneira simplificada, as APCs processam os antígenos e os apresentam para as células T CD4, que conduzem à resposta Th2, secretando IL-4 e estimulando a diferenciação de células B em plasmócitos e, consequentemente, a produção de anticorpos IgE e sua ligação aos mastócitos. Para que ocorra a reação de hipersensibilidade tipo I, é necessário que a pessoa fique sensibilizada ao antígeno, ou seja, ela deve, em um primeiro contato com o antígeno, desenvolver IgE – **fase de sensibilização**.

O principal motivo de IgE causar reações alérgicas é que apresenta receptor Fc de alta afinidade que, mesmo sem a presença de antígenos, se liga aos receptores específicos chamados FcεRI na superfície principalmente de mastócitos, mas também de basófilos e eosinófilos, após estímulo de citocinas (Fig. 5.1). A ligação de IgE aos FcεRI na superfície dessas células é denominada **fase de latência**, que demora entre 2 e 3 semanas.

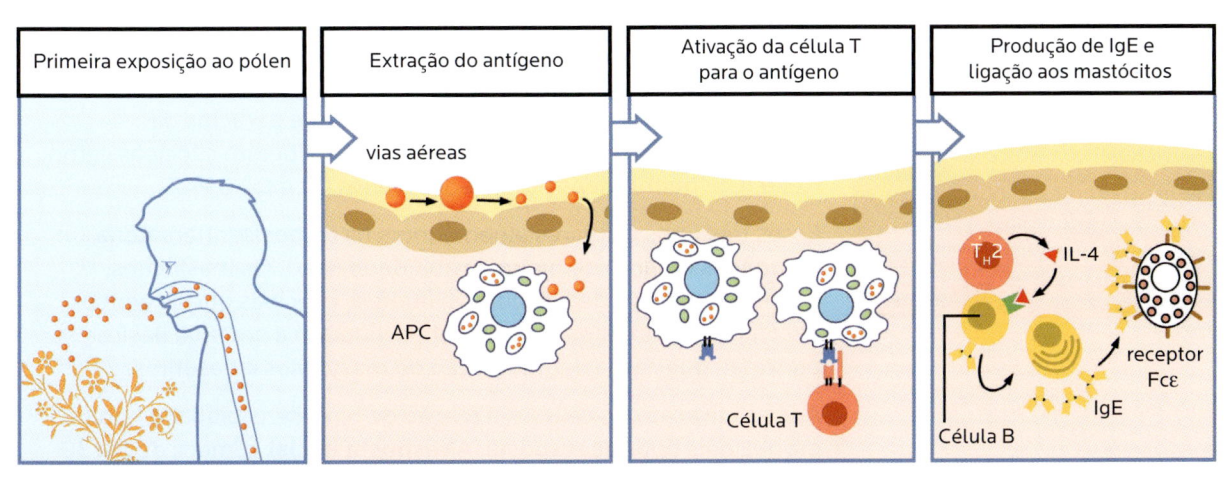

Figura 5.1 – Hipersensibilidade tipo I. Antígenos provenientes do pólen são inalados e na mucosa aérea são reconhecidos por APCs, que ativam a diferenciação de células T em Th2, que secretam IL-4. Com o auxílio de Th2 e IL-4, células B produzem plasmócitos que secretam IgE, que se liga ao receptor FcεRI dos mastócitos, os quais liberam histamina induzindo os sintomas das reações alérgicas.

Fonte: Parham.[1]

A **terceira fase** da anafilaxia leva a uma resposta imediata quando ocorre a reintrodução do antígeno, devido à pré-ativação mediada por IgE dos mastócitos, basófilos e eosinófilos. Na superfície dessas células, não existe uma especificidade antigênica, e uma célula pode ser portadora de diferentes receptores.

A **última fase** da anafilaxia é a de ativação das células e liberação de mediadores químicos. Os mastócitos são células produzidas pela medula óssea que migram e se tornam residentes em quase todos os tecidos vascularizados, com exceção do sistema nervoso central e da retina. Apresentam grânulos em seu citoplasma, que são liberados quando o mastócito é ativado pela IgE ou ainda quando ocorre a ligação do antígeno. As principais substâncias liberadas na degranulação dos mastócitos são a histamina e a heparina, que são tóxicas para os parasitas e têm ação sobre o sistema circulatório, aumentando a permeabilidade vascular e contraindo o músculo liso; isso gera os clássicos sintomas das crises alérgicas: constrição das vias aéreas e secreção aumentada de muco.

Os leucotrienos C4 e D4 também são liberados pelos mastócitos e têm ação semelhante à histamina e à heparina. Outras moléculas liberadas são **citocinas** como IL-4 e IL-13, que estimulam a resposta Th2; IL-3, IL-5, que promovem a ativação de eosinófilos; TNF-α, que estimula a produção de citocinas por outras células; quimiocinas (MIP-1α) e enzimas, como triptase, quimase, catepsina G, carboxipeptidase, que atuam na remodelação do tecido conjuntivo, PAF, quimiotático para os leucócitos e com ação inflamatória.

As demais células que participam da reação de hipersensibilidade tipo I são os basófilos e os eosinófilos. Os **basófilos** apresentam grânulos que se coram com corante básico, a hematoxilina. Eles liberam mediadores inflamatórios similares aos mastócitos. Sua produção está relacionada à supressão dos eosinófilos, ou seja, enquanto o número de um tipo celular aumenta, o outro diminui, por ação de TGF-β e IL-3.

Os **eosinófilos** apresentam grânulos que se coram com eosina, um corante ácido. Esses grânulos contêm enzimas tóxicas, como peroxidase, proteína básica principal, proteína catiônica e neurotoxinal e enzimas reguladoras, como colagenase, que participa da remodelação do tecido conjuntivo. Também liberam citocinas como IL-3 e IL-5, quimiocinas (IL-8), leucotrienos C4 e D4 e PAF.

Esses três tipos celulares atuam juntos na resposta inflamatória gerada pela reação de hipersensibilidade tipo I. Os mastócitos, quando ativados e degranulados, liberam citocinas que atraem os basófilos e eosinófilos. Os eosinófilos liberam a proteína básica principal, que causa degranulação de mastócitos e basófilos.

Após a ativação das células, a reação de hipersensibilidade tipo I produz dois tipos de resposta. A **resposta inicial** começa de 5 a 30 minutos após o contato com o alérgeno e dura até 1 hora, com liberação de mediadores inflamatórios e indução de vasodilatação, aumento da permeabilidade vascular, contração da musculatura lisa e secreção de muco. A segunda resposta é a **tardia**, caracterizada pela infiltração de eosinófilos, basófilos, neutrófilos, células T CD4 e

> **ATENÇÃO**
>
> Os eosinófilos são extremamente tóxicos para o organismo quando se apresentam em alto número, pois suas substâncias tóxicas podem causar lesões nos nervos e no endocárdio.

liberação de leucotrienos e citocinas, ocasionando edema e danos teciduais. Começa até 8 horas após a reação inicial e dura vários dias, podendo levar a uma resposta inflamatória crônica.

Parece existir uma **predisposição genética para o desenvolvimento das alergias**. Estudos mostraram o envolvimento dos cromossomos 5 e 11, que apresentam genes que codificam, respectivamente, as citocinas relacionadas com as células da alergia (mastócitos e eosinófilos) e a subunidade β do receptor FcεRI. Polimorfismos do MHC de classe II alteram a resposta de IgE a certos antígenos. Os efeitos das respostas alérgicas mediadas por IgE variam com o local de ativação dos mastócitos.

Os alérgenos transportados pelo ar atuam sobre o trato respiratório causando a rinite e a asma.

A **rinite** é caracterizada por edema local, obstrução das vias aéreas e produção de muco, sendo que a reação pode se estender para as conjuntivas dos olhos e causar a conjuntivite, produzindo prurido, lacrimejamento e inflamação. Essas reações, embora possam chegar ao ouvido e à garganta, não causam lesão tecidual duradoura.

A **asma** é uma condição alérgica mais grave, pois causa dificuldades respiratórias crônicas devido à inflamação persistente de leucócitos, incluindo células T, eosinófilos e neutrófilos.

Também são conhecidas **alergias alimentares**, principalmente a grãos, crustáceos, peixes, ovos e leite. Nesse tipo de reação alérgica, a pessoa sensibilizada produz IgE contra os alérgenos e, a partir do segundo contato com eles, a IgE atravessa a parede gastrintestinal e estimula a degranulação dos mastócitos, que, por sua vez, induzirão reações locais, como cólicas e vômitos, e também à distância, quando o alérgeno penetra na circulação, causando urticária e angioedema na pele.

> Quando o alérgeno entra na circulação sanguínea pode levar à anafilaxia sistêmica, ativando os mastócitos do corpo todo. Como consequência da ativação dessas células, ocorre o aumento da permeabilidade vascular e o extravasamento do plasma para os tecidos, o que leva à queda da pressão arterial e ao edema sistêmico, causando o choque anafilático. Se a anafilaxia sistêmica não for controlada, geralmente com injeção de adrenalina, pode levar à constrição das vias aéreas e à asfixia.

Para descobrir se um indivíduo é alérgico, existem **provas de hipersensibilidade**: prova cutânea por puntura, escoriação ou injeção intradérmica, que consiste em introduzir o antígeno diluído na pele e verificar se ocorre o aparecimento inicial de eritema e pápula e, tardiamente, edema e dor no local. Outra prova é o teste radioalergossorvente (RAST), que quantifica IgE específica para determinados antígenos no soro. Esse teste é realizado em discos umedecidos com o alérgeno, onde se adiciona o soro a ser testado e, após lavagem, acrescenta-se o antissoro anti-IgE marcado com isótopo radioativo. Após nova lavagem, insere-se o marcador gama e verifica-se por radiação a presença de IgE para os antígenos testados.

Usualmente, para evitar a reação alérgica, os pacientes são orientados a evitar o contato com o alérgeno, por meio da ingestão

LEMBRETE

A alergia mais comum ocorre na pele, desencadeada por picadas de inseto, medicamentos ou outras substâncias em contato direto com esse tecido, formando placas edematosas pruriginosas e elevadas, denominadas urticária, e um edema subcutâneo, o angioedema.

ou inalação, mudando hábitos e ambientes. Quando o contato já ocorreu, existem fármacos que reduzem a ação das substâncias liberadas pelos mastócitos e demais células, como os anti-histamínicos e corticosteroides. Uma abordagem recente é a utilização de vacinas com peptídeos obtidos dos alérgenos; entretanto, os polimorfismos no MHC de classe II que determinam a apresentação dos antígenos complicam o desenvolvimento de vacinas para a população.

HIPERSENSIBILIDADE TIPO II

As reações de hipersensibilidade tipo II ou citotóxicas são causadas por anticorpos, geralmente IgG ou IgM, que reagem contra componentes antigênicos de células do hospedeiro ou contra antígenos teciduais. Existem três mecanismos principais que levam à destruição tecidual, descritos a seguir.

OPSONIZAÇÃO E FAGOCITOSE

Os anticorpos podem opsonizar células ou ativar a liberação de proteínas do sistema complemento que opsonizam as células. Com a opsonização, as células ficam marcadas, facilitando a fagocitose pelos fagócitos que expressam porções Fc dos anticorpos e receptores para as proteínas do complemento em sua superfície.

Esse tipo de mecanismo é a **causa de doenças autoimunes**, como a púrpura trombocitopênica e a anemia hemolítica. As células humanas são reconhecidas como corpos estranhos devido à incorporação de novos epítopos na superfície das hemácias ou plaquetas. Esses epítopos podem ser originários de medicamentos como penicilina, quinidina e metildopa. Hemólises transfusionais e a eritroblastose fetal são também exemplos de reações de hipersensibilidade tipo II, em que existe uma incompatibilidade entre os diferentes tipos sanguíneos e o sistema Rh, respectivamente.

INFLAMAÇÃO MEDIADA POR CÉLULAS

Os anticorpos contra receptores de superfície das células do hospedeiro são liberados nos tecidos e recrutam neutrófilos e macrófagos, que se ligam aos anticorpos e estimulam a liberação de mediadores químicos da inflamação causando lesão tecidual. Essa reação é evidenciada na glomerulonefrite mediada por anticorpos.

RESPOSTAS FISIOLÓGICAS ANORMAIS SEM LESÃO CELULAR

Os anticorpos se ligam a receptores celulares normais ou a proteínas e podem interferir em suas funções, causando doenças sem gerar lesão tecidual. São exemplos de doenças que ocorrem por esse tipo de reação: hipertireoidismo (doença de Graves), em que os anticorpos se ligam ao receptor de TSH e impedem sua ação sobre células da tireoide; e miastenia grave, em que os anticorpos se ligam ao receptor de acetilcolina nos músculos, impedindo a ligação dessa substância nas terminações nervosas (Fig. 5.2).

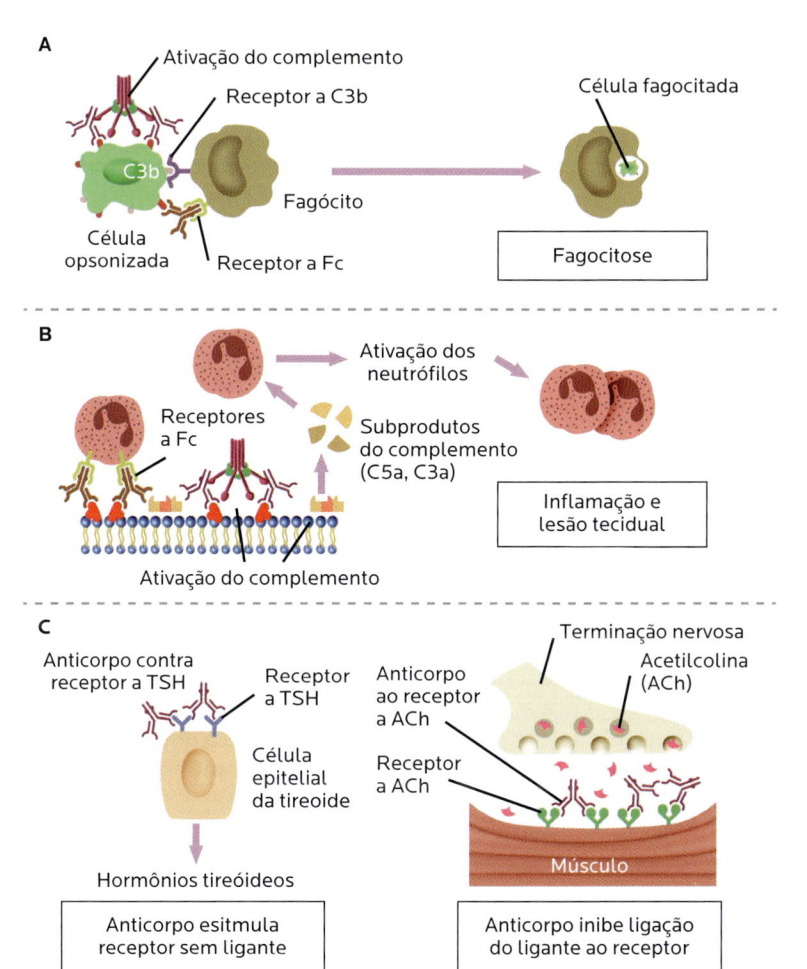

Figura 5.2 – Hipersensibilidade tipo II. Os três mecanismos principais dessa reação são: (A) opsonização e fagocitose; (B) inflamação mediada por complemento e receptor a Fc; e (C) respostas fisiológicas anormais sem lesão celular/tecidual.
Fonte: Abbas e colaboradores.[2]

HIPERSENSIBILIDADE TIPO III

As reações de hipersensibilidade tipo III ou **mediadas por imunocomplexos** ocorrem pela formação de complexos com antígenos do próprio hospedeiro e antígenos externos com anticorpos IgG e IgM. Esses complexos podem ser pequenos, intermediários ou grandes. Os complexos pequenos são relativamente ineficientes para ativar o sistema complemento, enquanto os complexos grandes são fagocitados pelos fagócitos no fígado e no baço. Os mais perigosos são aqueles de tamanho intermediário, que conseguem ativar o sistema complemento e desencadear a reação inflamatória aguda e a ação dos fagócitos contra as células locais.

Os fagócitos tentam fagocitar os imunocomplexos; porém, não conseguem digeri-lo, apesar de terem conseguido se ligar por meio de receptores para IgG e fragmentos opsonizantes do complemento, como C3b. Diante disso, os fagócitos aderem-se à superfície não digerível dos imunocomplexos e liberam seus grânulos no espaço extracelular, além dos produtos tóxicos do metabolismo do oxigênio, causando dano local irreversível (Fig. 5.3).

Geralmente as doenças causadas por imunocomplexos são sistêmicas, mas, se estes se depositam nos órgãos ou nas

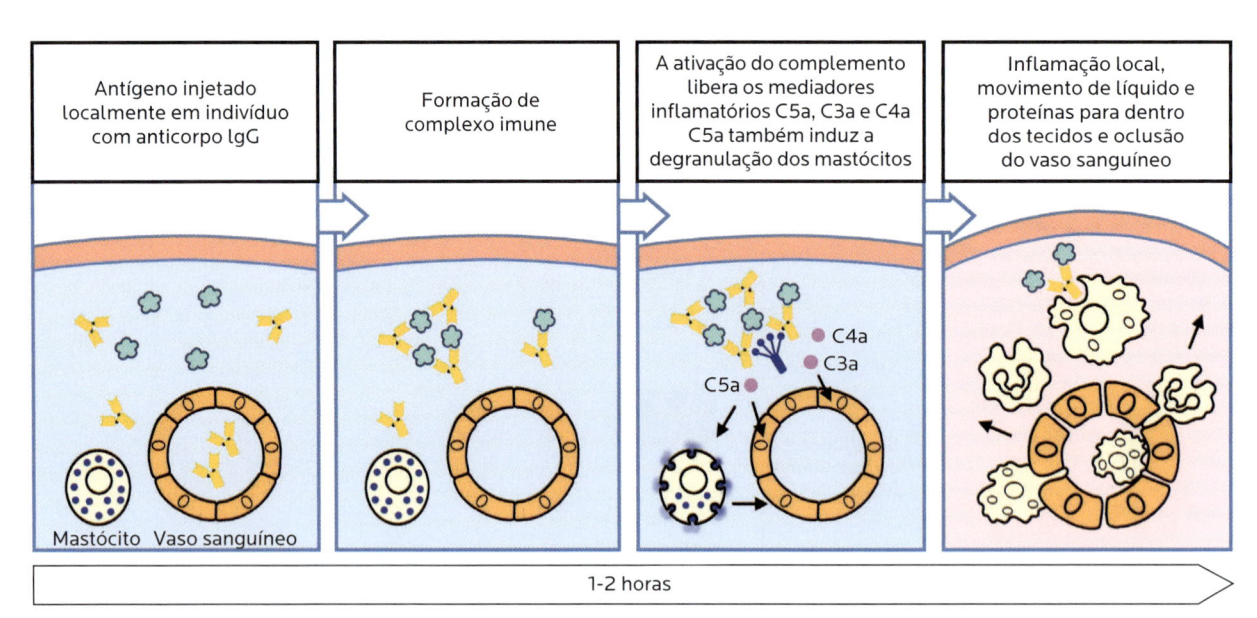

Figura 5.3 – Hipersensibilidade tipo III – formação de complexos imunes com IgG no líquido extracelular. Esses complexos ativam o complemento e recrutam células inflamatórias para o local onde o antígeno foi injetado.
Fonte: Parham.[1]

articulações, dão origem à reação de Arthus, em que ocorre a necrose tecidual de uma vasculite aguda. O lúpus eritematoso sistêmico (LES) é um exemplo de doença autoimune causada por imunocomplexos que causa glomerulonefrite e artrite. Acredita-se que a etiologia do LES envolva autoanticorpos liberados de células apoptóticas; por isso, a exposição à luz ultravioleta exacerba a doença.

HIPERSENSIBILIDADE TIPO IV

As reações de hipersensibilidade tipo IV são chamadas também de **tipo tardio**, pois ocorrem 1 a 3 dias após o contato com o antígeno, que deve estar em altíssimas quantidades para produzir esse tipo de reação. Ao contrário das outras reações de hipersensibilidade, que são mediadas por anticorpos, na reação tipo IV as células T auxiliares CD4, particularmente a resposta Th1, e, algumas vezes, as células T CD8 são ativadas por esses antígenos. As principais diferenças entre a hipersensibilidade tardia e as demais, que são imediatas, são:

- apresenta evolução lenta;
- gera acúmulo de células T e macrófagos no local da reação, sem a ação de proteínas do complemento ou mediadores inflamatórios como a histamina;
- pode ser transferida apenas pela injeção de células linfoides, e não pelo soro.

O mecanismo da reação tipo IV envolve a internalização do antígeno pelas APCs, onde este é processado e apresentado para as células T (resposta Th1) antígeno-específicas, que a seguir liberam citocinas e quimiocinas para o local. As principais citocinas secretadas são:

- IL-12, que é responsável pela diferenciação dos macrófagos e pela indução da liberação de IFN-γ pelas Th1 e células NK;
- IFN-γ, que ativa macrófagos;
- TNF-α, com ação sobre células endoteliais (vasodilatação, expressão de quimiocinas e selectinas facilitando o extravasamento de linfócitos e monócitos);
- IL-2, que ativa a proliferação de células T (Fig. 5.4).

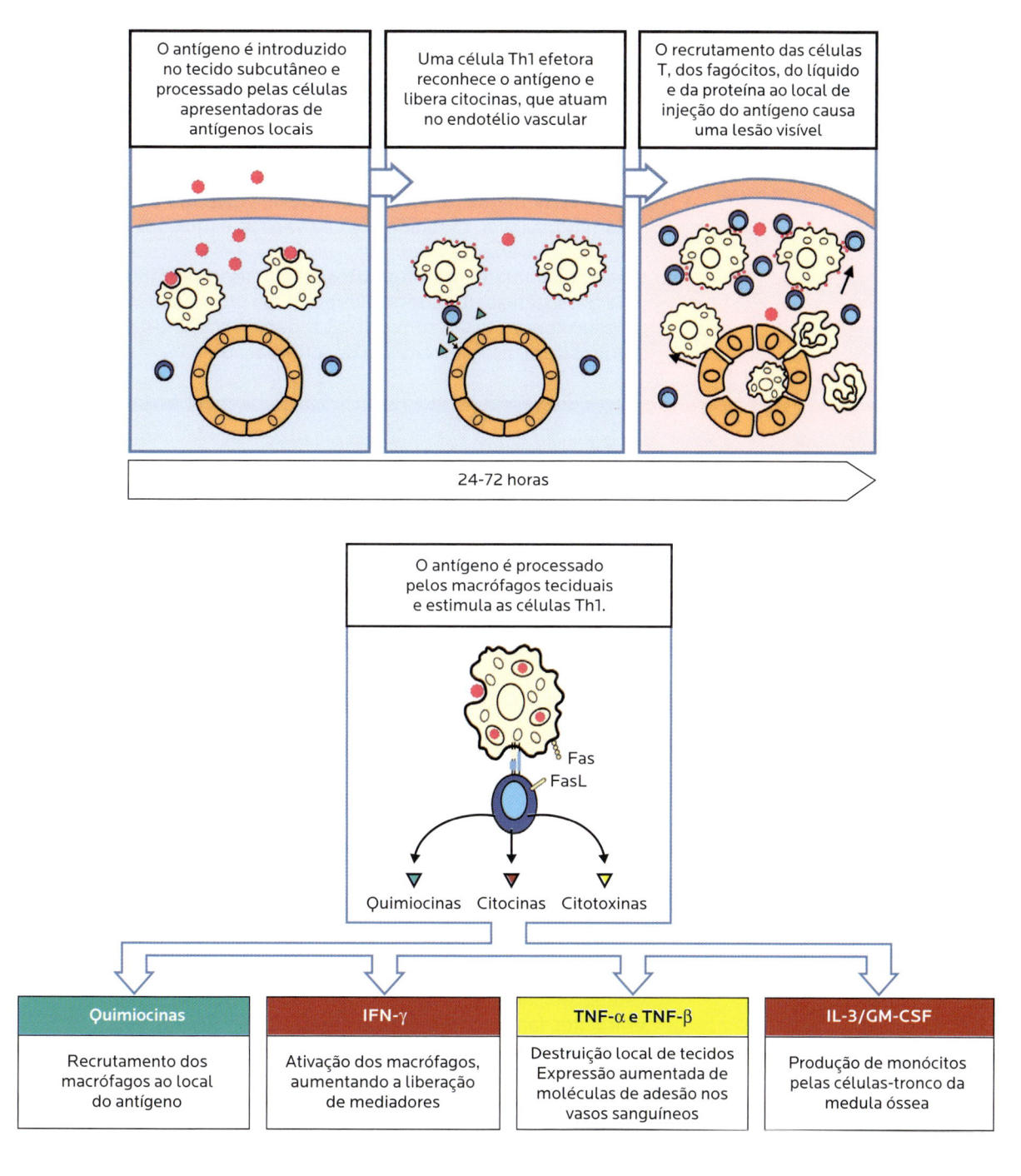

Muitas doenças autoimunes são provocadas por reações do tipo tardio causadas pela ação de células T sobre o próprio hospedeiro. Um exemplo é o **diabetes melito** do tipo I, em que as células T e os macrófagos causam a destruição das células β das ilhotas de Langerhans, no pâncreas, produtoras de insulina, causando a dependência do paciente ao uso de insulina por toda a vida. A **esclerose múltipla** é outro exemplo dessa reação tardia, em que as células T CD4 atuam sobre antígenos da mielina, levando à sua destruição, o que ocasiona grandes anormalidades na condução do impulso nervoso. Na **artrite reumatoide**, as células T atuam sobre antígenos do colágeno articular.

Figura 5.4 – Hipersensibilidade tipo IV. O mecanismo dessa reação envolve a internalização do antígeno pelas APCs, onde este é processado e apresentado para as células T (resposta Th1) antígeno-específicas, que a seguir liberam citocinas e quimiocinas para o local, levando à lesão tecidual.

Fonte: Parham.[1]

Existem três tipos de hipersensibilidade do tipo IV:

- hipersensibilidade de **contato** – induzida por substâncias químicas ou metais que apresentam haptenos capazes de atravessar a pele e desencadear a ação das células Th1;
- hipersensibilidade **tuberculínica** – desencadeada por tuberculina, antígeno do bacilo da tuberculose, mas outros antígenos têm reação semelhante (fungos, vírus), desenvolvendo uma reação inflamatória local, mediada por células T, e é utilizada no diagnóstico de várias doenças;
- hipersensibilidade **granulomatosa** – a mais importante, ocorre pela persistência dos agentes infecciosos provocando a formação de granulomas, lesão com células gigantes multinucleadas, que demonstram o caráter crônico da inflamação.

AUTOIMUNIDADE

A autotolerância ou capacidade de proteger o organismo da ação do próprio sistema imune é mantida por:

- indução de tolerância pelos linfócitos aos antígenos do próprio organismo;
- seleção clonal impedindo a maturação de linfócitos autorreativos;
- anergia clonal, na qual os linfócitos ficam íntegros, porém perdem a capacidade de responder às células do corpo.

A autoimunidade é um estado do organismo no qual há uma quebra dos mecanismos de resposta aos autoantígenos ou autotolerância, levando a reações imunológicas contra os constituintes do próprio corpo.

Com a falha na proteção do organismo, as células T ou B, ou ambas, reconhecem as células residentes como estranhas e causam lesão direta ou indireta aos tecidos, determinando as chamadas doenças autoimunes.

Existem três mecanismos efetores da autoimunidade que lembram três dos quatro tipos de reação de hipersensibilidade:

- autoanticorpos dirigidos contra componentes da superfície celular ou matriz extracelular, semelhante à reação tipo II; ocorre com as células do sangue (hemólise) por ação de IgG e IgM sobre eritrócitos (anemia hemolítica autoimune);
- formação de imunocomplexos solúveis depositados nos tecidos, semelhante à reação tipo III, como na glomerulonefrite e no LES;
- causado por células T efetoras, como na hipersensibilidade tipo IV, exemplo dado por diabetes tipo I, artrite reumatoide e esclerose múltipla.

LEMBRETE
Para que ocorram as doenças autoimunes, é necessária a presença de suscetibilidade genética e estímulos ambientais, como as infecções.

Essas doenças podem atingir alguns órgãos especificamente, como no caso do diabetes melito tipo I, ou ter caráter sistêmico, desencadeando várias alterações no organismo, como o LES.

DOENÇAS AUTOIMUNES ÓRGÃO-ESPECÍFICAS

Duas doenças autoimunes são mais comuns na população e, portanto, serão descritas neste item: o hipo ou hipertireoidismo e o diabetes melito tipo I.

A glândula tireoide secreta dois hormônios importantes para regular a taxa metabólica basal do corpo – T3 (triiodotironina) e T4 (tetraiodotironina ou tiroxina) – e produz uma glicoproteína importante, a tireoglobulina, que participa da síntese desses hormônios. Quando um aumento no metabolismo celular é requerido, por exemplo, por queda na temperatura do ambiente, a glândula pituitária secreta o hormônio TSH (hormônio estimulante da tireoide), que se liga aos receptores da superfície das células da tireoide induzindo a quebra de tireoglobulina e a síntese de T3 e T4.

No **hipotireoidismo** ou doença de Hashimoto, são produzidos anticorpos e células T efetoras (CD4 Th1) para os antígenos da tireoide, que levam à destruição do tecido e à formação de centro linfoide na tireoide, semelhante a um linfonodo. No **hipertireoidismo** ou doença de Graves, o organismo produz um anticorpo antirreceptor de TSH, mimetizando a síntese e a liberação contínua dos hormônios tireoidianos, independentemente da ação do TSH e de haver pouco infiltrado de linfócitos e mínima destruição tecidual (Fig. 5.5).

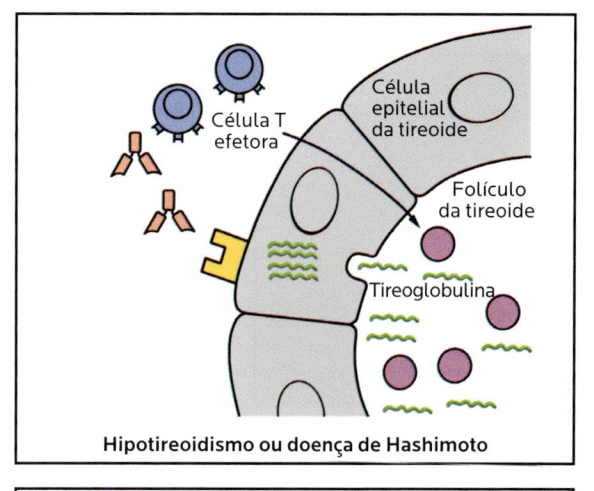

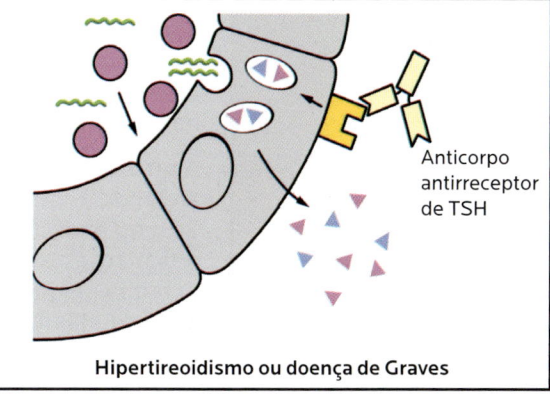

O diabetes melito tipo I é uma doença autoimune causada pela destruição das células β do pâncreas que secretam insulina, localizadas nas ilhotas de Langerhans. Dentre os mecanismos que podem levar à destruição dessas células, estão as reações mediadas por células Th1 CD4+, lise mediada por células citotóxicas, produção local de citocinas (TNF e IL-1) e autoanticorpos reativos a antígenos das ilhotas, levando à necrose celular e à infiltração linfocitária (Fig. 5.6).

LEMBRETE

Como existem muitas células β (cerca de 108), o diabetes só vai se manifestar vários anos após o início da alteração autoimune, quando não houver mais células suficientes para fornecer insulina para controlar o nível de glicose do organismo.

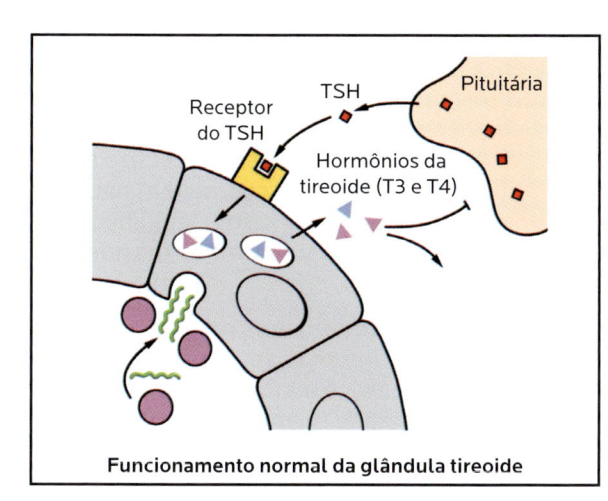

Figura 5.5 – Hipotireoidismo (doença de Hashimoto) e hipertireoidismo (doença de Graves). No hipotireoidismo, são produzidos anticorpos e células T CD4 para os antígenos da tireoide, que levam à destruição tecidual. No hipertireoidismo, anticorpos antirreceptor de TSH mimetizam a síntese dos hormônios tireoidianos, independentemente da ação do TSH que leva à mínima destruição tecidual.

Fonte: Abbas e colaboradores.[2]

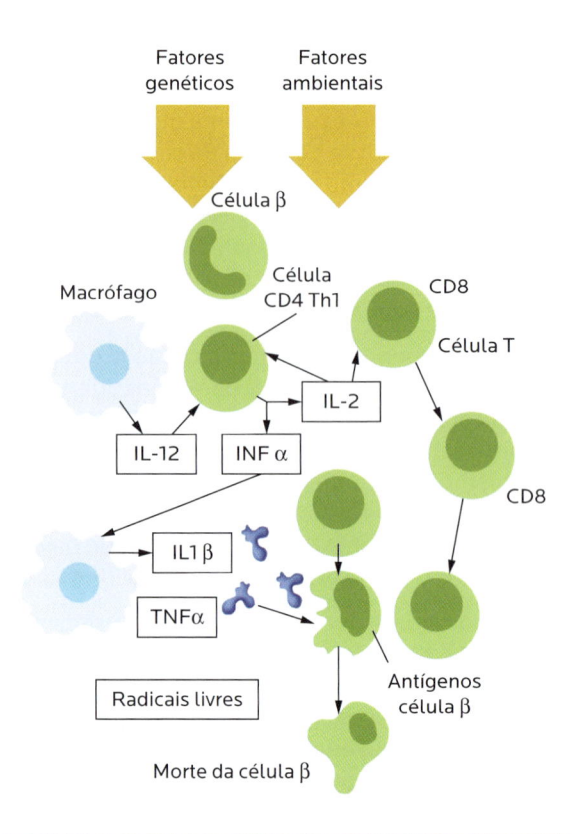

Figura 5.6 – Diabetes melito tipo I. Nessa doença, ocorre destruição das células β do pâncreas por reações mediadas por células Th1 CD4+, lise mediada por células citotóxicas, produção local de citocinas e autoanticorpos reativos a antígenos das ilhotas, levando à necrose celular e à infiltração linfocitária.
Fonte: Iladiba e Maldonado.[3]

DOENÇAS AUTOIMUNES SISTÊMICAS

Um exemplo clássico de doença autoimune sistêmica é o **LES**, no qual os autoanticorpos são produzidos contra componentes nucleares das próprias células do hospedeiro (histonas, ribonucleoproteínas e antígenos nucleares). Por isso, o diagnóstico da doença é realizado pela presença de um fator antinuclear, anticorpos contra DNA nativo. Esses autoanticorpos se depositam nos rins, nos vasos sanguíneos e nas articulações, principalmente, formando imunocomplexos que iniciam reações inflamatórias intensas.

O LES é uma doença que afeta as mulheres em uma proporção de 10:1 em relação aos homens, e afeta mais as pessoas de origem africana ou asiática. Em relação ao curso da doença, é altamente variável de paciente para paciente, tanto em severidade quanto em relação ao órgão afetado. É comum serem observados eritemas na pele (similares à hipersensibilidade tipo III), principalmente no rosto, em forma de asa de borboleta. A exposição solar piora o quadro da doença, possivelmente pela ativação de apoptose das células epiteliais e liberação dos componentes nucleares, que são estímulo para a produção dos autoanticorpos. Também são observadas lesões na cavidade bucal, principalmente no palato (Fig. 5.7).

A **artrite reumatoide** é a mais comum das doenças reumáticas, afetando 3 mulheres para 1 homem, principalmente na faixa etária de 20 a 40 anos. Ocorre a deposição de imunocomplexos nas articulações levando à destruição da cartilagem articular e óssea. Acredita-se que citocinas, como TNF, sejam liberadas por macrófagos e por células T locais, induzindo a produção de colagenases, que quebram colágeno dos tendões, cartilagens e ligamentos das articulações, e também do ligante do receptor ativador do fator

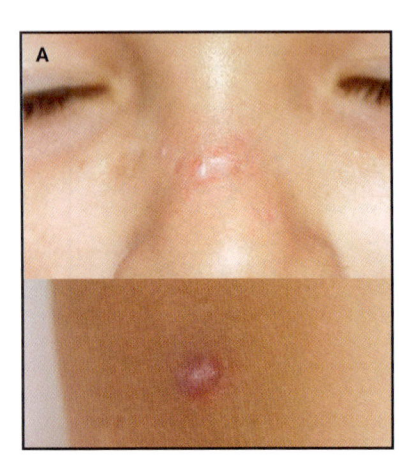

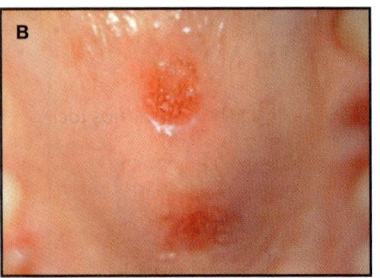

Figura 5.7 – Criança com lúpus eritematoso sistêmico. Observe lesões na pele do rosto e do braço (A) e na cavidade bucal – palato duro (B).

nuclear-κB (RANKL), que se liga ao RANK induzindo a diferenciação de osteoclastos e a destruição óssea.

Duas doenças autoimunes que afetam o sistema nervoso central são a esclerose múltipla e a miastenia grave.

Na esclerose múltipla, anticorpos desenvolvem reação autoimune nas células da bainha de mielina dos nervos formando placas escleróticas na substância branca do sistema nervoso central. As células T CD4 induzem a resposta Th1 e a liberação de IFN-γ que, associados à liberação de proteases e citocinas pelos macrófagos, causam a desmielinização. Os pacientes, mais comumente adultos jovens, apresentam fraqueza, alterações na visão e na coordenação motora, além de espasticidade. Na miastenia grave, autoanticorpos se ligam a receptores de acetilcolina na junção neuromuscular. Isso torna o músculo menos sensível ao estímulo neuronal. O sintoma principal é a fraqueza muscular progressiva, afetando principalmente músculos da face (causando queda das pálpebras e visão dupla) e do tórax (causando insuficiência respiratória).

INFLUÊNCIA DO COMPONENTE GENÉTICO NA AUTOIMUNIDADE

A maioria das doenças autoimunes é **poligênica**. Múltiplos polimorfismos genéticos herdados estão sendo encontrados em regiões que possivelmente influenciam nos mecanismos de autotolerância. Entre os genes que se associam com a autoimunidade, foi verificada associação mais forte com os genes que codificam o MHC, principalmente de classe II. Acredita-se nessa associação porque as moléculas MHC de classe II estão envolvidas na seleção e na ativação das células T CD4+ que, por sua vez, regulam as respostas imunológicas humorais e celulares aos antígenos proteicos.

É possível **calcular o risco relativo** para o desenvolvimento de algumas doenças autoimunes por meio da tipagem do HLA e verificação dos *loci* cromossômicos com os genes-alvo das doenças autoimunes (Fig. 5.8). Outros genes não MHC também parecem

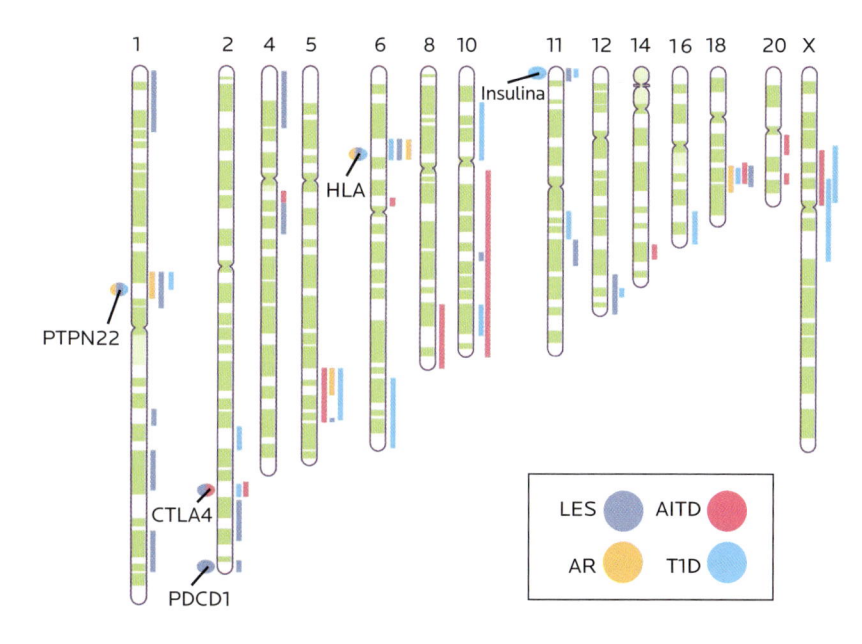

Figura 5.8 – Genes-alvo para doenças autoimunes encontrados nos loci *cromossômicos humanos. A localização dos genes está indicada de forma oval e colorida à esquerda dos cromossomos.*

LES – lúpus eritematoso sistêmico; AR – artrite reumatoide; AITD – doença tireoidiana autoimune; T1D – diabetes melito tipo I.

Fonte: Abbas e colaboradores.[2]

influenciar na manutenção da autotolerância. Por exemplo, deficiências genéticas de várias proteínas do sistema complemento, como C1q, C2 e C4, foram associadas a doenças autoimunes semelhantes ao lúpus.

DOENÇAS INFECCIOSAS COMO DESENCADEADORAS DA AUTOIMUNIDADE

A maioria das doenças autoimunes pode ser desencadeada pela presença de infecções bacterianas ou virais. Não é o próprio patógeno que leva ao aparecimento das doenças, mas sim a reação imunológica do hospedeiro desencadeada ou desregulada pelo microrganismo. Isso ocorre pela ativação das células T autorreativas na chamada resposta espectadora ou pela formação de ligação cruzada entre os antígenos do agente infeccioso com os antígenos do hospedeiro ou uma simulação disso, mecanismo denominado simulação molecular, que leva à reação contra o próprio organismo. Esse mecanismo ocorre quando as células T autorreativas estão em baixo número e a simulação microbiana do próprio antígeno ativa a proliferação dessas células T.

OUTROS FATORES QUE ATUAM SOBRE A AUTOIMUNIDADE

Traumas, lesões isquêmicas ou inflamação podem expor os antígenos do hospedeiro, antes ocultos do sistema imune, como ocorre com doenças que atingem as proteínas intraoculares (uveíte pós-traumática) e com os espermatozoides (orquite).

Os hormônios também parecem atuar sobre o desenvolvimento das doenças autoimunes, uma vez que a maioria dessas doenças tem maior incidência no sexo feminino do que no masculino. Porém, ainda não foi provada a influência dos hormônios sexuais.

TRATAMENTO DAS DOENÇAS IMUNOLÓGICAS

Para reduzir a ação da resposta imune, são utilizados anti-inflamatórios, principalmente os corticosteroides. Atualmente estão sendo desenvolvidas terapias baseadas na inativação de componentes da imunidade, como os antagonistas de citocinas, como anti-TNF para o tratamento da artrite reumatoide.

Imunossupressores, como ciclosporina, são usados nos casos graves de doenças autoimunes, bloqueando a ativação das células T.

Futuramente, esperam-se encontrar fármacos que possam inibir as respostas de linfócitos específicos para antígenos próprios e induzir a autotolerância.

IMUNODEFICIÊNCIAS

Defeitos nos componentes da resposta imunológica podem causar doenças graves denominadas imunodeficiências. Elas são classificadas em dois grupos: imunodeficiências congênitas ou primárias, em que os indivíduos nascem com o defeito na resposta imune; e imunodeficiências adquiridas ou secundárias, em que o indivíduo manifesta o defeito após ter ocorrido um estímulo, por exemplo, uma doença (câncer ou infecções graves do sistema imune, como a Aids), medicamentos imunossupressores, desnutrição.

As imunodeficiências causam aumento na suscetibilidade às infecções (bacterianas, no caso de defeitos na imunidade humoral, e virais ou decorrentes de outros organismos intracelulares, no caso da resposta celular), no desenvolvimento de certos tipos de tumores (vírus oncogênicos) e na incidência de autoimunidade.

IMUNODEFICIÊNCIAS CONGÊNITAS OU PRIMÁRIAS

A maioria das doenças hereditárias de imunodeficiência identificadas são mutações recessivas em genes únicos, autossômicos ou sexuais. Quando estão associadas ao cromossomo X, as meninas geralmente são portadoras; elas precisam carregar os dois X com defeito para desenvolver a doença, pois um gene compensa a ausência de ação do outro. Isso não ocorre com os meninos, que são mais suscetíveis por apresentarem somente um cromossomo X. As doenças de origem nos cromossomos sexuais são mais comuns do que aquelas ligadas aos cromossomos autossômicos.

Nas imunodeficiências congênitas, os defeitos podem ocorrer na resposta imune inata, geralmente afetando o sistema complemento ou os fagócitos, interferindo na resposta inicial aos patógenos. Uma imunodeficiência autossômica recessiva rara que afeta a migração dos leucócitos é denominada **deficiência de adesão leucocitária** e afeta a produção de uma proteína denominada CD18, subunidade β comum das integrinas CR2, CR4 e LFA-1, responsáveis pela adesão dos leucócitos e sua passagem para os locais de infecção.

Os pacientes que sobrevivem apresentam infecções bacterianas e fúngicas recorrentes e intensa inflamação gengival, com dificuldade de cicatrização.

Outra doença que afeta a função dos fagócitos é a **doença granulomatosa crônica**, na qual o portador não produz certas proteínas do sistema NADP oxidase, o qual está relacionado com a produção de radicais livres do oxigênio que degradam as bactérias englobadas pelos fagócitos. A síndrome de Chédiak-Higashi é uma doença autossômica recessiva rara que afeta a fusão das vesículas do fagossomo com o lisossomo e, portanto, não há degradação do material fagocitado. Essa síndrome também está relacionada a infecções bacterianas persistentes e recorrentes, albinismo oculocutâneo parcial (melanossomos defeituosos nos melanócitos), distúrbios de coagulação e no sistema nervoso. Quando há deficiência na produção de algumas enzimas, como a glicose-6-fosfato desidrogenase (G6PD) e a mieloperoxidase, a morte celular bacteriana também é prejudicada, mas a gravidade é menor.

Defeitos nos componentes do sistema complemento estão, na sua maioria, relacionados com alterações em genes autossômicos recessivos. Quando as deficiências afetam os componentes C1q, C1r, C1s, C2 e C4 da via clássica, ocorre o acúmulo de imunocomplexos determinando doenças autoimunes, como o LES. No caso da ausência das proteínas do início da via alternativa, C3, fator H ou fator I, ocorre grande suscetibilidade a infecções bacterianas. No caso de falha na produção das proteínas finais da via alternativa, C5, C6, C7 e C8, há maior suscetibilidade ao gênero *Neisseria*.

A mais importante doença que afeta o sistema complemento é a deficiência do inibidor de C1, que é responsável pela dissociação de C1 ativado (ligação C1r2 e C1s2). Os portadores desse defeito de caráter autossômico dominante desenvolvem o angioedema hereditário, que acomete várias regiões do corpo. O edema é causado pela não inibição dos sistemas de cininas, plasmina e da coagulação, além da produção excessiva de C2a, que é vasoativo e acaba ocasionando o acúmulo de líquido nos tecidos e edema de epiglote. O Quadro 5.1 mostra os principais distúrbios congênitos da imunidade natural.

Outras imunodeficiências estão mais relacionadas com a resposta imune adaptativa. Assim, defeitos na diferenciação ou ativação dos linfócitos B determinarão a ausência da produção de anticorpos. A agamaglobulinemia ligada ao X ou de Bruton foi a primeira imunodeficiência descoberta, em 1952, e afeta o gênero masculino. Esses pacientes não produzem linfócitos B por ausência de um sinalizador para o receptor da célula B, a tirosina quinase, necessária para o crescimento e a diferenciação das células B. Assim, são mais vulneráveis às infecções pela ausência de plasmócitos nos tecidos, nas tonsilas e consequentemente pela falta de anticorpos.

QUADRO 5.1 – Distúrbios congênitos da imunidade natural

Doença	Deficiências funcionais
Doença granulomatosa crônica	Produção defeituosa de espécies reativas de oxigênio pelas células fagocitárias; infecções recorrentes com bactérias intracelulares e fungos
Deficiência da adesão leucocitária tipo 1	Deficiência da adesão e migração leucocitárias ligadas à expressão reduzida ou ausente das integrinas $\beta 2$; infecções bacterianas e fúngicas recorrentes
Deficiência da adesão leucocitária tipo 2	Deficiência da adesão e migração leucocitárias ligadas à expressão reduzida ou ausente de ligantes leucocitários para as E e P-selectinas endoteliais, causando ausência da migração de leucócitos para os tecidos; infecções bacterianas e fúngicas de repetição
Síndrome de Chédiak-Higashi	Deficiência na fusão das vesículas e na função lisossômica nos neutrófilos, macrófagos, células dendríticas, células *natural killer*, células T citotóxicas e outros tipos de células; infecções recorrentes com bactérias piogênicas
Defeitos na sinalização do receptor semelhante a Toll	Infecções recorrentes devido aos defeitos na sinalização do TLR e CD40

Fonte: Abbas e colaboradores.[2]

Como esses pacientes apresentam a resposta imune inata intacta, muitas doenças são curadas com o auxílio de antibióticos. Contudo, as infecções recorrentes podem levar a lesões permanentes, principalmente nas vias aéreas. Por isso, os pacientes recebem com frequência injeções de gamaglobulina preparadas com anticorpos de doadores saudáveis. O Quadro 5.2 mostra as principais imunodeficiências relacionadas à falta de anticorpos.

Deficiências nas células T ou B ou somente nas células T desenvolvem alterações nas imunidades humoral e celular, pois as funções das células B são influenciadas pelas células T, sendo denominadas **imunodeficiências combinadas graves**. A anomalia de DiGeorge ocorre por falha embriológica na formação do timo e das glândulas paratireoides, por causa de uma deleção no cromossomo 22q11.2, particularmente no gene TBX1. Nessa síndrome há maturação defeituosa das células T, com ausência parcial ou total dos anticorpos no sangue. Como consequência dessa doença, os pacientes ficam suscetíveis às infecções microbianas.

É interessante mencionar que essa deficiência nas células T tende a melhorar até os 5 anos, caso a criança sobreviva às infecções, possivelmente porque locais extratímicos assumem o papel de desenvolvimento das células T.

QUADRO 5.2 – Principais imunodeficiências relacionadas à falta de anticorpos

Doença	Deficiências funcionais
A. Agamaglobulinemias	
Ligada ao X	Concentração sérica de todos os isótipos de Ig diminuída; número de células B diminuído
Formas autossômicas recessivas	Concentração sérica de todos os isótipos de Ig diminuída; número de células B diminuído
B. Hipogamaglobulinemia/defeitos nos isótipos	
Deficiência seletiva de IgA	IgA diminuída; pode estar associada a uma maior suscetibilidade a infecções bacterianas e por protozoários, como a *Giardia lamblia*
Deficiência seletiva de IgG2	Aumento na suscetibilidade a infecções bacterianas
Imunodeficiência Combinada Variável (CVID)	Hipogamaglobulinemia; número de células B normal ou diminuído
Síndrome ICF	Hipogamaglobulinemia; defeitos leves ocasionais nas células T
C. Síndromes de hiper-IgM	
Ligada ao X	Defeitos na ativação das células B, macrófagos e células dendríticas mediado pelas células T auxiliares; defeitos na mutação somática, troca de classe e formação dos centros germinativos; imunidade celular defeituosa
Autossômica recessiva com defeitos na imunidade celular	Defeitos na ativação das células B, macrófagos e células dendríticas mediado pelas células T auxiliares; defeitos na mutação somática, troca de classe e formação dos centros germinativos; imunidade celular defeituosa
Autossômica recessiva com defeito apenas nos anticorpos	Defeitos na mutação somática e mudança de isótipo

Fonte: Abbas e colaboradores.[2]

O Quadro 5.3 mostra as principais imunodeficiências combinadas graves.

Falhas na ativação das células T podem ser geradas por defeitos na expressão de MHC, na sinalização das células T ou por linfoistiocitoses. As síndromes de linfoistiocitose hemofagocítica são imunodeficiências com grande morbidade devido à ativação descontrolada de células T citotóxicas e macrófagos, à função defeituosa das células NK e à secreção de grânulos defeituosos dessas células. Tem como característica a ingestão de hemácias pelos macrófagos (hemofagocitose) e a linfadenopatia.

Um distúrbio que afeta diversos sistemas associados à imunodeficiência é a **ataxia telangiectasia**, doença autossômica recessiva caracterizada por ataxia (marcha anormal), telangiectasia (malformações vasculares), déficits neurológicos, tumores e deficiências imunológicas, geralmente associadas à produção de células T (por hipoplasia do timo) ou células B (geram defeitos na síntese de IgA e IgG2). O Quadro 5.4 mostra as principais síndromes relacionadas a defeitos na ativação das células T.

QUADRO 5.3 – Principais imunodeficiências combinadas graves

Doença	Deficiências funcionais
A. Defeitos na sinalização das citocinas	
SCID ligada ao X	Redução acentuada no número das células T; número de células B normal ou aumentado; Ig sérica reduzida
Formas autossômicas recessivas	Redução acentuada no número das células T; número de células B normal ou aumentado; Ig sérica reduzida
B. Defeitos nas vias de salvamento de nucleotídeos	
Deficiência da ADA (adenosina desaminase)	Redução progressiva no número das células B, T e NK; Ig sérica reduzida
Deficência de PNP (fosforilase do nucleosídeo purina)	Redução progressiva no número das células B, T e NK; Ig sérica reduzida
C. Defeitos na recombinação V(D)J (rearranjo dos genes do receptor de antígeno da Igs e TCR)	
Deficiência de RAG1 ou RAG2*	Redução no número de células B e T; Ig sérica reduzida; ausência ou deficiência das células T e B
Defeitos na ARTEMIS*	Redução no número de células B e T; Ig sérica reduzida; ausência ou deficiência das células T e B
D. Anormalidade no desenvolvimento do timo	
Defeito no ponto de controle pré-TCR	Número de células T reduzido; número de células B normal; Ig sérica normal ou reduzida
Síndrome de DiGeorge	Número de células T reduzido; número de células B normal ou reduzido; Ig sérica reduzida
E. Outros defeitos	
Disgenesia reticular	Número de células T, B e mieloides diminuído

Nota. Mutações hipomórficas nos genes RAG e ARTEMIS levam à deficiência na produção das proteínas de mesmo nome, envolvidas no desenvolvimento das células B e T.

Fonte: Abbas e colaboradores.[2]

QUADRO 5.4 – Principais síndromes relacionadas com defeitos na ativação das células T

Doença	Deficiências funcionais
A. Defeitos na expressão do MHC	
Síndrome do linfócito nu	Expressão defeituosa do MHC classe II e deficiência das células T CD4+; imunidade celular e respostas humorais dependentes das células T defeituosas
Deficiência do MHC classe I	Níveis de MHC classe I reduzidos; redução no número de células T CD8+
B. Sinalização defeituosa das células T	
Defeitos proximais da sinalização do TCR	Defeitos na imunidade celular e imunidade humoral dependente das células T
Síndrome de Wiskott-Aldrich	Ativação defeituosa das células T, mobilidade leucocitária
C. Linfoistiocitoses hemofagocíticas familiares	
Síndrome linfoproliferativa ligada ao X	Proliferação descontrolada das células B induzida pelo EBV, ativação descontrolada de macrófagos e CTLs, função defeituosa das células NK e CTLs
Deficiência da perforina	Ativação descontrolada de macrófagos e CTLs, função defeituosa das células NK e CTLs
Defeitos na fusão dos grânulos	Ativação descontrolada dos macrófagos e CTLs, função defeituosa das células NK e CTLs

Fonte: Abbas e colaboradores.[2]

TRATAMENTO O tratamento das imunodeficiências envolve o controle das infecções com antibióticos e a reposição do componente imunológico defeituoso ou ausência por transferência, como ocorre na agamaglobulinemia, na qual os pacientes são imunizados com gamaglobulina (mistura de anticorpos), ou ainda o transplante de medula óssea. Atualmente, a terapia genética, com a introdução das células-tronco autorrenováveis, tem sido estudada para as imunodeficiências; porém, os poucos estudos não obtiveram sucesso, mostrando que a cura ainda parece distante.

IMUNODEFICIÊNCIAS ADQUIRIDAS OU SECUNDÁRIAS

As imunodeficiências adquiridas ocorrem durante a vida como complicação biológica de outra doença ou de tratamento realizado. No primeiro caso, a doença se desenvolve por imunossupressão, como é o caso da infecção pelo vírus da imunodeficiência humana (HIV) ou outros vírus, como sarampo e HTLV-1 (vírus linfotrófico das células T humanas do tipo I), câncer disseminado ou por desnutrição proteico-calórica. No segundo caso, o uso indiscriminado de medicamentos, como anti-inflamatórios esteroides, imunossupressores e fármacos quimioterápicos para o tratamento do câncer, além de remoção cirúrgica do baço, prejudicam a resposta imunológica, tornando o organismo mais suscetível ao desenvolvimento de infecções.

SÍNDROME DA IMUNODEFICIÊNCIA ADQUIRIDA (AIDS)

HIV

É um retrovírus que apresenta duas fitas de RNA idênticas contidas em um núcleo com enzimas necessárias para a replicação viral, como a transcriptase reversa, a integrase e a protease, cercado por uma membrana de dupla camada de fosfolipídeos ou envelope celular.

A Aids é uma doença causada pela infecção de um vírus denominado HIV. É caracterizada pela imunossupressão profunda associada a doenças oportunistas, tumores malignos e degeneração do sistema nervoso central. Apresenta ampla distribuição mundial, com 33,3 milhões de pessoas infectadas com o vírus no mundo em 2009, sendo que 22 milhões destes se encontram em alguns países da África abaixo do deserto do Saara. De 1999 a 2009, houve uma redução de 19% dos novos casos da doença, possivelmente pelo impacto da prevenção e do curso natural da epidemia pelo HIV. No Brasil, de acordo com o último Boletim Epidemiológico (ano base de 2010),[4] foram notificados 608.230 casos de Aids acumulados de 1980 a junho de 2011, sendo 65,4% dos casos no sexo masculino. Os grupos mais vulneráveis são usuários de drogas injetáveis (5,9%), homens que fazem sexo com homens (10,5%) e mulheres profissionais do sexo (4,9%).

O HIV penetra no organismo por meio do sangue, do sêmen e de outros líquidos corporais, infectando vários tipos de células do sistema imune, incluindo células T auxiliares CD4+, macrófagos e células dendríticas.

Essa infecção é dada pela ligação de gp120 do envelope viral à CD4 e correceptores (para quimiocinas – CCR5 e CXCR4) da superfície das células do hospedeiro, induzindo à liberação de gp41, que medeia a fusão do envelope viral com a membrana plasmática da célula do hospedeiro, permitindo transferência do material genético e de enzimas do vírus para a célula infectada. Em seguida, o vírus utiliza a maquinaria genética do hospedeiro e suas próprias enzimas para a produção de novos vírus. A enzima transcriptase reversa copia o genoma do RNA viral em um DNA de fita dupla que se integra ao DNA do hospedeiro. A enzima Tat (tirosina aminotransferase) é necessária para a expressão do gene do HIV, e a enzima Rev controla o suprimento de RNA viral ao citoplasma (Fig. 5.9).

LEMBRETE

As células T *naïves* são resistentes à infecção pelo HIV porque contêm uma enzima, a APOBEC3G, que introduz mutações no genoma do vírus. Entretanto, formas evoluídas do HIV conseguem neutralizar a ação dessa enzima.

A síntese das partículas virais maduras começa depois que os transcritos do RNA viral são produzidos e os genes virais são expressos como proteínas *env*, *gag* e *pol* que codificam componentes estruturais do vírus necessários para a montagem das partículas virais.

A doença causada pelo HIV inicia-se com uma infecção aguda causando a infecção e a morte da maioria das células T CD4+ de memória que expressam CCR5 nos tecidos linfoides da mucosa. O paciente apresenta febre, cefaleia, dor de garganta com faringite e linfadenopatia generalizada. Em seguida, ocorre a disseminação do vírus (viremia), o desenvolvimento de resposta imune nos tecidos linfoides periféricos (linfonodos) e o controle parcial da replicação viral pela ação de anticorpos anti-HIV e células T citotóxicas. Estabelece-se um período de latência clínica em que os vírus ficam

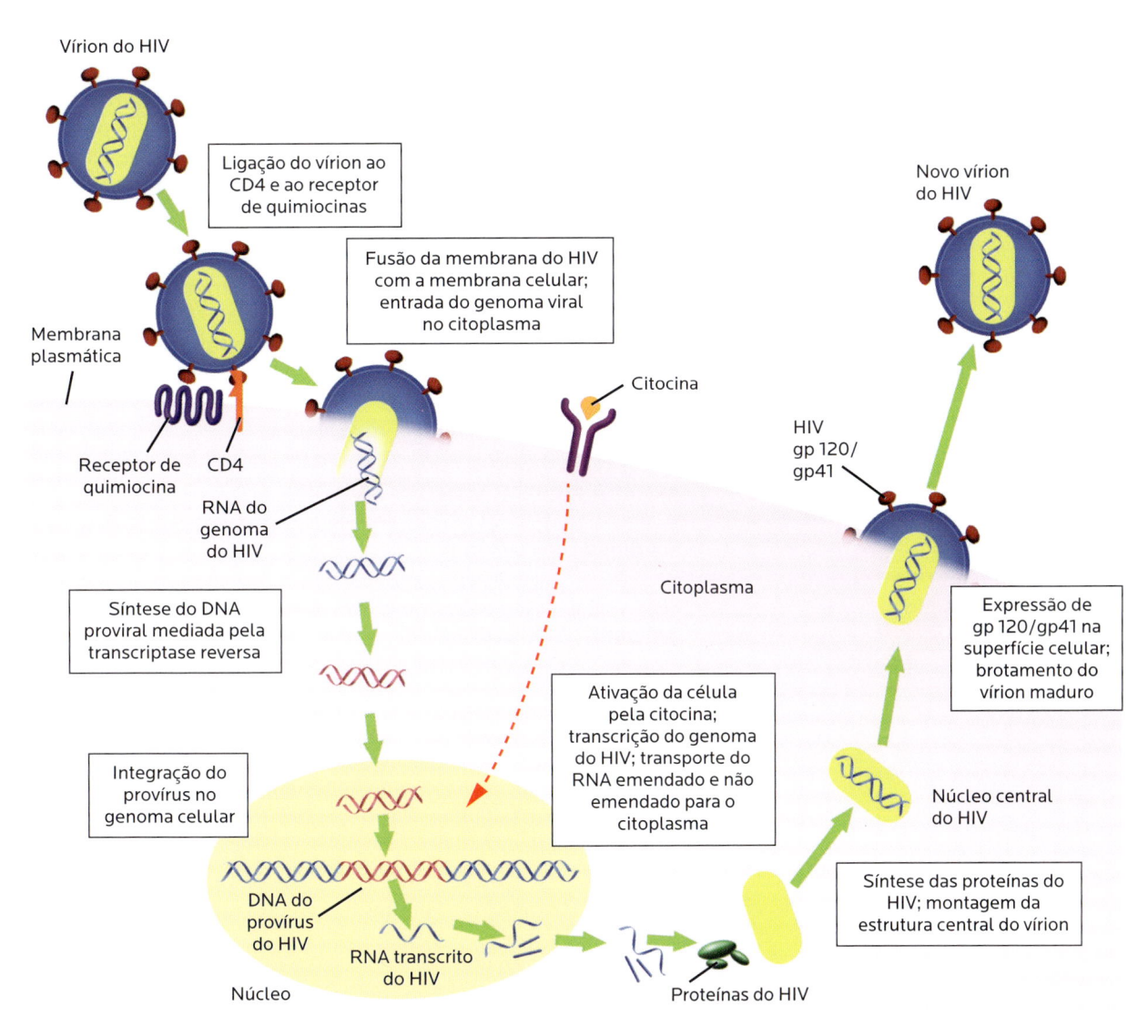

Figura 5.9 – Ciclo de vida do vírus HIV nas células humanas.
Fonte: Abbas e colaboradores.[2]

concentrados nos tecidos linfoides, mantendo a replicação viral baixa, mas com destruição das células T CD4+.

Essa **fase crônica** pode durar muitos anos, e os pacientes são assintomáticos ou desenvolvem pequenas infecções. Apesar de os macrófagos e as células dendríticas expressarem níveis mais baixos de CD4, eles também são infectados pelo HIV, mas não sofrem lise direta como as células T, atuando somente como reservatório dos vírus. A fase final da doença, denominada Aids, ocorre quando o nível de células T CD4+ fica abaixo de 200 células/mm^3. A viremia então aumenta, e o paciente desenvolve infecções por microrganismos oportunistas (Quadro 5.5), tumores (sarcoma de Kaposi, carcinoma de colo uterino, linfomas de células B) e encefalopatias.

O HIV tem alta taxa de mutação relacionada aos erros da transcriptase reversa, permitindo que o vírus escape das respostas imunológicas mediante alguns mecanismos, por exemplo, tornando-se irreconhecível pelos anticorpos anti-HIV ou alterando a expressão de MHC de classe I e a ação das células citotóxicas. Ainda não existe uma vacina contra o HIV, apesar das pesquisas maciças sobre o tema. Entretanto, a sobrevida dos pacientes tem aumentando muito pela ação dos fármacos inibidores das enzimas virais, denominados coquetel ou HAART (do inglês *highly active anti-retroviral therapy*), que contém inibidores de protease e de transcriptase.

As medidas de **prevenção** da transmissão do HIV são o uso de preservativos durante as relações sexuais, o não compartilhamento de agulhas contaminadas e exames rotineiros de sangue para detectar portadores do vírus, quando da utilização desse sangue em transfusões.

QUADRO 5.5 – **Infecções oportunistas que afetam os pacientes com Aids**

Fase da doença	Manifestações clínicas
Doença pelo HIV aguda	Febre, cefaleia, dor de garganta com faringite, linfadenopatia generalizada, urticária
Período de latência clínica	Contagem das células TCD4+ em declínio
Aids	**Infecções oportunistas:** Protozoários *(Toxoplasma, Cryptosporidium)* Bactérias *(Mycobacterium avium, Nocardia, Salmonella)* Fungos *(Candida, Cryptococcus neoformans, Coccidioides immitis, Histoplasma capsulatum, Pneumocystis)* Vírus *(cytomegalovirus, herpes simplex, varicella-zoster)* **Tumores:** Linfomas (incluindo os linfomas de células B associados ao EBV) Sarcoma de Kaposi Carcinoma do colo uterino **Encefalotia** Síndrome de emaciação

Abreviações: Aids, síndrome da imunodeficiência adquirida; EBV, vírus Epstein-Barr.
Fonte: Abbas e colaboradores.[2]

Manipulação da resposta imune

DENISE M. PALOMARI SPOLIDORIO
CRISTIANE DUQUE

Existem algumas formas de manipular o sistema imune no sentido de controlar a imunidade inadequada ou ainda estimular uma resposta protetora do organismo. Assim, a medicina utiliza a **imunossupressão** como forma de impedir rejeição de transplante, que muitas vezes é a única opção para a falência de órgãos vitais, e a **vacinação** para induzir a imunidade protetora, prevenindo a instalação de inúmeras doenças nos seres humanos e nos animais.

OBJETIVOS DE APRENDIZAGEM

- Elucidar os tipos de mecanismos de reconhecimento dos aloenxertos no contexto de transplante de tecidos
- Explicar os tipos de rejeição aos aloenxertos
- Classificar os tipos de vacinas e sua aplicabilidade clínica

TRANSPLANTE DE TECIDOS E ÓRGÃOS

Transplante é a substituição de tecidos ou órgãos com função comprometida por outros íntegros que pertençam ou não ao mesmo indivíduo.

Na imunologia dos transplantes, existe um vocabulário especial para os termos comumente utilizados. Quando o doador e o receptor são o mesmo indivíduo, chama-se **autotransplante**, e este está recebendo um **enxerto autógeno**. Se o doador e o receptor são gêmeos univitelinos, temos um **isotransplante**. O transplante mais comum é o **alotransplante**, em que o doador e o receptor são indivíduos geneticamente distintos, mas da mesma espécie, que compartilham um **aloenxerto**. Quando o humano recebe um tecido de um animal (**xenoenxerto**), é denominado **xenotransplante**.

Uma limitação ao sucesso do transplante é a resposta imunológica exacerbada do receptor ao tecido doado, determinando uma reação inflamatória denominada **rejeição**. A rejeição é causada principalmente por diferenças nas moléculas do complexo de histocompatibilidade principal (MHC – no humano, complexo HLA),

Transplante

Substituição de tecidos ou órgãos com função comprometida por outros íntegros que pertençam ou não ao mesmo indivíduo.

que são altamente polimórficas e diferem de um indivíduo para o outro, denominadas **aloantígenos**. Auto ou isotransplantes são bem-sucedidos por não existirem diferenças imunogenéticas que afetariam a sobrevivência do enxerto.

RESPOSTA IMUNOLÓGICA AOS ALOENXERTOS

Moléculas de MHC alogênicas são apresentadas para o reconhecimento pelas células T de um receptor de enxerto por dois mecanismos diferentes: apresentação direta e apresentação indireta (Fig. 6.1).

Na **apresentação direta**, ocorre o reconhecimento de uma molécula de MHC intacta por APCs do doador. Normalmente, as moléculas de MHC que são expressas em superfícies celulares contêm peptídeos ligados que desempenham papéis no reconhecimento dessas moléculas. Esses peptídeos podem ser derivados de proteínas que são idênticas no doador e no receptor, denominadas peptídeos próprios. No reconhecimento direto, o TCR destinado para reconhecer uma molécula de MHC própria e um peptídeo estranho reconhece uma molécula de MHC alogênica e um peptídeo próprio.

Na **apresentação indireta**, o reconhecimento de aloantígenos ocorre quando moléculas do MHC alogênicas de células do enxerto são coletadas e processadas por APCs do receptor, e fragmentos peptídicos das moléculas de MHC contendo resíduos de aminoácidos polimórficos são ligados e apresentados por moléculas do MHC do receptor. Assim, a molécula de MHC estranha é tratada como qualquer antígeno proteico estranho, e os mecanismos são idênticos aos do reconhecimento de microrganismos. Aloantígenos em um enxerto que não sejam moléculas do MHC também podem ser apresentados a células T do hospedeiro por via indireta.

A alta frequência de células T reativas contra moléculas de MHC estranhas explica em parte por que os aloenxertos desencadeiam

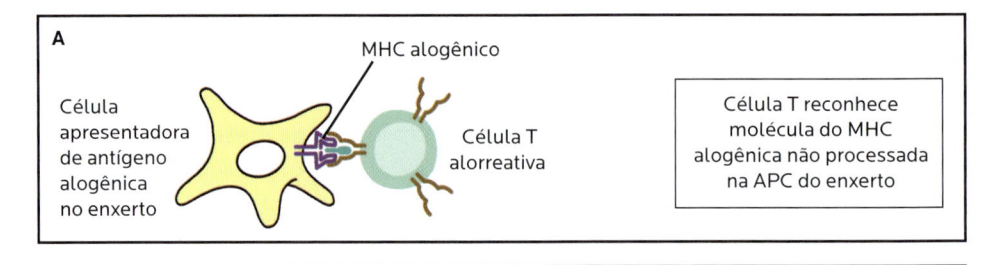

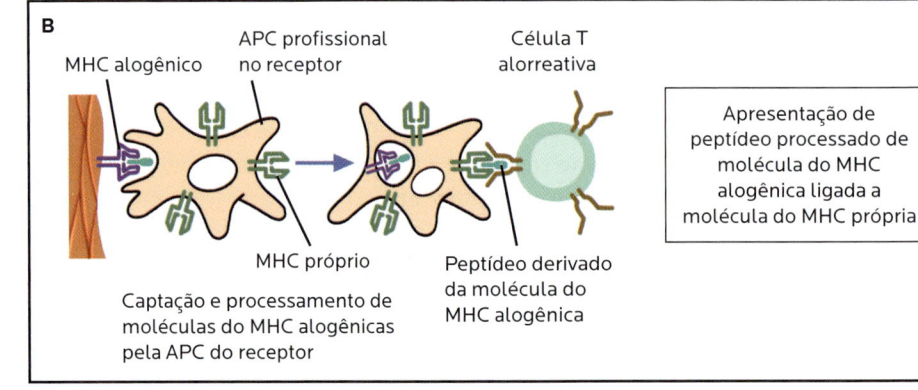

Figura 6.1 – Mecanismos de reconhecimento de aloantígenos. (A) *Reconhecimento direto do aloantígeno.* (B) *Reconhecimento indireto de aloantígeno.*
Fonte: Abbas e colaboradores.[1]

reações imunológicas tão fortes. O grande polimorfismo do MHC contribui para a geração de múltiplos clones de células T, sendo que muitas dessas células T alorreativas são células T de memória que foram geradas durante a exposição prévia a outros antígenos estranhos, como microrganismos. Nos órgãos ou tecidos transplantados, existem APCs residentes, como células dendríticas, que expressam MHC do doador. Essas APCs migram para os linfonodos e são reconhecidas por células T do receptor que circulam pelos órgãos periféricos (via direta de apresentação). Células dendríticas do receptor também podem migrar para o local do enxerto e processar os antígenos, ou ainda os aloantígenos do doador podem circular pelos linfonodos, onde são capturados e apresentados por APCs do receptor (via indireta de apresentação). Células T podem ser ativadas por essas duas vias e migram para o enxerto, induzindo o processo de rejeição.

Outros mecanismos imunológicos atuam em conjunto com a ativação das células T, como a ação de citocinas. Por ação de IL-2, ocorre a ativação de células T citotóxicas; INF-γ induz a expressão de moléculas de MHC, aumenta a atividade das APCs e ativa linfócitos granulares e macrófagos. IL-4, IL-5 e IL-6 apresentam papel na ativação de células B para a produção de anticorpos contra o enxerto. Os linfócitos B reconhecem moléculas do MHC estranhas, internalizam e processam essas proteínas e apresentam peptídeos às células T auxiliares que foram previamente ativadas pelos mesmos peptídeos apresentados pelas células dendríticas. Assim, tanto as células dendríticas quanto as células B processam e apresentam os peptídeos alogênicos às células T do hospedeiro (CD4+), e as células T auxiliares (CD8+) reconhecem indiretamente as moléculas estranhas.

TIPOS DE REJEIÇÃO DE ALOENXERTOS

Historicamente, a classificação da rejeição dos enxertos foi baseada nas características histopatológicas ou no curso temporal da rejeição após o transplante, e não nos mecanismos imunológicos efetores. Os tipos de rejeição de aloenxertos são rejeição hiperaguda, aguda e crônica (Fig. 6.2).

REJEIÇÃO HIPERAGUDA

A rejeição hiperaguda envolve trombose e oclusão vascular do enxerto que se inicia rapidamente, após minutos ou horas do contato. É mediada por anticorpos preexistentes do hospedeiro, geralmente IgM, que se ligam ao endotélio e ativam o sistema complemento, que induz alterações no endotélio, agregação plaquetária, trombose microvascular e lesão celular.

O exemplo mais comum desse tipo de rejeição é a incompatibilidade do sistema sanguíneo ABO, que hoje em dia é rara, devido à seleção de doadores e receptores do mesmo tipo sanguíneo ou compatíveis.

Outra forma de rejeição hiperaguda ocorre pela presença de anticorpos anti-HLA preexistentes no hospedeiro, como no caso de transfusões sanguíneas prévias, múltiplas gestações ou transplante anterior. Os xenotransplantes também sofrem esse tipo de rejeição, na maioria dos casos, pois os humanos produzem naturalmente anticorpos IgG e IgM contra os tecidos animais.

SAIBA MAIS

O sistema ABO é o único aloantígeno de histocompatibilidade para o qual anticorpos preexistentes estão presentes em receptores não transfundidos previamente, que reagem contra células do enxerto que expressam esses antígenos.

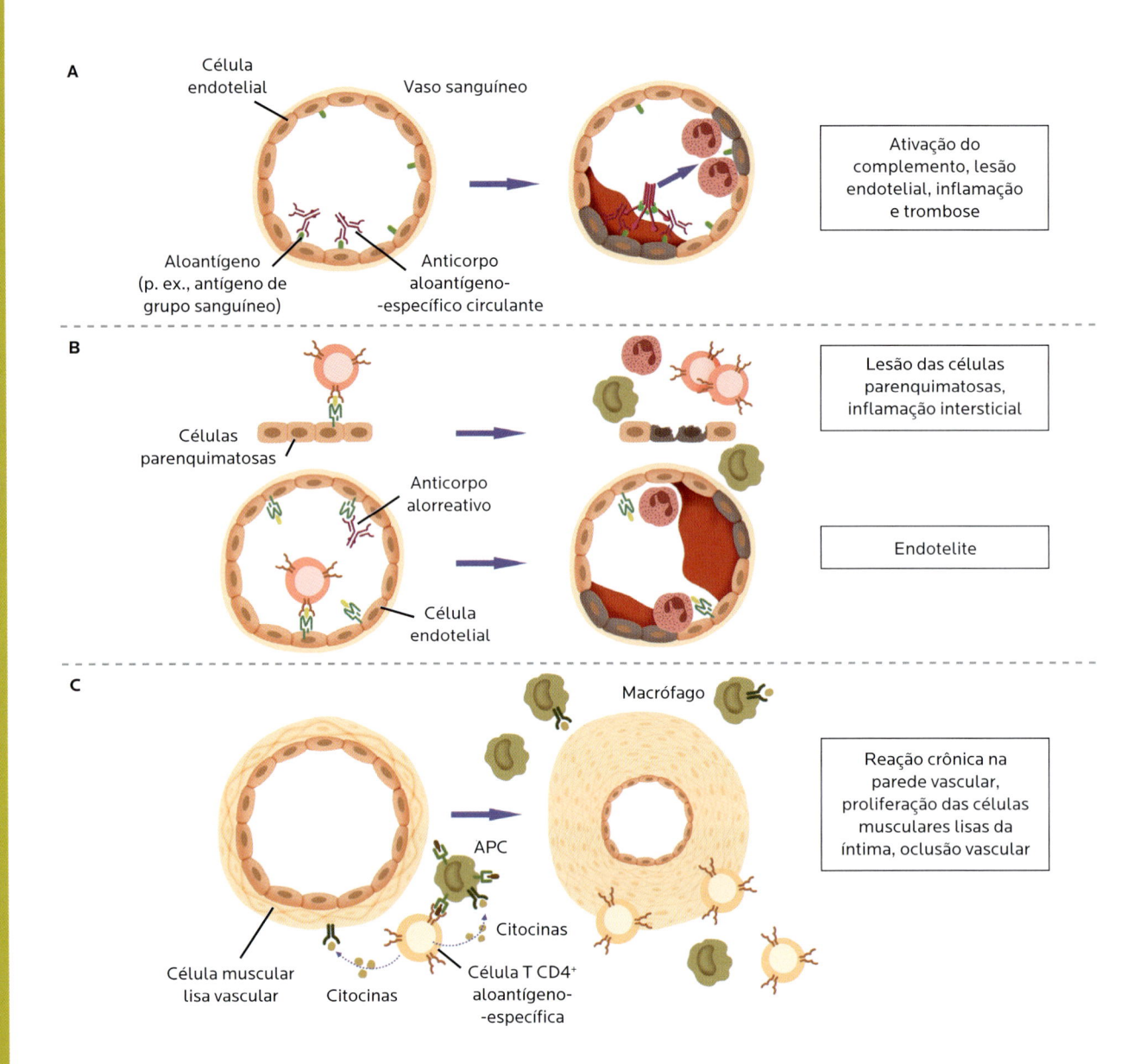

Figura 6.2 – Mecanismos imunológicos de reconhecimento dos antígenos: rejeição (A) hiperaguda, (B) aguda e (C) crônica.
Fonte: Abbas e colaboradores.[1]

REJEIÇÃO AGUDA

A rejeição aguda consiste em lesão vascular e parenquimatosa que ocorre geralmente na primeira semana do transplante, sendo a principal reação contra um alotransplante. É mediada por células T, tanto CD4+ quanto CD8+, e anticorpos que causam a destruição direta do enxerto ou produzem citocinas que ativam células inflamatórias que lesam o enxerto.

Em enxertos vascularizados, os principais alvos da rejeição são as células endoteliais, que sofrem processos de endotelite ou arterite que resultarão em falência do enxerto. Anticorpos podem induzir a resposta aguda desenvolvendo reação com antígenos das paredes dos vasos e ativando o sistema complemento.

A diferença entre a rejeição hiperaguda e a aguda é que, na hiperaguda, não ocorre trombose nem necrose, enquanto na aguda ocorre necrose das paredes dos vasos sanguíneos.

REJEIÇÃO CRÔNICA

A rejeição crônica é uma reação que pode ocorrer dentro de 6 meses a 1 ano após o enxerto, causada pelo espessamento das paredes dos vasos sanguíneos, além de fibrose intersticial como consequência da proliferação de células musculares lisas da camada íntima dos vasos. Esse acúmulo de células musculares parece ser estimulado por fatores de crescimento (TGF-β) e quimiocinas (IL-13) produzidas pelas próprias células musculares, macrófagos e endoteliais em resposta a INF-γ e TNF produzido pelas células do receptor.

> **LEMBRETE**
>
> Atualmente, a rejeição crônica é a principal forma de perda do enxerto. Isso ocorre por causa do aperfeiçoamento dos fármacos para controlar a rejeição aguda.

PREVENÇÃO E TRATAMENTO DA REJEIÇÃO DE ALOENXERTOS

Para prevenir a rejeição de transplantes, existem técnicas de tipagem do HLA em que se detecta o grau de compatibilidade entre doador e receptor. A melhor condição de transplantes é entre gêmeos monozigóticos (isogênico), que, contudo, é rara. É praticamente impossível encontrar dois indivíduos com pareamento perfeito dos antígenos de HLA; porém, se ocorrer o compartilhamento dos mesmos genes MHC de classe II, especialmente do *locus* DR (HLA-DR), a sobrevida do enxerto geralmente é boa, já que esses antígenos estão relacionados à ativação das células T do receptor do enxerto.

A principal maneira de controlar a rejeição dos enxertos é a imunossupressão. Entre os agentes imunossupressores, a ciclosporina e o FK-506 (tacrolimo) são os mais importantes. Sua ação consiste no bloqueio da produção de linfocinas pelas células T auxiliares e na redução da expressão de receptores para IL-2 nos linfócitos. A ciclosporina é um peptídeo de origem fúngica que se liga com alta afinidade a uma proteína celular denominada ciclofilina. O complexo ciclosporina-ciclofilina inibe a ação enzimática da proteína fosfatase calcineurina, necessária para ativar a transcrição do fator nuclear de células T ativadas e a transcrição de IL-2 e outras citocinas. FK-506 se liga à sua proteína FKBP e também inibe a atividade da calcineurina.

Algumas toxinas metabólicas, como o micofenolato mofetil, destroem as células T em proliferação que foram estimuladas por aloantígenos. Casos de rejeição aguda são tratados com anticorpos (OKT3 – específico para CD3 humano) para reduzir a reatividade das células T ou ainda agentes imunossupressores que bloqueiam a síntese de anticorpos, como rapamicina e brequinar. Agentes anti-inflamatórios esteroides, como a prednisolona, são usados comumente para prevenir e tratar os casos de rejeição, pois atuam bloqueando a síntese e a secreção de citocinas, incluindo TNF e IL-1, prostaglandinas, intermediários reativos de oxigênio e óxido nítrico.

Fármacos citotóxicos, como a azatioprina, interferem no ciclo celular levando à morte celular. Têm ação antiproliferativa, interferindo no ciclo celular por meio da incorporação no DNA da célula em divisão. Compostos novos, como o antiligante CD40 e os anticorpos monoclonais anti-CD3, anti-CD25 e CTLA-4-Ig, visam bloquear as moléculas envolvidas na ativação de células T (Quadro 6.1).

QUADRO 6.1 – **Imunossupressores utilizados para o controle da rejeição**

Droga	Mecanismo de ação
Ciclosporina e FK-506	Bloqueiam a produção de citocinas das células T ao inibirem a ativação do fator de transcrição NFAT.
Azatioprina	Bloqueia a proliferação de precursores dos linfócitos.
Micofenolato mofetil	Bloqueia a proliferação dos linfócitos ao inibir a síntese de guanina nucleotídeos nos linfócitos.
Rapamicina	Bloqueia a proliferação dos linfócitos ao inibir sinalização por IL-2.
Corticosteroides	Reduzem a inflamação ao inibirem a secreção de citocinas dos macrófagos.
Anticorpo monoclonal anti-CD3	Esgota as células T ao se ligar a CD3 e promover fagocitose ou lise mediada pelo complemento (usado para tratar rejeição aguda).
Anticorpo antirreceptor a IL-2 (CD25)	Inibe a proliferação de células T ao bloquear a ligação de IL-2 e esgota células T ativadas que expressam CD25.
CTLA-4-Ig	Inibe a ativação das células T ao bloquear a ligação do coestimulador B7 à célula T CD28; em experiências clínicas.
Antiligante a CD40	Inibe ativação de macrófagos e endotelial ao bloquear a ligação de ligante a CD40 das células T a CD40; em experiências clínicas.

Fonte: Abbas e colaboradores.[1]

TRANSPLANTE DE MEDULA ÓSSEA

Transplante de medula óssea é o transplante de células hematopoiéticas coletadas por aspiração de doadores compatíveis, utilizado para o tratamento de defeitos adquiridos ou hereditários apresentados pelo sistema hematopoiético ou pelo sistema imune, pois as células desses sistemas derivam de uma célula-tronco em comum.

Esse transplante também é indicado para tratar doenças malignas, como leucemias e tumores sólidos disseminados, para auxiliar na recuperação do organismo pós-quimioterapia.

Antes de transplantar a medula, os receptores frequentemente recebem rádio e quimioterapia para depletar suas próprias células medulares e deixar as novas células transplantadas colonizarem a medula. Entretanto, mesmo um hospedeiro minimamente imunocompetente pode reagir às células transplantadas e desenvolver a rejeição. Assim, o receptor e o doador devem ter grande compatibilidade para os *loci* polimórficos MHC.

Mesmo após o enxerto de medula óssea ter sido bem-sucedido, linfócitos T no enxerto de medula óssea podem responder a aloantígenos do hospedeiro e produzir a **doença do enxerto *versus* hospedeiro**.

A doença do enxerto *versus* hospedeiro pode ser aguda, caracterizada por morte celular na pele, no trato gastrintestinal e no fígado, ou crônica, quando ocorre fibrose e atrofia de alguns órgãos, como o pulmão. Ambas as modalidades podem ser fatais. Indivíduos que receberam transplante de medula óssea também podem desenvolver imunodeficiência grave, tornando-se suscetíveis a infecções.

PREVENÇÃO DAS DOENÇAS PELA VACINAÇÃO

A imunologia tornou-se ciência em 1780, quando Edward Jenner teve sucesso com a vacinação contra a varíola. A partir daí foram desenvolvidas inúmeras vacinas que erradicaram ou controlaram muitas doenças infecciosas no mundo. Para que a vacinação tenha sucesso, é preciso que o agente infeccioso não seja latente, não sofra mutação demais (ou nenhuma) e não interfira com a resposta do hospedeiro, além de idealmente ser limitado a hospedeiros humanos.

Existem dois tipos de imunização: ativa e passiva. Na **imunização ativa**, antígenos são introduzidos no hospedeiro para estimular a resposta imune humoral e, muitas vezes, até a celular; na **imunização passiva**, ocorre a transferência de anticorpos específicos para o hospedeiro. A imunização passiva não leva a memória e apresenta duração limitada, enquanto os anticorpos persistirem. As vacinas mais comuns atuam na imunização ativa, sendo as principais descritas a seguir.

VACINAS VIRAIS

As vacinas virais são compostas por preparações do vírus causador da doença, tornando-o inativo ou atenuado. Para inativá-lo, a preparação pode ser química, com formalina; física, com calor; ou ainda com irradiação, impedindo o vírus de se replicar. No caso da atenuação, o vírus mantém-se vivo, mas sofre mutação e é incapaz de se reproduzir ou de ser patogênico para o ser humano. São exemplos de vacinas com vírus inativados as vacinas contra *influenza* e contra raiva; são exemplos de vírus atenuados as vacinas contra sarampo, pólio, caxumba e febre amarela.

Os **vírus atenuados** são selecionados cultivando-se vírus humanos em células não humanas até que se adaptem completamente, sofrendo mutações e passando a não crescer mais no organismo humano. Em vez de utilizar o vírus todo, existem também as vacinas de subunidade, como do vírus da hepatite B, que apresenta antígenos de superfície (como HBSAg) com os quais a maioria dos anticorpos reagem. Essas subunidades atualmente são produzidas por tecnologia de DNA recombinante, evitando virions infectantes quando isoladas de indivíduos infectados. Os vetores virais são vírus recombinados que, embora não sejam patogênicos, apresentam antígenos que induzem a resposta imunológica completa – humoral e celular, incluindo até células T citotóxicas, o que acarreta em destruição de muitas células infectadas do hospedeiro. Por essa questão de segurança, seu uso ainda está limitado.

VACINAS BACTERIANAS

As vacinas bacterianas são obtidas de modo semelhante às vacinas virais, sendo compostas por:

LEMBRETE

As vacinas de bactérias atenuadas estão sendo pouco utilizadas devido à variação de sua eficácia entre as populações.

- bactérias integrais, geralmente atenuadas, como ocorre com a vacina BCG (contra tuberculose);
- toxinas bacterianas, como a vacina contra difteria e tétano;
- polissacarídeos capsulares, como as vacinas contra meningococos ou pneumococos.

Toxinas bacterianas são isoladas (p. ex., toxina diftérica ou tetânica), purificadas e inativadas por formalina, mas mantêm sua capacidade antigênica para induzir a resposta imune humoral no indivíduo. Os polissacarídeos capsulares formam a cápsula externa de algumas bactérias patogênicas e determinam a patogenia e a antigenicidade do microrganismo.

Vacinas produzidas com subunidades da cápsula induzirão a uma resposta de anticorpos T independentes, tornando-se ineficientes para lactentes, que não produzem fortes respostas de anticorpos independentes das células T. Dessa forma, **vacinas conjugadas** foram desenvolvidas a partir do acoplamento de proteínas que fornecem peptídeos antigênicos para estimular a resposta de células T CD4. Assim, as células T que respondem aos antígenos proteicos conjugados irão induzir a formação de anticorpos pelo estímulo das células B.

VACINAS DE DNA

As vacinas de DNA são obtidas inoculando-se um plasmídeo contendo o DNA complementar. Este codifica um antígeno proteico que induz a resposta imunológica. APCs, como as células dendríticas, podem ser transfectadas pelo plasmídeo e passam a produzir essa proteína antigênica.

Apesar de essa tecnologia ser promissora, devido à facilidade de manipular o DNA a expressar inúmeros antígenos, coexpressar citocinas que acentuam as respostas imunológicas e poder armazenar DNA sem refrigeração, os ensaios clínicos não foram efetivos. Ainda são necessários mais estudos.

VACINAS COM ADJUVANTES E IMUNOMODULADORES

Em geral, a imunização com proteínas purificadas leva a uma resposta imune fraca. Para intensificar essa resposta, essas proteínas são ligadas a **adjuvantes** que desencadeiam a produção de citocinas e coestimuladores, que estimulam a diferenciação de células T. O adjuvante mais efetivo é o adjuvante completo de Freund, uma emulsão de micobactérias mortas e óleo mineral misturada aos antígenos proteicos.

Embora essa preparação seja efetiva, a única aprovada para humanos é a associação com o adjuvante alúmen, uma forma de hidróxido de alumínio, apesar de não estimular a imunidade por células CD4 TH1 e células T CD8.

Uma alternativa aos adjuvantes são os **imunomoduladores**, substâncias naturais como a citocina IL-12 que, quando misturada à vacina, induzirá a imunidade mediada por células.

TECNOLOGIA EM PROL DA VACINAÇÃO

As vacinas foram desenvolvidas para as doenças em que a infecção é aguda e cede rapidamente por eliminação do patógeno ou morte do hospedeiro. Elas mimetizam a presença do patógeno e induzem a resposta imune protetora. As principais vacinas são apresentadas no Quadro 6.2 a seguir.

QUADRO 6.2 – **Doenças e tipos de vacinas existentes**

Vacinas disponíveis para doenças infecciosas em seres humanos	
Doenças bacterianas	**Tipos de vacinas**
Difteria	Toxoide
Tétano	Toxoide
Coqueluche (*Bordetella pertussis*)	Bactérias mortas Subunidade da vacina composta de toxoide pertussis e outros antígenos bacterianos
Febre paratifoide (*Salmonella paratyphi*)	Bactérias mortas
Tifo murino (*Rickettsia prowazekii*)	Bactérias mortas
Cólera (*Vibrio cholerae*)	Bactérias mortas ou extrato celular
Peste bubônica (*Yersinia pestis*)	Bactérias mortas ou extrato celular
Tuberculose	Cepa atenuada de *Mycobacterium tuberculosis* bovino (BCG)
Febre tifoide (*Salmonella typhi*)	Vacinas de subunidade de polissacarídeo Vi Vacina oral viva atenuada
Meningite (*Neisseria meningitidis*)	Polissacarídeo capsular purificado
Pneumonia bacteriana (*Streptococcus pneumoniae*)	Polissacarídeo capsular purificado
Meningite (*Haemophilus influenzae*)	Polissacarídeo do *H. influenzae* conjugado a proteína
Doenças virais	
Febre amarela	Vírus atenuado
Sarampo	Vírus atenuado
Caxumba	Vírus atenuado
Rubéola	Vírus atenuado
Poliomielite	Vírus atenuado (Sabin) ou morto (Salk)
Varicela	Vírus atenuado
Diarreia por rotavírus	Vírus atenuado
Influenza	Vírus inativado
Raiva	Vírus inativado (humana) Vírus atenuado (cães e outro animais) Vírus vivo recombinante de vacínia-raiva (animais)
Hepatite A	Vacina de subunidade (antígeno da hepatite recombinante)
Hepatite B	Vacina de subunidade (antígeno da hepatite recombinante)

Fonte: Parham.[2]

Para as doenças crônicas é mais difícil desenvolver vacinas, devido à capacidade do patógeno em enganar e subverter o sistema imune do hospedeiro, como é o caso da hepatite C. Nessa infecção, a maior parte dos pacientes (mais de 70%) desenvolve reação crônica nos hepatócitos, causando lesão hepática e até câncer de fígado.

Com a evolução da biologia molecular, a manipulação genética propiciou a obtenção de vacinas com subunidades do microrganismo, sem manusear o próprio patógeno, clonando-se genes em outros organismos para que esses possam produzi-los em escala industrial. Também é possível produzir cepas virais atenuadas por técnicas de DNA recombinante, mutando ou deletando os genes de virulência, tornando o vírus resultante viável e imunogênico, mas sem virulência. A inclusão de citocinas nas vacinas também auxilia no direcionamento da imunidade, seja pela resposta CD4 Th1 ou Th2; isso auxiliaria na produção de vacinas contra doenças crônicas.

Aspectos imunológicos normais da cavidade bucal

CRISTIANE DUQUE
DENISE M. PALOMARI SPOLIDORIO

A cavidade bucal é um dos mais complexos ecossistemas microbianos do corpo humano. Ela fornece diferentes superfícies para a colonização microbiana, como os dentes, as mucosas, a língua e a faringe. Além disso, os microrganismos obtêm facilmente nutrientes a partir da dieta do indivíduo e dos fluidos orais que favorecem seu crescimento nesses nichos.

A cavidade bucal conta com o papel protetor da saliva e do fluido crevicular gengival, que apresentam diversos componentes da imunidade inata e adquirida monitorando a composição e a proliferação microbiana. A seguir, discutiremos o papel desses dois fluidos orais na imunidade da cavidade bucal e seus constituintes antimicrobianos e imunorreguladores.

OBJETIVOS DE APRENDIZAGEM

- Comentar a composição e as propriedades da saliva e do fluido crevicular gengival
- Classificar as principais proteínas antimicrobianas encontradas nos fluidos orais
- Explicar o papel da imunoglobulina A secretora na proteção da cavidade bucal

PROPRIEDADES GERAIS DA SALIVA

A saliva é um fluido hipotônico constituído por 99% de água e 1% de compostos orgânicos e inorgânicos, sendo secretada pelas glândulas salivares num padrão de 0,5 a 1 litro por dia. Suas principais funções na cavidade bucal são:

- solubilização de substâncias que dão sabor aos alimentos;
- formação do bolo alimentar;
- limpeza dos restos de alimentos e diluição dos detritos;
- lubrificação dos tecidos moles;
- controle do pH bucal;
- trocas iônicas.

Com o auxílio dos músculos da língua, da bochecha e dos lábios, a saliva participa da mastigação, da deglutição e da fonação. De forma geral, a saliva mantém a integridade dos tecidos moles e duros da cavidade bucal, além de proteger o epitélio gastrintestinal e a orofaringe. Desempenha um papel importante no controle hídrico do organismo, demonstrado pela **sede**, quando o corpo está com falta de água. Também evidencia alterações de ordem sistêmica, emocional, alimentar, entre outras, que podem causar ardência bucal, cárie, mau hálito, lesões bucais e inflamação gengival.

FLUIDO CREVICULAR GENGIVAL

O fluido crevicular gengival é um fluido presente entre a superfície do dente e o epitélio gengival (sulco gengival), composto por uma mistura de moléculas originárias do sangue, tecidos do hospedeiro e biofilme subgengival, incluindo:

- eletrólitos;
- pequenas moléculas orgânicas;
- proteínas;
- citocinas;
- anticorpos específicos;
- antígenos bacterianos;
- enzimas originárias tanto do hospedeiro quanto das bactérias.

O fluxo e a composição do fluido crevicular gengival variam conforme o estado de saúde do periodonto. Com a presença de inflamação e a consequente doença periodontal, há um aumento no fluxo do fluido gengival; o trânsito de células e moléculas de defesa circula mais intensamente na região. As células mais predominantes são os neutrófilos (mais de 90%), mas também são encontrados macrófagos e células T e B. Os neutrófilos migram diretamente do sangue e passam pelo epitélio juncional para penetrarem no sulco gengival.

É evidente que a região subgengival é influenciada pelos mais diversos mecanismos imunes em comparação com o domínio salivar. Além das imunoglobulinas (IgG, IgM e IgA), alguns componentes do sistema complemento, tanto da via clássica como da alternativa, são detectados no fluido gengival. Diversas enzimas estão presentes, liberadas pelos fagócitos, como lisozimas, hialuronidases e colagenases, afetando tanto os componentes teciduais, como colágeno, por exemplo, quanto elementos da resposta imune, como no caso das proteases que inativam IgA.

PAPEL DA IMUNIDADE NO RECONHECIMENTO E NO CONTROLE DOS PATÓGENOS BUCAIS

A imunidade inata é a primeira linha de defesa contra a infecção. Na cavidade bucal, é representada pelas barreiras epiteliais da mucosa bucal, células fagocíticas, como neutrófilos provenientes da corrente sanguínea para o fluido crevicular gengival e tecidos gengivais, ação inibitória dos organismos comensais e componentes antimicrobianos presentes nos fluidos orais. Com a instalação da inflamação, novas células e moléculas do sistema imune adquirido migram para o local para conter a infecção e a disseminação dos patógenos.

Para o reconhecimento dos microrganismos pelas células do sistema imune inato e células epiteliais, estas possuem receptores denominados receptores de reconhecimento de padrões (PRRs, do inglês *pattern recognition receptor*), conhecidos também como receptores semelhantes a Toll (TLRs), que se ligam aos MAMPs. Essas estruturas incluem ácidos nucleicos (RNA de dupla hélice), proteínas (N-formilmetionina), complexos de lipídeos e carboidratos (LPS das bactérias Gram-negativas e ácido teicoico das bactérias Gram--positivas) e outros fatores de virulência (flagelina, *pili*, manoses fúngicas) exclusivas dos microrganismos.

Foram identificados pelo menos 11 TLRs que reconhecem os MAMPs e induzem a produção de citocinas pró-inflamatórias e quimiocinas, além de peptídeos antimicrobianos por meio da ativação do fator NF-κB. Alguns desses receptores TLRs são expressos no interior das células, onde detectam ácidos nucleicos microbianos. Além desses, existem também os receptores semelhantes a Nod (NLR, de *Nod-like receptors*), que reconhecem MAMPs derivados de bactérias intracelulares. Nod1 reconhece peptidoglicanos contendo ácido diaminopimélico, mais frequentemente encontrado nas bactérias Gram-negativas; Nod2 reconhece o fragmento dipeptídeo murâmico derivado do peptidoglicano de bactérias Gram-positivas e Gram--negativas; outros Nods podem detectar DNAs e RNAs bacterianos. É importante mencionar que tanto os microrganismos patogênicos quanto os comensais expressam MAMPs; entretanto, para que a resposta imune seja ativada, são necessários sinais oriundos de células lesionadas ou mortas para indicar a presença de infecção local.

Após o reconhecimento dos patógenos ou das substâncias produzidas por eles, as células da imunidade inata iniciam a defesa do organismo com os mecanismos de fagocitose, sinalização da infecção por meio de citocinas, além de liberação de componentes antimicrobianos. Até o momento, foram identificadas mais de 45 proteínas antimicrobianas (AMPs), que são secretadas pelas células epiteliais, pelos neutrófilos e pelas glândulas salivares. Todas elas são encontradas na saliva, e uma parte delas pode também ser detectada no fluido crevicular gengival. A Tabela 7.1 mostra as classes funcionais de AMPs encontradas nos fluidos orais.

Algumas AMPs são altamente concentradas no fluido gengival quando se compara à sua presença na saliva. As concentrações de adrenomedulina e β-2-microglobulina são 30 vezes mais altas, e as concentrações de calgranulina, fibronectina, substância P e peptídeo relacionado ao gene calcitonina (CGRP) são 100 a 10.000 vezes mais altas no fluido gengival do que na saliva total. Em contraste, as concentrações de α-defensinas são 1.000 vezes mais altas na saliva do que no fluido gengival. Algumas AMPs aparecem em maior quantidade no fluido gengival por causa da maior expressão dos seus genes pelas células locais ou por serem seletivamente sequestradas por adesão aos tecidos gengivais.

Os principais componentes antimicrobianos relacionados à imunidade inata presentes nos fluidos orais são as enzimas (lisozima, peroxidases e mieloperoxidases), as aglutininas salivares (mucinas e

TABELA 7.1 – **Classes funcionais de proteínas antimicrobianas encontradas na saliva e no fluido gengival humanos**

Classes funcionais de proteínas antimicrobianas	Concentração na saliva	Concentração no fluido gengival
Atividade contra as paredes celulares bacterianas		
Lisozima C	40 µg/mL	+
Proteína de reconhecimento de peptidoglicano 1, 3 e 4	EM	EM
Lactoperoxidase (peroxidase salivar)	1,9 µg/mL	EM
Mieloperoxidase		
Adesão e aglutinação bacteriana		
β-2-microglobulina	0,38 µg/mL	9,4 µg/mL
Fibronectina	1,2 µg/mL	106 µg/mL
Mucina 7	4-10 mg%	
Proteína indutora de prolatina	EM	
Proteínas ricas em prolina	EM	EM
Aglutinina salivar – GP340 DMBT1	EM	
Proteína A surfactante pulmonar associada à proteína A1	0,9 µg/mL	
Peptídeos catiônicos		
Adrenomedulina	0,06 µg/mL	1,8 µg/mL
Azurocidina (CAP37 – proteína de ligação à heparina)	EM	
β-defensina-1 (hBD-1)	0,15 µg/mL	+
β-defensina-4A ou β-defensina-2 (hBD-2)	0,15 µg/mL	+
B-defensina-103, β-defensina-3 (hBD-3)	0,31 µg/mL	
Calcitonina	$23,5 \times 10^{-6}$ µg/mL	0,013-0,7 µg/mL
Catelicidina (LL-37)	?	?
C-C motif quimiocina 28	0,9 µg/mL	
Hemoglobina (β-globina e α-globina)	+	EM
Fator de crescimento de fibroblastos (FGF)	0,87 pg/mL (FGF2)	EM (FGF1)
Histatina 1	10,1 µg/mL (parótida) 34,7 µg/mL (SM/SL)	
Histatina 3 (histatina 5)	7,3 µg/mL (parótida) 10,2 µg/mL (SM/SL)	
Defensina neutrofílica 1 (HNP 1-3)	8,6 µg/mL	0,0012 µg/mL
Defensina neutrofílica 2 (HNP-2)		
Defensina neutrofílica 3 (HNP-3)	0-2,7 µg/mL	0,0012 µg/mL
Defensina neutrofílica 4 (HNP-4)		EM
Neuropeptídeo Y	$41,4 \times 10^{-6}$ µg/mL	
Estaterina	26,5 µg/mL	EM
Substância P (Protachykinin-1)	$7,5 \times 10^{-6}$ µg/mL	$0,061\text{-}0,11 \times 10^{-6}$ µg/mL
Peptídeo vasoativo intestinal	$39,9 \times 10^{-6}$ µg/mL	

Quelantes de íons metálicos		
Calgranulina A e B (proteínas S100)	1,93 µg/mL	+ (240 µg/mL para calgranulina A)
Lactoferrina (Lactotransferrina)	20 µg/mL	600 µg/mL (variável)
Transferrina (Serotransferrina)	6,5 µg/mL	EM
Inibidores de proteases		
Cistatina A	93 U/mg proteína	24 U/mg proteína
Cistatina B	EM	
Cistatina C	0,9 µg/mL	1,15 µg/mL (crianças)
Cistatina D	3,8 µg/mL	
Cistatina S	53-116 µg/mL	ND
Cistatina SA	78 µg/mL	
Cistatina SN	39 µg/mL	ND
Proteína inibidora de leucoprotease secretória Elafin antileucoproteinase derivada da pele	0,02 µg/mL	

+: presente; ND: não detectado; EM: detectado em espectrometria de massa de proteínas em saliva total não estimulada; SM: submandibular; SL: sublingual.

Fonte: Adaptada de Gorr e Abdolhosseini.[1]

outras aglutininas) e outras substâncias com poder quelante de íons metálicos (lactoferrina) ou inibidores de proteases (cistatina). Além da ação antimicrobiana, os peptídeos catiônicos defensinas e catelicidinas possuem ação imunorreguladora, induzindo a produção de citocinas e quimiocinas.

Outros componentes da imunidade adquirida completam a ação antimicrobiana nos fluidos orais e na defesa do organismo: as imunoglobulinas IgA, IgM e IgG, sendo que a IgA secretora predomina na saliva.

IMUNIDADE INATA NOS FLUIDOS ORAIS – COMPONENTES ANTIMICROBIANOS E IMUNORREGULADORES

ENZIMAS ANTIMICROBIANAS

A **lisozima** é uma enzima fortemente catiônica de 14,5 kDa com atividade muramidase, ou seja, que causa a hidrólise das ligações β-1,4 glicosídicas entre o ácido N-acetilmurâmico e os resíduos de N-acetil-D-glucosamina da camada de peptidoglicano que compõe a parede celular das bactérias, principalmente Gram-positivas. É produzida por muitas células e tecidos, inclusive as glândulas salivares, e está presente nos fluidos corporais humanos, como saliva, fluido crevicular gengival, lágrimas, suco gástrico e leite.

Os neutrófilos e macrófagos armazenam lisozima em grânulos e nos fagolisossomos. Apesar de sua atividade antibacteriana, várias funções adicionais foram atribuídas à lisozima, incluindo ação fungistática, defesa contra HIV e lise de células tumorais. A atividade reduzida sobre bactérias Gram-negativas se deve à presença da membrana externa desses microrganismos, que protege a camada de peptidoglicano do ambiente, dificultando a penetração da enzima e tornando-a resistente a essa enzima.

Um estudo recente mostrou que a atividade muramidase da lisozima é essencial para iniciar o processamento de IL-1β, uma chave regulatória para resposta inflamatória. Alguns patógenos bacterianos, como *S. aureus*, são completamente resistentes à lisozima. Sugere-se que modificações no peptidoglicano por uma enzima O-acetiltransferase específica, nas cadeias do ácido acetilmurâmico, leve à resistência estafilocócica à atividade muramidase da lisozima. A lisozima pode também se ligar e agregar bactérias facilitando a limpeza pela lavagem ou expectoração.

As **proteínas de reconhecimento de peptidoglicano 3 e 4** são expressas pelo epitélio mucoso, incluindo as glândulas salivares. São proteínas grandes (89-115 kDa) que se ligam aos peptidoglicanos da parede celular, mas não permeabilizam as membranas bacterianas, sendo bacteriostáticas para a maioria das bactérias, mas fungicidas para *C. albicans*.

Peroxidases
São enzimas derivadas das glândulas salivares e de células polimorfonucleares.

As **peroxidases** compreendem dois grupos de enzimas: a peroxidase salivar e a mieloperoxidase. Apresentam atividade antimicrobiana e proteção das células do hospedeiro da toxicidade dos radicais livres, como o peróxido de hidrogênio.

A peroxidase salivar age como um catalisador da oxidação do íon tiocianato salivar (SCN-) em hipotiocianato (OSCN-) pelo peróxido de hidrogênio, que é produzido pelo metabolismo aeróbico das bactérias orais. Em pH ácido, o hipotiocianato consegue passar pelas membranas bacterianas, oxidar grupos SH (sulfidrilos) nas enzimas bacterianas e inibir seu metabolismo, tornando-se assim um agente antimicrobiano. Esses produtos da reação das peroxidases são ativos contra *A. actinomycetemcomitans*, *P. gingivalis* e estreptococos orais. A redução do peróxido de hidrogênio em água pela peroxidase também previne o dano oxidativo aos tecidos do hospedeiro.

AGLUTINAÇÃO E ADESÃO BACTERIANA

Mucinas
São glicoproteínas de alto peso molecular e relativamente insolúveis que protegem os tecidos moles da cavidade bucal contra desidratação e danos mecânicos.

As **mucinas** são responsáveis pela adesão seletiva de agentes bacterianos e fúngicos e podem ajudar a prevenir a formação de biofilme. Apresentam capacidade de aglutinação dos microrganismos, facilitando sua eliminação pela saliva e na deglutição.

Existem dois tipos de mucinas na saliva: MG1 – glicoproteína mucina 1; e pequenas MG2 – glicoproteínas mucina 2. MG1 é codificada pelo gene MUC5B; MG2 é codificada pelo gene MUC7. As mucinas são produzidas por todas as glândulas salivares, exceto (ou em mínimas quantidades) pelas glândulas parótidas. Essas glicoproteínas são compostas de uma cadeia polipeptídica com cadeias de oligossacarídeos ligados aos aminoácidos serina, treonina ou asparagina. Os sacarídeos mais frequentemente encontrados nas moléculas de mucina são os ácidos siálicos (ácido N-acetilneuramínico), glicose, galactose, fucose, N-acetilglicosamina, N-acetilgalactosamina e manose.

As cadeias de oligossacarídeos e de aminoácidos determinam as propriedades bioquímicas das mucinas. Os grupos amino ou carboxila carregados presentes nos aminoácidos podem formar ligações iônicas com grupos carregados opostamente nas cadeias adjacentes polipeptídicas. Ambas as interações intercadeias tendem a alinhar as cadeias de mucina umas com as outras. Os resíduos de ácido siálico, que estão carregados negativamente, podem interagir com os mesmos resíduos nas cadeias alinhadas mediante pontes com íons cálcio. Esses resíduos negativos mantêm as cadeias de mucinas separadas, permitindo que as moléculas de água fiquem aprisionadas entre elas. A função da mucina depende desse aprisionamento das moléculas de água, que determina o grau de hidratação do gel de mucina.

A mucina tem alta viscosidade quando é hidratada, semelhante a um gel; MG1 é a principal mucina formadora de gel na saliva. As propriedades elásticas e de viscosidade da saliva são atribuídas às mucinas formadoras de gel. As mucinas que não formam gel promovem uma cobertura às células epiteliais, protegendo a membrana celular de danos biológicos e físicos. Como as bactérias apresentam carga negativa, elas não se ligam diretamente às mucinas carregadas negativamente. Em vez disso, elas podem interagir com os íons cálcio das pontes entre as mucinas. No entanto, muitas bactérias expressam receptores de superfície celular (lectinas) que reconhecem os oligossacarídeos presentes nas mucinas salivares, promovendo a adesão a múltiplas bactérias e a aglutinação. MG2 parece ser mais importante do que MG1 para aglutinar bactérias na saliva por apresentar especificidade pelo ácido siálico.

Além da mucina, outras aglutininas estão relacionadas à adesão bacteriana. A **gp340**, ou aglutinina salivar, é uma aglutinina de alto peso molecular que aglutina *S. mutans* por meio da interação dependente de íons cálcio com um domínio repetitivo rico em alanina da família AgI/II na superfície estreptocócica. A gp340 também aglutina estreptococos do grupo A e o vírus HIV.

Outras aglutininas são lisozima, β-2-microglobulina, proteínas ricas em prolina, proteínas induzíveis de prolactina e proteína A surfactante. A fibronectina é uma glicoproteína expressa em hepatócitos e células epiteliais, estando presente na saliva. Atua aderindo-se aos microrganismos e provocando sua aglutinação. Ela se liga diretamente à fimbria de *P. gingivalis* e inibe a expressão de citocinas inflamatórias nos macrófagos. Baixos níveis de fibronectina foram correlacionados a níveis altos de *S. mutans* em crianças e à presença de periodontite em adultos.

PEPTÍDEOS CATIÔNICOS

Os peptídeos catiônicos representam uma família de peptídeos antimicrobianos encontrados na cavidade bucal e em outros locais do organismo. São formados a partir do fracionamento de proteínas e da obtenção de fragmentos funcionais. Os peptídeos catiônicos, entre eles as α e β-defensinas, catelicidinas, histatinas 1 e 3, adrenomedulina, entre outros (ver Tab. 7.1), apresentam ampla atividade inibitória contra microrganismos.

Os principais peptídeos catiônicos presentes na saliva e também no fluido crevicular são as defensinas e a catelicidina LL-37. As **defensinas** são peptídeos pequenos que apresentam ação bactericida, fungicida e até contra vírus, como o herpes simples. Baseado no padrão de pareamento de seus resíduos de cisteína, essas proteínas são subdivididas em duas principais subfamílias: α e β-defensinas. Foram identificadas seis α-defensinas em humanos, sendo que quatro são produzidas pelos neutrófilos e denominadas peptídeo neutrofílico humano (HNP-1 a 4); as outras duas são produzidas por células de Paneth nas criptas intestinais. HNP-1 difere da HNP-2 somente na porção N-terminal, pois a HNP-2 não apresenta esse resíduo. A HNP-4 apresenta um fragmento de 83 aminoácidos não encontrados nas outras HNPs.

As α-defensinas são sintetizadas como precursores, clivadas proteoliticamente e ativadas antes de serem estocadas em grânulos e liberadas. As β-defensinas são produzidas por células epiteliais de diversos órgãos, como olhos, pele, pulmão, rim, pâncreas, mucosas nasal e oral. Embora existam 31 tipos de defensinas (HBD – defensinas β-humanas), somente seis foram isoladas dos tecidos humanos (de HBD-1 a HBD-6). HBD-1 é expressa normalmente pelas células epiteliais, enquanto HBD-2 e 3 são expressas somente sob estimulação de citocinas como IL-1, TNF-α e IFN-γ ou de toxinas microbianas. HBD-4, 5 e 6 não foram detectadas em tecidos orais.

As α-defensinas HNP-1, 2 e 3 foram detectadas na saliva total, mas sua origem nas glândulas salivares ainda é discutida. Acredita-se que sejam derivadas dos neutrófilos que migram do sangue para o fluido crevicular, principalmente em situações de doenças com caráter inflamatório se desenvolvendo na cavidade bucal. Para as HBDs, foi verificada expressão de seus genes pela técnica de Reverse Transcriptase Polimerase Chain Reaction (RT-PCR) nas glândulas salivares. Recentemente foi observado que monócitos também podem expressar RNA mensageiro para HBD-1 e 2, sugerindo que essas β-defensinas possam ser derivadas dessas células.

As α e β-defensinas apresentam função imunomoduladora, modificando a migração e a maturação celular, induzindo citocinas e a liberação de histamina e prostaglandinas A2 de mastócitos. As β-defensinas são quimioatraentes para células dendríticas imaturas e células T de memória.

O **peptídeo catiônico humano** (hCAP-18) é a única catelicidina identificada em seres humanos isolada primeiramente em grânulos de neutrófilos. A hCAP-18 é produzida também por células epiteliais do pulmão, do intestino, da cavidade bucal e do trato urogenital, sendo encontrada no plasma seminal e no plasma sanguíneo. Após a secreção, ocorre a quebra de hCAP-18 pela ação de proteases em pequenos peptídeos RK-31 e KS-30 e em um peptídeo ativo de cadeia longa LL-37, todos com ação antimicrobiana.

O LL-37 é um modulador multifuncional da imunidade inata, envolvendo a função antibacteriana, o estímulo de angiogênese, a cicatrização cutânea e a quimiotaxia de células inflamatórias e do

Histatinas
São proteínas catiônicas ricas em histidina que apresentam ação bactericida e fungicida (sobre C. albicans).

sistema imune. Está entre os exemplos da importância da catelicidina para a saúde humana: a deficiência de LL-37 foi associada à presença de doença periodontal crônica, e altos níveis desse peptídeo são produzidos na cicatrização da pele humana, sugerindo um importante papel na reepitelização durante o processo de cura. Essa proteína causa a formação de poros na membrana das bactérias e a lise celular; entretanto, em altas concentrações (> 13 μM) pode ser tóxica para as células eucarióticas. As defensinas e o LL-37 na saliva podem contribuir para a manutenção da saúde bucal geral e ter um papel junto à primeira linha do organismo contra as infecções.

Existem pelo menos 12 **histatinas** na saliva, como resultado de ligações ou proteólise das histatinas 1 e 3. A histatina 5 é um derivado da histatina 3, formada pelos 24 aminoácidos da porção N-terminal da histatina 3. A histatina 5 é a maior histatina salivar com grande ação fungicida. Essa histatina liga-se a um receptor de membrana de *Candida*, é englobada e causa a paralisação do ciclo celular e a perda de trifosfato de adenosina (ATP) por efluxo. As histatinas também podem regular o crescimento do cristal de hidroxiapatita, inibir proteinases e prevenir a coagregação bacteriana.

A **adrenomedulina** é encontrada tanto no fluido gengival quanto na saliva. A saliva total apresenta altas concentrações de adrenomedulina quando comparada à saliva glandular, sugerindo que as células epiteliais contribuem para sua produção. A quantidade de adrenomedulina no fluido gengival dobra na presença da doença periodontal.

A Figura 7.1 mostra os mecanismos de ação dos principais peptídeos catiônicos antimicrobianos, defensinas e LL-37. Apesar de sua ação

Adrenomedulina

É uma proteína de 185 aminoácidos que é processada para produzir um peptídeo catiônico anfipático de 52 aminoácidos, a adrenomedulina madura, que apresenta amplo espectro de ação em baixas concentrações.

Figura 7.1 – Mecanismo de ação dos principais peptídeos catiônicos antimicrobianos (AMP).

Fonte: Adaptada de Hölzl e colaboradores.[2]

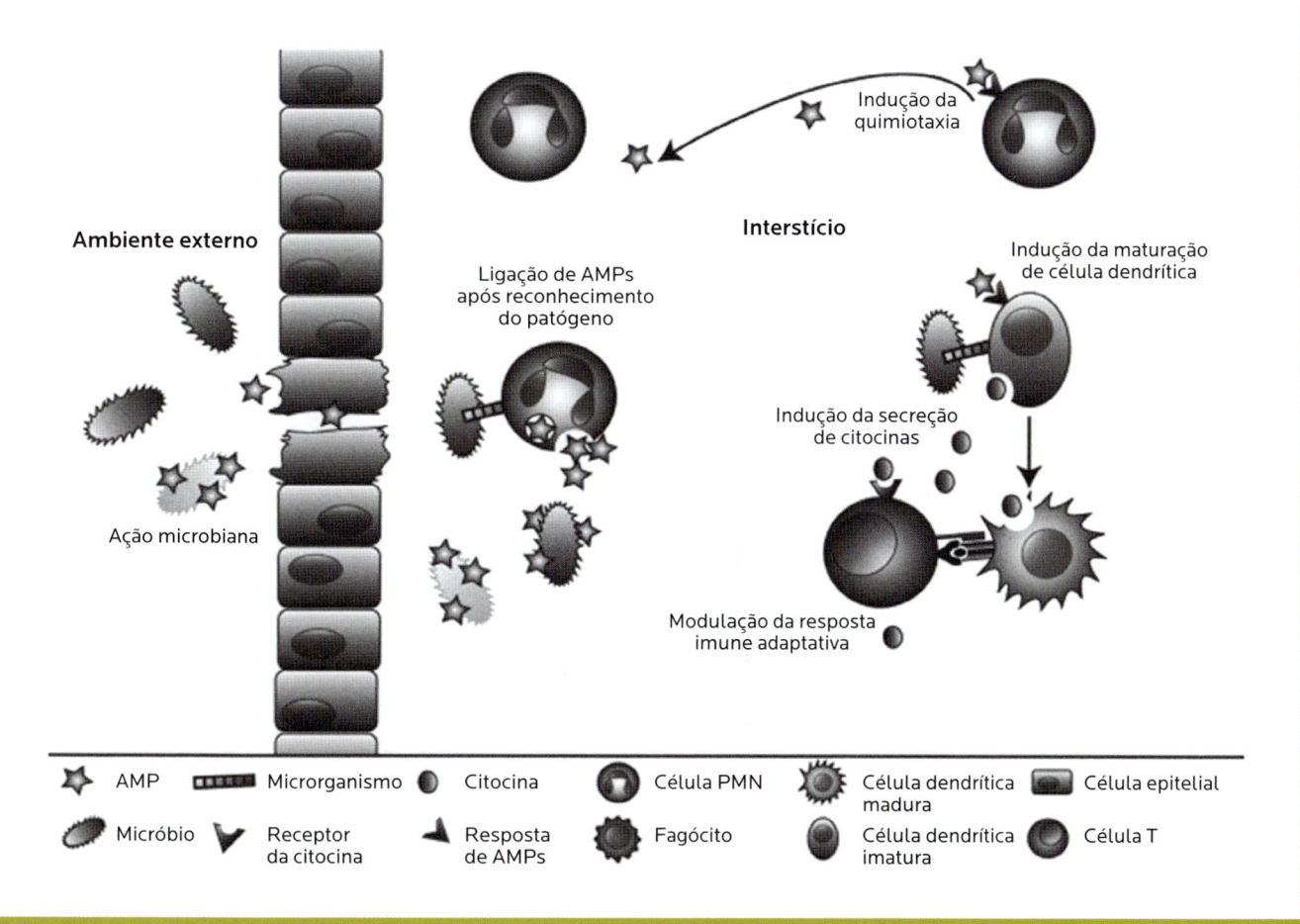

antimicrobiana direta, esses peptídeos operam induzindo quimiotaxia, modulando a produção de produtos intermediários reativos de oxigênio e induzindo a maturação de células dendríticas.

OUTRAS SUBSTÂNCIAS ANTIMICROBIANAS

QUELANTES DE ÍONS METÁLICOS

Lactoferrina: glicoproteína com ação bacteriostática da família das transferrinas, encontrada no leite, na saliva e em vários tecidos, que apresenta a função de captação do ferro, metal essencial para a sobrevivência dos microrganismos.

Assim, a lactoferrina interfere no crescimento e na proliferação microbiana, mesmo em pH ácido. A lactoferrina é produzida pelas células acinares das glândulas salivares, das células epiteliais e dos fagócitos. As células polimorfonucleares produzem lactoferrina e a liberam para o fluido crevicular gengival.

Embora o mecanismo mais comum de aquisição de ferro pelas bactérias envolva a síntese e a secreção de pequenas moléculas quelantes de ferro, os sideróforos, algumas espécies Gram-negativas altamente adaptadas desenvolveram mecanismos específicos e simplificados para a ingestão desse íon. Nesses mecanismos, o ferro é diretamente removido da transferrina ou lactotransferrina por receptores localizados na membrana externa das bactérias. Isolados clínicos de *A. actinomycetemcomitans*, bacilo Gram-negativo associado a doença periodontal agressiva localizada, a endocardite e a outras infecções focais, têm mostrado ser resistente à ação da lactoferrina.

Lipocalina associada à gelatinase neutrofílica: produzida por células epiteliais orais, é encontrada na saliva humana e apresenta efeito bacteriostático por meio do sequestro dos íons ferro.

Proteínas S100: como a calprotectina (MRP-8/14) e a psoriasina (S100A7), são produzidas por células epiteliais e regulam inúmeras funções, como sinalização do cálcio intracelular, diferenciação, ciclo celular e quimiotaxia de leucócitos. Além disso, contribuem para a resposta imune inata. A calprotectina apresenta atividade contra *C. albicans*; a psoriasina, que é secretada por queratócitos da pele, é efetiva contra *E. coli*, promovendo a proteção da pele contra essa bactéria. A calprotectina é sub-regulada na periodontite e detectada em níveis elevados no fluido crevicular gengival de pacientes periodontais. Ela protege as células da invasão de periodontopatógenos.

INIBIDORES DE PROTEASES

Cistatinas: família de 14 genes humanos, sendo que sete deles são expressos na saliva e produzem peptídeos ricos em cisteína que inibem as proteases de cisteínas bacterianas. Além disso, regulam a inflamação, inibindo as proteases do hospedeiro e as citocinas.

Outros inibidores de proteases são o **inibidor leucocitário secretório** (SLPI) e o **antileucoprotease derivado da pele** (Elafin), conhecidos como inibidores específicos de elastase (ESI). O SLPI é expresso nas glândulas submandibulares e está presente na saliva total. Essa proteína apresenta um domínio N-terminal que age como substrato para a transglutaminase, e um domínio C-terminal que exibe atividade antielastase, eliminando tanto bactérias Gram-positivas quanto Gram-negativas; essa atividade depende da presença dos dois domínios. O SLPI é altamente expresso em secreções respiratórias e na saliva. Apresenta propriedades antibacterianas, antirretrovirais e anti-inflamatórias. Elafin é uma proteína estável resistente à proteólise, sendo expressa por células epiteliais sob estado inflamatório. Frequentemente, as proteases microbianas, como as gIngipains de *P. gingivalis*, conseguem inativar esses inibidores nos sítios da inflamação.

IMUNIDADE ADQUIRIDA NOS FLUIDOS ORAIS

PAPEL DA IMUNOGLOBULINA A SECRETORA NA SALIVA

Na saliva total, são encontradas IgA (na forma secretora), IgG e IgM, que compreendem os principais componentes da resposta imune adquirida nesse fluido oral. A IgA é predominante na saliva, enquanto IgG e IgM estão em pequenas concentrações. IgG age inibindo a aderência microbiana e a enzima glicosiltransferase, além de formar complexos imunes ativando complemento e agindo como opsonina para facilitar a fagocitose bacteriana. IgM atua nos casos de deficiência de IgA.

IgA é a única classe de imunoglobulinas secretada efetivamente na saliva; as demais classes são provenientes do fluido crevicular gengival. Ela é produzida por plasmócitos presentes nas glândulas salivares, principalmente nas parótidas. A forma mais comum de IgA na saliva é a **IgA secretora**, formada por três componentes (Fig. 7.2):

- molécula de IgA, duas das quais se combinam para formar um dímero de IgA;
- cadeias J, que são polipeptídeos (15 kDa);
- componente secretor (SC), um polipeptídeo de 80 kDa produzido por células epiteliais secretoras que se une com o dímero de IgA por ligações dissulfídicas.

A IgA dimérica e a cadeia J são produzidas no citoplasma do plasmócito, que promove a dimerização e a secreção dessa IgA modificada no lúmen glandular. Durante o transporte pelos ductos salivares, a IgA dimérica adquire o SC, e esta IgA secretora é excretada na saliva (Fig. 7.3).

A IgA secretora tem duas vantagens principais: é preferencialmente transferida da glândula para a superfície mucosa às custas do SC, que

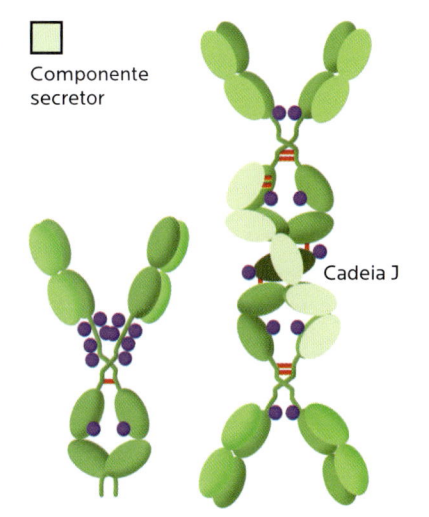

Componente secretor

Cadeia J

IgA sérica monômero

IgA secretora (IgAs) dímero (mais efetiva)

Figura 7.2 – Estrutura da imunoglobulina A secretora. Após ser secretada, a IgA adquire a cadeia J e um componente secretor, tornando-se IgA secretora.

apresenta receptores especiais nas células epiteliais dos ductos; e é mais resistente à degradação proteolítica por enzimas bacterianas do que outras Igs, propriedade interessante, pois é secretada sobre as mucosas que são colonizadas por bactérias.

O mecanismo de ação da IgA é inibir a aderência aos receptores da superfície mucosa ou dentária por meio de sua ligação aos microrganismos bucais. A formação dos plasmócitos a partir de células B e a secreção de IgA secretora ocorre pela estimulação direta de antígenos que penetram nas glândulas salivares menores ou ainda de antígenos reconhecidos nas placas de Peyer. Neste último caso, os linfócitos B saem das placas de Peyer por meio dos vasos linfáticos e chegam aos linfonodos mesentéricos. Ali sofrem maturação e são drenados para a corrente sanguínea, onde se abrigam na lâmina própria das mucosas do intestino, das glândulas salivares e de outras glândulas, onde se diferenciam em plasmócitos secretores de IgA secretora. A Figura 7.4 apresenta um esquema da produção de imunoglobulinas em resposta a antígenos de S. mutans.

Figura 7.3 – Síntese e secreção de IgAs na glândula salivar.

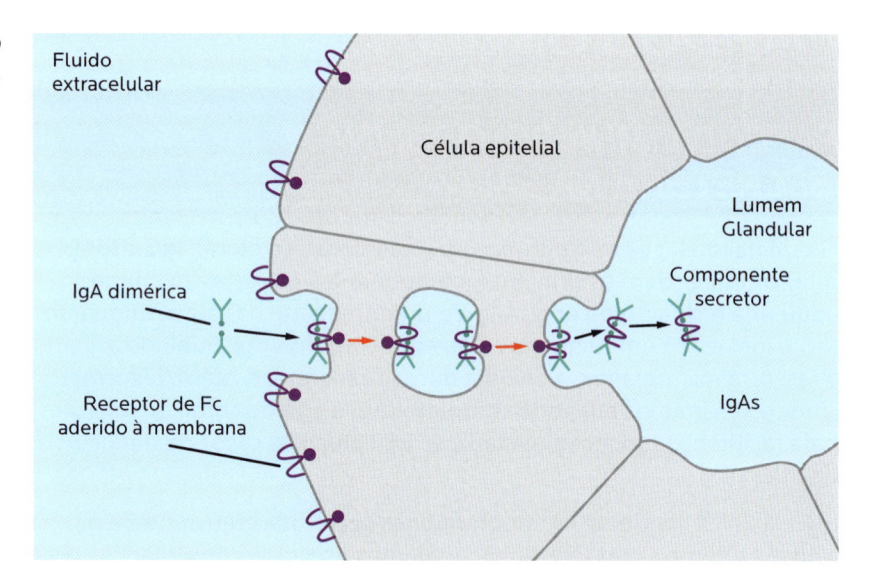

Figura 7.4 – Produção de imunoglobulinas em resposta a antígenos de S. mutans.

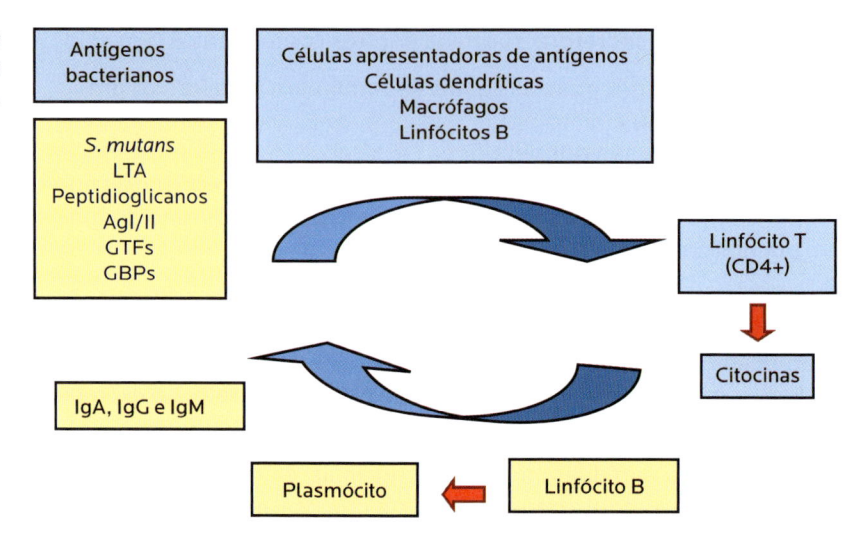

COMPONENTES DA IMUNIDADE ADQUIRIDA NO FLUIDO CREVICULAR GENGIVAL

O acúmulo de biofilme nas margens gengivais induz ao aumento do fluxo de fluido crevicular gengival e de células da resposta imune. O fluido gengival contém a maior parte dos componentes humorais e celulares encontrados no sangue, principalmente neutrófilos, além de IgG, IgM e IgA e componentes do sistema complemento. A presença de antígenos bacterianos induz a proliferação de células T (principalmente T auxiliares) e B. Na presença dos anticorpos, os antígenos formam imunocomplexos que ativam a via clássica do sistema complemento, sendo detectadas C3 e C5 que, além de atuarem como opsoninas, facilitando a fagocitose dos patógenos, induzem a liberação de fatores da inflamação, como histamina, agregação plaquetária e quimiotaxia para as células fagocíticas (macrófagos e neutrófilos).

Os monócitos/macrófagos são aproximadamente 2-3% das células imunes do fluido crevicular gengival e atuam como os neutrófilos na eliminação dos patógenos e seus produtos por meio da fagocitose e da digestão em lisossomos. Além disso, aumentam a ação antimicrobiana dos neutrófilos PMN. Mesmo na ausência de doença periodontal, todos esses componentes imunes são detectados no fluido gengival, porém em baixos níveis, como no caso dos anticorpos e dos mediadores inflamatórios, entre eles IL-1β e PGE2.

8

Imunidade aos agentes infecciosos com ênfase na cavidade bucal

THAIS DE CÁSSIA NEGRINI
RODRIGO ALEX ARTHUR
IRACILDA ZEPPONE CARLOS

OBJETIVO DE APRENDIZAGEM

- Explicar os mecanismos de resposta imunológica às bactérias, aos fungos e aos vírus

Nos capítulos anteriores, os componentes do sistema imune e a geração e a função das respostas imunológicas foram descritos. Um dos principais desafios do hospedeiro é a detecção do patógeno e a ativação de uma resposta imune rápida e eficaz. Assim, neste capítulo, será discutida a maneira como o sistema imune desempenha a sua principal função, que é proteger o hospedeiro contra infecções microbianas. Serão descritas as características principais de como a imunidade se comporta diante de diferentes tipos de microrganismos patogênicos e como esses microrganismos tentam resistir e se evadir aos mecanismos de defesa do hospedeiro.

Serão considerados três tipos de agentes patogênicos que ilustram as principais características da imunidade aos microrganismos: bactérias, vírus e fungos. Esses microrganismos diferem em sua estrutura, na forma como exploram o hospedeiro e no tipo de dano causado. A discussão será focada nas respostas imunológicas do hospedeiro a microrganismos patogênicos na cavidade bucal.

A cavidade bucal é a principal porta de entrada de patógenos para o corpo humano, sendo considerada a região do corpo que apresenta a microbiota mais complexa. A maior parte dos processos patológicos que afetam a cavidade bucal apresenta algum agente infeccioso. Apesar disso, devido à complexidade dos mecanismos de defesa do hospedeiro, a maioria dos patógenos que colonizam esse ambiente não ocasiona doença.

IMUNIDADE AOS AGENTES INFECCIOSOS

A maioria das doenças infecciosas é causada por patógenos menores do que as células presentes no ser humano. Para esses microrganismos, o hospedeiro constitui um ambiente amplo e rico em recursos para viver e se reproduzir. O desenvolvimento de uma doença infecciosa em um indivíduo engloba uma complexa interação entre o agente infeccioso e o hospedeiro. Os acontecimentos fundamentais durante esse processo incluem a entrada do microrganismo, a invasão e a colonização dos tecidos do hospedeiro, a evasão do sistema imune e o estabelecimento da doença. Embora somente se torne clara a presença dos agentes infecciosos no estabelecimento das doenças causadas por esses patógenos, constantemente o ser humano é exposto a um grande número de microrganismos. Felizmente, ao ocorrer o contato entre patógeno e hospedeiro, a maioria desses agentes são impedidos de causar infecção por barreiras presentes na superfície corporal.

Sabe-se que há necessidade de uma ampla variedade de respostas imunes para controlar cada tipo de infecção. O local da infecção e o tipo do patógeno são fatores determinantes do tipo de resposta imune a ser elaborada. O combate aos microrganismos é mediado por mecanismos efetores da imunidade natural e da imunidade adquirida.

O sistema imune natural compreende os componentes que atuam na primeira linha de defesa, impedindo a entrada de patógenos nos tecidos. Estes incluem as barreiras epiteliais e os diversos componentes químicos de defesa, além de células fagocíticas. Componentes do sistema imune natural também ativam a resposta imune adaptativa antígeno-específica, a qual induz as células efetoras, que eliminam o patógeno, e as células de memória, que protegem o indivíduo de infecções subsequentes.

As **primeiras barreiras** de infecção em combate aos diferentes patógenos são a pele intacta do hospedeiro, as superfícies mucosas e os seus produtos de secreção. Elas são defesas notáveis contra a maior parte das infecções. Em geral, em indivíduos saudáveis, algumas infecções são causadas por microrganismos relativamente virulentos que são capazes de causar dano ou penetrar através das barreiras epiteliais intactas. Muitas características dos microrganismos determinam sua virulência, e mecanismos distintos contribuem para a patogenia das doenças infecciosas. Nesse cenário, microrganismos infecciosos e o hospedeiro estão envolvidos em uma luta constante pela sobrevivência, e o prognóstico da infecção frequentemente é determinado pelo equilíbrio entre as respostas imunológicas do hospedeiro e as estratégias microbianas para resistir à imunidade.

Embora a resposta imune seja fundamental para o combate à maioria dos patógenos, tanto a deficiência quanto o exagero nessa resposta resultam em dano tecidual. Em muitas doenças infecciosas, os principais aspectos patológicos não estão relacionados a uma ação direta do agente agressor, mas a uma resposta imune exagerada com potencial de causar lesão tecidual. Em outros casos, há estudos que demonstram que agentes infecciosos podem desencadear doenças autoimunes, seja por mimetizar antígenos próprios, por induzir proliferação de células autorreativas ou por aumentar a expressão de moléculas de MHC e moléculas coestimulatórias nas células infectadas.

FATORES PROTETORES PRESENTES NA CAVIDADE BUCAL

A cavidade bucal tem sido descrita como um **espelho** que reflete a saúde de uma pessoa, visto que é um importante reservatório de microrganismos. Os dentes, a gengiva, a língua e as bochechas apresentam diferentes superfícies para a colonização microbiana. A intermitente ingestão de alimentos fornece nutrientes para o crescimento dessa microbiota. Estudos demonstram que aproximadamente 700 espécies bacterianas e, pelo menos, 30 espécies de fungos foram identificadas na cavidade bucal. Generalizando, em indivíduos saudáveis, é usual serem encontradas entre 20 e 50 espécies de bactérias; naqueles que apresentam algum tipo de enfermidade, há uma tendência para números mais elevados, que se aproximam de 200 diferentes espécies.

A **saliva** presente neste ambiente exerce um papel crítico na saúde bucal, pois, além de desempenhar as funções de lubrificação e hidratação dos tecidos orais, atua diretamente na regulação da microbiota e na proteção contra os microrganismos.

A função de proteção é desempenhada por componentes celulares e moleculares pertencentes às imunidades inata e adaptativa que atuam sobre os microrganismos promovendo a manutenção da homeostasia na cavidade bucal.

O sistema imune da mucosa bucal defende as superfícies mucosas contra antígenos alimentares, toxinas e invasão de microrganismos (bactérias, fungos, vírus). A primeira linha de defesa adaptativa das superfícies mucosas é representada pelas imunoglobulinas IgA secretoras, que estão presentes na saliva, em cooperação com mecanismos inatos protetores, como mucinas, aglutininas, outras proteínas de defesa (p. ex., lactoferrina, lisozima, defensinas) e células (neutrófilos e macrófagos).

Uma variedade de **fatores externos** pode causar alterações na mucosa oral, mudando tanto a estrutura da mucosa e sua função e também promovendo o desenvolvimento de patologias orais mais frequentemente causadas por bactérias, fungos e vírus que podem ocasionar manifestações sistêmicas, comprometendo a saúde do hospedeiro. Por outro lado, doenças sistêmicas também podem ocasionar alterações na mucosa oral. No caso de indivíduos que necessitam ser submetidos a tratamento de quimioterapia, a hipossalivação e a xerostomia geralmente se fazem presentes, aumentando o risco de infecções orais pela ausência dos componentes imunológicos presentes na saliva.

A relação entre a saúde bucal e a saúde sistêmica tem sido cada vez mais considerada durante as últimas duas décadas, bem como as consequências sistêmicas de infecções orais em pacientes imunocomprometidos. Vários estudos epidemiológicos têm ligado saúde bucal precária a doença cardiovascular, controle glicêmico em pacientes diabéticos e uma série de outras condições, incluindo artrite reumatoide e osteoporose.

LEMBRETE

As infecções orais são também reconhecidas como um problema para os indivíduos que sofrem de uma variedade de doenças crônicas e infecções como as causadas pelo HIV.

RESPOSTA IMUNOLÓGICA DO HOSPEDEIRO A GRUPOS ESPECÍFICOS DE PATÓGENOS

Para fins de defesa do hospedeiro, existe uma distinção fundamental entre os patógenos que se replicam nos espaços intercelulares, produzindo **infecções extracelulares**, e aqueles patógenos que se replicam no interior das células humanas, ocasionando **infecções intracelulares**. Esses diferentes sítios de replicação apresentam implicações nos tipos de mecanismos de resposta imune que podem ser utilizados na tentativa de eliminação do agente infecciosos.

BACTÉRIAS

As bactérias são os microrganismos que mais frequentemente causam infecções no homem. Tanto as barreiras naturais contra os agentes infectantes quanto a imunidade inata e a adaptativa participam do mecanismo de defesa contra esses microrganismos.

Existem dois tipos de bactérias patogênicas: as bactérias extracelulares, que são capazes de se replicar fora das células do hospedeiro (circulação, tecido conjuntivo e espaços teciduais), e as bactérias intracelulares, que são capazes de se multiplicar e sobreviver no interior das células fagocíticas.

BACTÉRIAS EXTRACELULARES

Muitas espécies diferentes de bactérias extracelulares (p. ex., *S. aureus*, *S. pyogenes* – grupo A –, *S. pneumoniae*, *C. tetani* e *E. coli*) são patogênicas, e a doença é causada por dois mecanismos principais. Primeiramente, essas bactérias induzem **inflamação**, o que resulta em destruição tecidual no local da infecção. Em segundo lugar, muitas dessas bactérias produzem **toxinas**, as quais possuem efeitos patológicos diversos. Tais toxinas podem ser endotoxinas, que são componentes das paredes celulares bacterianas, ou exotoxinas, que são ativamente secretadas pelas bactérias e que podem interferir nas funções normais e destruir as células do hospedeiro por vários mecanismos bioquímicos.

Nesses casos, os mecanismos de defesa estão relacionados principalmente às barreiras naturais do hospedeiro por ativação do sistema complemento, fagocitose e resposta inflamatória. A importância das barreiras naturais no combate às infecções bacterianas extracelulares é bem reconhecida:

- a integridade da pele e das mucosas impede a aderência e a penetração dos microrganismos;
- o movimento mucociliar elimina bactérias que entram em contato com o trato respiratório;
- o pH ácido do estômago apresenta a capacidade de destruir bactérias que penetram pelo trato digestivo;
- as secreções salivares possuem substâncias com atividade antimicrobiana que favorecem a eliminação do microrganismo.

Os próprios microrganismos apresentam alguns elementos que facilitam o reconhecimento pelo sistema imune do hospedeiro. Bactérias gram-positivas, por exemplo, apresentam em suas paredes celulares o peptideoglicano, estrutura que possibilita o revestimento desse microrganismo por moléculas do sistema complemento, as quais irão facilitar o seu reconhecimento, fagocitose e destruição pelos fagócitos (processo denominado de opsonização). Os fagócitos, por sua vez, além de apresentarem receptores Fc e receptores do complemento para o reconhecimento das bactérias opsonizadas, também apresentam outros receptores relacionados ao processo de fagocitose, como por exemplo, o receptor de manose o qual desempenha a função de se ligar à manose (açúcar expresso por diferentes microrganismos) e os receptores semelhante à Toll ("Toll-like receptors") os quais apresentam a capacidade de identificar as moléculas associadas à patógenos (PAMPs) dando início a uma resposta inflamatória pela secreção de citocinas, as quais estimulam a migração de leucócitos para o sítio de infecção.

As respostas de anticorpos contra bactérias extracelulares são direcionadas contra antígenos da parede celular e toxinas secretadas e associadas à célula, os quais podem ser polissacarídeos ou proteínas. Anticorpos dirigidos contra essas substâncias não só impedem sua ação, mas também facilitam a fagocitose pelo processo de opsonização. Além disso, também são coadjuvantes na destruição de bactérias pelo complemento, ativando esse sistema pela via clássica. Outro mecanismo utilizado pelos anticorpos na tentativa de eliminação do patógeno é o de **neutralização**, processo pelo qual os anticorpos podem se ligar a bactérias, impedindo que estas se fixem nas mucosas, ou podem se ligar a toxinas produzidas por esses microrganismos, inibindo a sua ação.

Os antígenos proteicos também ativam as células T CD4+, as quais produzem citocinas que estimulam a produção de anticorpos, induzem a inflamação local e acentuam as atividades fagocítica e microbicida dos macrófagos e neutrófilos.

As principais **consequências lesivas** das respostas do hospedeiro às bactérias extracelulares são a inflamação e o choque séptico, devido à dificuldade em controlar a resposta inflamatória, que é geralmente autolimitada e controlada. Porém, eventualmente, infecções disseminadas causadas por bactérias Gram-negativas e algumas Gram-positivas podem resultar em septicemia e choque séptico, situação extremamente grave e associada a alta taxa de mortalidade.

O choque séptico é desencadeado por LPSs presentes na parede bacteriana, estimulando nos neutrófilos, nos macrófagos, nas células endoteliais e nos músculos uma produção exacerbada de citocinas pró-inflamatórias (TNF-α, IFN-γ e IL-12). Como consequência, ocorrem colapso circulatório e coagulação intravascular disseminada.

Como as bactérias extracelulares são suscetíveis à destruição quando fagocitadas, elas desenvolvem como mecanismo de escape fatores que possuem atividade antifagocítica e inibição ou inativação dos elementos do complemento, o que facilita o escape à imunidade natural. Em relação aos principais mecanismos utilizados como escape da resposta humoral, as bactérias são capazes de variar geneticamente seus antígenos de superfície.

BACTÉRIAS INTRACELULARES

Uma característica das bactérias intracelulares (p. ex., micobactérias, *L. monocytogeneses* e *L. pneumophila*) é a sua capacidade de sobreviver e se replicar no interior dos fagócitos. Como esses microrganismos estão num ambiente em que permanecem inacessíveis aos anticorpos circulantes, sua eliminação requer os mecanismos da imunidade mediada por células.

As bactérias intracelulares ativam as células NK pela expressão de ligantes ativadores da célula NK ou pela estimulação de células dendríticas e macrófagos para a produção de IL-12. A infecção de uma célula por um patógeno intracelular pode alterar a expressão ou a conformação de moléculas MHC de classe I, fazendo com que a interação dessas células com os receptores da célula NK gere um sinal estimulador que faz com que a célula NK mate a célula infectada, proporcionando uma reposta imune inicial contra esse tipo de patógeno.

Além disso, as bactérias intracelulares podem estimular tanto as células T CD4+ pela expressão de antígeno associado ao MHC classe II, como também células T CD8+ por meio da expressão de antígenos associados a moléculas MHC de classe I. A ativação de células T CD4+ leva à secreção de IFN-γ, que ativa os macrófagos e leva à produção aumentada de óxido nítrico e à destruição do microrganismo. As células T CD8+ participam do mecanismo de defesa por meio da citotoxicidade, destruindo os macrófagos infectados.

Para resistir à eliminação pelos fagócitos, esses microrganismos são capazes de inibir a fusão dos fagolisossomos ou escapar para o citosol, ocultando dessa forma os mecanismos microbicidas dos lisossomos e inativando espécies reativas de oxigênio.

A resistência à fagocitose por esses microrganismos é uma razão pela qual tais bactérias tendem a causar infecções crônicas que podem durar por muitos anos, frequentemente recorrentes e difíceis de erradicar.

Na cavidade bucal, uma complicação tardia da resposta imunológica humoral à infecção bacteriana, de um modo geral, pode ser a **geração de anticorpos produtores de doença**. O exemplo mais bem definido é o de duas sequelas raras das infecções estreptocócicas da orofaringe ou da pele que são manifestadas semanas ou mesmo meses após o controle das infecções.

A **febre reumática** é uma sequela de infecção faríngea com alguns tipos sorológicos de estreptococos β-hemolíticos. Essa infecção ocasiona a produção de anticorpos contra uma proteína da parede celular bacteriana (proteína M), os quais apresentam reação cruzada com proteínas do miocárdio, sendo depositados no coração, estabelecendo dessa forma uma inflamação nesse tecido (cardite). A **glomerulonefrite pós-estreptocócica** também é uma sequela da infecção de pele ou orofaringe por outros sorotipos de estreptococos β-hemolíticos. Os anticorpos produzidos contra essas bactérias formam complexos com antígenos bacterianos, os quais podem ser depositados nos glomérulos renais e causar nefrite.

Outra doença infecciosa que acomete a cavidade bucal é a **sífilis**, uma doença crônica sistêmica, altamente contagiosa, que desafia a humanidade há séculos. O seu agente etiológico é a bactéria *T. pallidum*, que normalmente penetra no hospedeiro por pequenas abrasões decorrentes de relação sexual. Após isso, esse microrganismo atinge o sistema linfático e, por disseminação hematogênica, atinge outras partes do corpo. A resposta de defesa local resulta em erosão e ulceração no ponto de inoculação, enquanto a disseminação sistêmica resulta na produção de complexos imunes circulantes que podem depositar-se em qualquer órgão. Entretanto, a imunidade humoral não tem capacidade de proteção. A imunidade

> **ATENÇÃO**
>
> As manifestações orais da sífilis são, em muitos casos, os primeiros sinais da doença e podem orientar o diagnóstico correto e precoce, ponto importante para o tratamento desta enfermidade.

celular é mais tardia, permitindo ao *T. pallidum* se multiplicar e sobreviver por longos períodos.

A **tuberculose** é uma das principais causas de morbidade e mortalidade mundiais. É uma doença granulomatosa crônica, cujo agente etiológico é a micobactéria denominada *M. tuberculosis*. O recente aumento na incidência de tuberculose, combinado com uma resistência global emergente ao *M. tuberculosis*, justifica um maior envolvimento de lesões atípicas na cavidade oral. Esse microrganismo pode infectar todas as partes da boca (palato duro e mole, úvula, faringe, mucosa jugal, lábios, língua, maxila e mandíbula), aparecendo predominantemente na forma de lesões ulcerativas que são consideradas em diagnóstico diferencial de vários tipos de úlceras orais.

FUNGOS

Doenças fúngicas representam um paradigma importante na imunologia, uma vez que podem resultar de uma falta de reconhecimento pelo sistema imune ou de uma superativação da resposta inflamatória. A imunidade protetora contra fungos patogênicos (p. ex., *H. capsulatum*, *A. fumigatus*, *S. schenckii*, *C. albicans*, *P. brasiliensis*) é conseguida por meio da integração de dois braços distintos do sistema imune: as respostas inata e adaptativa, as quais estão intimamente ligadas por meio de conjuntos de moléculas e receptores que atuam para gerar uma resposta imune eficaz de proteção contra fungos patogênicos.

A decisão de como o hospedeiro irá responder é determinada principalmente pelas interações entre patógenos e células do sistema imune inato. O principal mecanismo de defesa natural contra fungos é desenvolvido pelos **fagócitos**, que os destroem por meio da produção de óxido nítrico e enzimas lisossômicas. Adicionalmente, há participação das respostas Th1 impulsionadas por IL-12 e IFN-γ, as quais aumentam a função de neutrófilos e macrófagos. Nas últimas duas décadas, a imunopatogênese das infecções fúngicas foi explicada, principalmente, em termos de equilíbrio entre as respostas Th1 e Th2.

Muitas infecções fúngicas são ditas **oportunistas** porque os agentes causadores não provocam doença em indivíduos sadios, mas podem infectar e manifestar doença grave em pessoas imunodeficientes. Deficiência de neutrófilos como resultado de supressão ou de dano à medula óssea frequentemente está associada a essas infecções.

Um recente aumento foi observado nas infecções fúngicas oportunistas secundário a um aumento nas imunodeficiências causadas principalmente pela Aids, pela terapia contra neoplasias e pela rejeição de transplantes, as quais inibem o funcionamento da medula óssea e das respostas imunológicas.

Diferentes fungos infectam o corpo humano e podem sobreviver no tecido extracelular e no interior de fagócitos. Portanto, a resposta imunológica a esses microrganismos frequentemente envolve combinações de respostas a bactérias extracelulares e intracelulares. Entretanto, muito menos se sabe sobre resposta imune contra fungos do que contra bactérias e vírus. Isso ocorre devido ao fato de que essa resposta frequentemente está associada a indivíduos que são incapazes de estabelecer respostas imunes efetivas.

No caso da cavidade bucal, a **candidíase** é a mais comum das infecções fúngicas que afetam a boca, sendo a *C. albicans* a principal espécie encontrada. A infecção por *Candida* é frequente no palato de portadores de próteses totais, na glossite romboide, na imunossupressão e naqueles pacientes que recebem antibioticoterapia ou medimentos que causam xerostomia. A *Candida* pode infectar secundariamente a lesões bucais, como líquen plano, leucoplasia e carcinoma. Além da candidíase, outra infecção fúngica encontrada na cavidade bucal é a paracoccidioidomicose, uma doença sistêmica causada pelo fungo dimórfico *P. brasiliensis*, que envolve, primariamente, os pulmões, posteriormente disseminando-se para outros órgãos e sistemas. Lesões secundárias aparecem frequentemente nas membranas mucosas, particularmente boca e nariz, além de pele.

VÍRUS

Os vírus são microrganismos que desenvolveram a maior variedade de mecanismos para subverter ou escapar das defesas imunes, pois sua replicação e seu ciclo de vida dependem completamente dos processos metabólicos das células humanas. Por esse motivo, recebem a denominação de **microrganismos intracelulares obrigatórios**.

Esses patógenos infectam uma variedade de células utilizando as moléculas celulares de superfície como receptores para entrarem nas células. Após entrarem nas células, os vírus podem causar lesão tecidual e doença por vários mecanismos. A replicação viral interfere com a síntese e a função das proteínas celulares normais e leva à lesão e, por fim, à morte da célula infectada. Esse resultado é um tipo de efeito citopático da célula dos vírus, e a infecção é considerada lítica porque a célula infectada é lisada.

As estratégias de **autodefesa viral** incluem a captura dos genes celulares que, quando expressos pelo vírus, podem desviar a resposta imune. Além disso, esses microrganismos podem causar infecções latentes, durante as quais o DNA viral persiste nas células do hospedeiro e produz proteínas que podem ou não alterar as funções celulares.

A **latência** é frequentemente um estado de equilíbrio entre infecção persistente e uma resposta imunológica que é capaz de controlar a infecção, mas não capaz de erradicá-la. Algumas dessas infecções latentes se tornam disseminadas e mesmo líticas se a resposta imunológica for comprometida. As respostas imunológicas natural e adquirida ao vírus têm o objetivo de bloquear a infecção e eliminar as células infectadas.

Em infecções virais, o **sistema imune inato** destina-se a atuar como primeira linha de defesa para evitar a invasão viral ou a replicação previamente à geração dos mecanismos efetores da imunidade adaptativa. Na resposta imune inata, os PPRs estão envolvidos para detectar componentes específicos virais, como RNA ou DNA virais ou produtos intermediários que irão induzir a produção de IFN tipo I, que inibe a replicação viral, e outras citocinas pró-inflamatórias pelas células infectadas. Além disso, as células NK destroem as células infectadas pelos vírus, o que constitui um importante mecanismo de defesa no início da infecção viral.

A **imunidade adaptativa** em infecções virais é mediada por anticorpos, os quais bloqueiam a ligação do vírus e a entrada na célula do hospedeiro, e por células T CD8+, as quais eliminam a infecção, destruindo as células infectadas.

Os anticorpos são eficazes contra os vírus apenas no estágio extracelular da vida desses patógenos, o qual ocorre no início da infecção, antes de entrarem nas células do hospedeiro ou quando são liberados de células infectadas.

Em várias doenças virais, o anticorpo tem papel fundamental na proteção contra a infecção quando se trata de um hospedeiro previamente sensibilizado, seja por uma infecção prévia, seja por imunização. Isso porque, em indivíduos já sensibilizados, a presença de anticorpos pode interceptar os vírus, impedindo sua ligação com a célula do hospedeiro. Os efeitos antivirais das células T CD8+ incluem a ativação de nucleases no interior das células infectadas, que irão degradar genomas virais, e a secreção de citocinas como o IFN-γ, que possui atividade antiviral.

Os vírus desenvolveram numerosos mecanismos para escapar da imunidade do hospedeiro, alterando seus antígenos para deixarem de ser células-alvo das respostas imunológicas, inibindo a apresentação de antígenos associados ao MHC de classe I e destruindo ou inativando as células imunocompetentes, como é o caso do **HIV**, que sobrevive infectando e eliminando células T CD4+ que também podem ser destruídas por citotoxicidade mediada pela célula T CD8+.

A fase inicial da infecção por HIV é assintomática, denominada latência clínica, que pode durar de 2 a 15 anos. Durante essa fase da infecção, existe replicação persistente do HIV nas células T CD4+, o que causa uma redução gradual do número de células T. Sendo a célula T CD4+ uma das mais importantes na cooperação da resposta imune, a diminuição numérica e a alteração de sua função levam a uma supressão da resposta imunológica. Essa supressão está associada predominantemente à diminuição de IL-2, IFN-γ e TNF-α. Por essa razão, em pacientes acometidos por essa infecção, as principais infecções oportunistas estão relacionadas a agentes infecciosos intracelulares.

Há diversas infecções virais relacionadas à cavidade bucal. O **vírus do herpes simples**, que causa herpes oral, infecta primeiramente as células epiteliais e se dissemina para os neurônios sensoriais que servem à área da infecção. A resposta imune elimina o vírus do epitélio, mas ele persiste em estado de latência nos terminais dos neurônios dos nervos sensitivos e volta a ativar-se em períodos de estresse, incluindo exposição à luz solar, infecção bacteriana ou alterações hormonais. Após a reativação, o vírus reinfecta o tecido epitelial e se replica nas células epiteliais, ocasionando a produção de peptídeos virais que reestimulam as células T CD8+, as quais matam as células infectadas, criando nova úlcera. Esse episódio pode ser repetido muitas vezes ao longo da vida com manifestação de vesículas dolorosas. Os neurônios são um local preferencial para o vírus latente se ocultar, pois expressam números reduzidos de moléculas MHC de classe I, reduzindo ainda mais o potencial de apresentação de peptídeos virais às células T CD8+.

O **herpes-vírus varicela-zóster** permanece latente nos gânglios da raiz dorsal após a infecção aguda do epitélio (varicela) estar encerrada. O estresse ou a imunossupressão podem reativar o vírus, causando o ressurgimento de lesões mais frequentemente em pele. Entretanto, a localização das lesões pode ser variada, uma vez que depende do nervo atingido pela infecção. No caso da cavidade bucal, podem ocorrer manifestações na língua, na bochecha, no palato ou na garganta.

> **LEMBRETE**
>
> Em contraste com o vírus do herpes simples, a reativação da varicela-zóster ocorre somente uma vez na vida.

Um terceiro herpes-vírus que pode ser encontrado na cavidade bucal é o **vírus Epstein-Barr** (EBV). A primeira exposição na infância produz uma doença leve, do tipo gripal, enquanto adolescentes ou adultos que entram em contato com o EBV pela primeira vez desenvolvem mononucleose infecciosa, uma infecção aguda dos linfócitos B. A maioria das células infectadas prolifera e produz novas células virais, levando por sua vez à proliferação excessiva de células T específicas para EBV. Após algum tempo, a infecção é controlada pelas células T CD8+, que eliminam as células B infectadas. É raro que a reativação do vírus acarrete doença; entretanto, em pacientes imunocomprometidos, a reativação do vírus pode causar infecção disseminada por EBV. A infecção pelo EBV ocorre por via oral, provavelmente pelo contato com secreções orofaríngeas contaminadas.

O **papilomavírus humano** (HPV) é um dos vírus DNA mais comuns que afetam a pele e as áreas da mucosa do corpo humano no mundo. Também é um fato conhecido que o HPV provoca muitas lesões na cavidade oral. As condições mais comuns induzidas pela infecção oral por HPV são geralmente benignas, como papiloma escamoso, verruga vulgar, condiloma acuminado e hiperplasia epitelial focal, ou associadas a outras potencialmente malignas, como leucoplasias e líquen plano. Pacientes que eliminaram o vírus apresentam níveis elevados de IFN-γ, sugerindo uma resposta Th1 efetora nessa enfermidade. Entretanto, os mecanismos de imunidade do hospedeiro para prevenir e controlar a infecção pelo HPV ainda permanecem obscuros.

9

Imunologia da cárie dentária

DANIEL J. SMITH
CRISTIANE DUQUE
DENISE M. PALOMARI SPOLIDORIO

OBJETIVOS DE APRENDIZAGEM

- Demonstrar os principais componentes da resposta imune inata e da resposta imune adquirida na proteção contra microrganismos cariogênicos
- Explicar a formação natural da imunidade contra *S. mutans*
- Citar as principais abordagens imunológicas para interceptação da doença cárie

Como descrito no volume 1 deste livro, a cárie dentária é considerada consequência de uma infecção, ou infecções, causada por uma microbiota acidogênica que reduz o pH do ambiente bucal e com o tempo desmineraliza a superfície dentária. Uma variedade de estreptococos orais, lactobacilos, *Actinomyces* e certas bifidobactérias (*Scardovia*) têm sido implicadas no início ou na progressão da lesão de cárie, com base na evidência de associações epidemiológicas com a doença, avaliação do potencial acidogênico e identificação de atributos favoráveis para a colonização.

Nesse grupo de possíveis patógenos, estreptococos grupo *mutans*, particularmente *S. mutans*, têm sido altamente relacionados especialmente ao início da doença na infância. Assim, a espécie *S. mutans* tem recebido a maior parte da atenção dos estudos imunológicos e será o foco principal deste capítulo.

O MILÊNIO DA IMUNOLOGIA ORAL

A microbiota do biofilme bucal, incluindo aquela que é cariogênica, é exposta a uma variedade de constituintes da imunidade inata e adaptativa. A exposição mais efetiva ocorre quando as bactérias estão em fase planctônica durante a infecção ou reinfecção das superfícies dentárias.

Os componentes da imunidade inata são predominantemente derivados do epitélio da glândula salivar e interagem com as bactérias de várias maneiras. Por exemplo, as **mucinas salivares** (MG1 e MG2) são glicoproteínas ricas em carboidratos, secretadas por células acinares das glândulas salivares maiores (submandibular e sublingual) e menores. Elas apresentam muitas funções lubrificantes e protetoras na cavidade bucal. Das duas mucinas, a MG2 está relacionada à adesão bacteriana, incluindo de *S. mutans*. Presumivelmente, essa adesão promove a remoção das bactérias da cavidade bucal pela deglutição.

Outras proteínas salivares influenciam a capacidade das bactérias de se incorporar no biofilme bucal de maneira não relacionada à adesão ou à ligação às estruturas dentais. A lactoferrina, uma molécula de 80 kDa produzida pelos ácinos das glândulas salivares e pelas células epiteliais, é uma proteína ligante de ferro (dois átomos/molécula). Pelo papel essencial do ferro no metabolismo, a lactoferrina pode limitar o crescimento bacteriano no ambiente bucal.

As **peroxidases**, sintetizadas tanto pelas células epiteliais salivares quanto pelos neutrófilos do fluido crevicular gengival, produzem íons hipotiocianato altamente reativos quando na presença de tiocianato, além de peróxido de hidrogênio por ação bacteriana na saliva. O resultado para bactérias suscetíveis é a oxidação de grupos sulfídricos de suas enzimas metabólicas e consequente inibição do crescimento. Esse mecanismo afeta os microrganismos como uma desvantagem seletiva para o crescimento no ambiente bucal.

A **lisozima**, uma proteína de 14 kDa, é também produzida pelo epitélio salivar. Essa enzima cliva a ligação β-1,4 entre o ácido N-acetilmurâmico e a N-acetilglicosamina no peptidoglicano das paredes celulares de bactérias Gram-positivas.

Efeitos antibacterianos secundários têm sido descritos para muitas dessas proteínas, incluindo agregação bacteriana e limpeza, geração de radicais hidroxila letais e potencial sinergismo entre esses efeitos ou com anticorpos da IgA secretora salivar. Diversos peptídeos derivados do hospedeiro também são parte da imunidade inata da cavidade bucal. Entre eles, estão as defensinas e a catelicidina LL-37. As defensinas β-humanas (HBD1-4) são secretadas pelo epitélio gengival e por glândulas salivares. Em contraste, as α-defensinas são principalmente secretadas pelos leucócitos PMN, sendo também conhecidas como peptídeos neutrofílicos humanos (HNP1-4).

A **catelicidina** é primariamente um produto neutrofílico. Os efeitos antibacterianos das HBDs e da catelicidina são amplos, sendo que seus alvos são bactérias Gram-positivas e Gram-negativas, incluindo *S. mutans*. Assim como muitos peptídeos e glicoproteínas na saliva, a atividade antimicrobiana desses peptídeos é aparentemente ampliada pelo sinergismo com outros componentes secretados.

IMUNIDADE ADAPTATIVA NAS SECREÇÕES ORAIS

As propriedades da imunidade inata de muitas das proteínas salivares são complementadas pelas expressões da imunidade adaptativa da cavidade bucal. A IgA secretora é a principal Ig secretada na saliva. Tanto as glândulas salivares menores quanto as maiores secretam IgA secretora na cavidade bucal. Essa classe de Ig predomina nas secreções das glândulas salivares maiores. Entretanto, as glândulas salivares menores também contribuem com significantes concentrações de IgG (glândula salivar labial) e IgM (glândula salivar palatina) para a saliva total. Os biofilmes adjacentes às margens gengivais são também expostos aos componentes imunes do fluido crevicular gengival.

O principal anticorpo do fluido crevicular gengival é o IgG, sendo que muito pouca concentração de IgA secretora está também presente. Esse fluido também contém um número de componentes acessórios da imunidade, como o sistema complemento. Além disso, é rico em elementos celulares, especialmente leucócitos PMN. Muitas das diversas atividades imunes, incluindo a fixação de complemento e a opsonização, levam à exposição das bactérias aos anticorpos.

Como será descrito a seguir, os componentes da imunidade adaptativa presentes nas secreções salivares menores e maiores e no fluido crevicular gengival têm sido associados à resposta adaptativa natural contra a microbiota cariogênica. Além disso, as respostas imunes induzidas experimentalmente em cada fluido têm mostrado conferir alguma proteção contra a doença cárie e/ou a colonização por *S. mutans*.

O ambiente imune bucal sofre uma evolução rápida e precoce. Os níveis de IgA secretora são baixos ao nascimento. Entretanto, imunócitos contendo IgM e IgA estão presentes no tecido salivar nesse momento, além de células epiteliais contendo componentes secretórios. Após o nascimento, a exposição a antígenos bacterianos, virais e alimentares causa uma rápida expansão das células plasmáticas produtoras de IgA na lâmina própria da mucosa. Fatores imunomodulares no leite materno aparentemente aumentam essa expansão, pois neonatos recebendo este leite apresentam concentrações de IgA significantemente maiores quando comparados a crianças que receberam alimentação artificial.

A **idade gestacional** também tem mostrado influenciar as concentrações de IgA salivar precocemente na vida. As concentrações de IgA secretora continuam a aumentar durante os primeiros 6 meses de vida. IgA secretora madura, ou seja, IgA dimérica com componente secretório aderido, é a principal Ig salivar secretada no primeiro mês da criança. Embora na saliva da maioria das crianças jovens predomine a subclasse IgA1, muitas delas exibem uma distribuição das subclasses IgA1 e IgA2 semelhante à do adulto, após os 6 meses de idade. O aumento da concentração de IgA salivar reflete o desenvolvimento das respostas imunes à microbiota comensal, às vacinas administradas e a estímulos antigênicos adicionais presentes na dieta.

Anticorpos IgA contra toxoide tetânico e poliovírus aparecem na saliva nos primeiros meses de vida como consequência da imunização pediátrica provocada pelas vacinas orais ou injetadas. Anticorpos IgA salivar para a microbiota oral predominante são verificados dentro de poucas semanas de vida. As respostas tornam-se mais complexas com a expansão do biofilme bucal, que ocorre com o desenvolvimento dos dentes e com a exposição aos desafios microbianos externos.

Crescente evidência tem sugerido que as respostas imunes orais à chamada microbiota pioneira podem modular a posterior colonização com novos organismos por causa do anticorpo relacionado ao microrganismo pioneiro, que é reativo, apresentando epítopos similares ou compartilhados. Na verdade, esse fenômeno pode ser uma explicação para o atraso na colonização por *S. mutans* em algumas crianças jovens que apresentavam anticorpos IgA salivar contra a proteína ligante de glucano (Gbp) antes do estabelecimento de *S. mutans*. Estudos sequenciais revelaram forte similaridade entre Gbp de *S. mutans* e regiões estruturais de proteínas associadas à parede celular de *S. mitis*, uma das espécies pioneiras.

Além disso, evidências indicam que o sistema imune da mucosa amadurece rapidamente para enfrentar os desafios microbianos significativos e imediatos a que ele está exposto. As respostas de IgM iniciais dão lugar a respostas de IgA secretora, tanto às subclasses IgA1 quanto às IgA2. A principal deficiência imunológica nos primeiros 2 anos de vida está relacionada à incapacidade para responder a antígenos que são carboidratos na natureza, pelo menos quando isolados a partir de antígenos de proteínas. No entanto, nessa idade, um conjunto variado e único de respostas imunes das mucosas à proteína bacteriana está presente na saliva. Assim, a criança está preparando a maquinaria imunológica para um biofilme que irá coexistir ao longo da sua vida.

IMUNIDADE FORMADA NATURALMENTE CONTRA S. MUTANS

Em relação à imunidade formada em **adultos**, dado o fato de estreptococos do grupo *mutans* se tornarem membros permanentes do biofilme bucal na infância, não é nenhuma surpresa que o anticorpo IgA salivar a uma variedade de componentes de *S. mutans* está, de alguma forma, presente na parótida e nos fluidos das glândulas submandibular e sublingual na maioria dos adultos saudáveis.

Após a maturação da resposta imune da mucosa estar completa, os níveis de IgA totais da parótida e de anticorpos IgA das parótidas contra *S. mutans* permanecem relativamente constantes durante toda a vida, embora concentrações de IgA na saliva estimulada de glândulas menores tenham mostrado uma redução significativa com a idade.

Anticorpos IgG para *S. mutans* também podem ser detectados no soro e no fluido crevicular gengival. A aquisição inicial de anticorpos IgG2 em crianças ocorre via transferência placentária e reflete a experiência materna com esses microrganismos. Uma vez colonizadas com estreptococos do grupo *mutans*, as crianças desenvolvem suas próprias respostas imunes sistêmicas para esses antígenos na primeira infância. Níveis de anticorpos séricos IgG aumentam durante a infância e permanecem detectáveis por toda a vida. Uma vez que o fluido crevicular gengival é, em parte, um derivado de soro, ele contém um reflexo das especificidades de anticorpos IgG do soro para esses organismos. Assim, estreptococos cariogênicos são expostos a uma variedade de fontes de anticorpo na cavidade bucal.

Têm sido problemáticas as tentativas de associar os níveis de anticorpos IgG no soro ou IgA na saliva com a presença ou ausência de cárie dentária em adultos. Compreender o significado de IgA sintetizada naturalmente ou de anticorpos IgG sobre a colonização e a doença é complexo, por causa das diferenças nas metodologias dos estudos e da dinâmica de manutenção do biofilme. Fatores complicadores adicionais incluem a ingestão de carboidratos fermentáveis, as taxas de fluxo salivar, a capacidade de adsorção da microbiota ao biofilme e a contribuição de múltiplas fontes externas de anticorpos quando a saliva total é utilizada para análise.

Como já foi descrito, as crianças desenvolvem as respostas imunes das mucosas a microrganismos comensais da microbiota bucal muito cedo na vida. Anticorpos IgA salivar contra componentes de *S. mutans* podem ser detectados frequentemente, como se esses estreptococos cariogênicos participassem do biofilme bucal de forma permanente. Na verdade, às vezes, os anticorpos podem ser detectados antes do estabelecimento permanente de *S. mutans* no biofilme bucal, pois a maioria das crianças está sendo exposta a esses organismos (e desafiada por eles) desde o nascimento por seus cuidadores primários. Assim, a quantidade de desafio imune fornecido somente por estreptococos planctônicos pode ser suficiente para uma resposta imune completa.

As principais atividades salivares de anticorpos IgA observadas durante a aquisição primária de estreptococos cariogênicos são dirigidas aos componentes de *S. mutans*, e estas são consideradas importantes para a colonização e o acúmulo da espécie. Entre os componentes que reagem com o anticorpo IgA, os mais relevantes são o antígeno I/II (Ag I/II), glicosiltransferases e proteína ligante de glucano B (GbpB), embora várias outras reatividades possam ser detectadas. Algumas investigações têm procurado identificar o(s) epítopo(s) dentro desses componentes preferidos para a resposta; foi encontrada uma alta frequência de reatividade de anticorpos IgA contra a região de adesão de glucanos (C-terminal) de glucosiltransferases (Gtf) e a região N-terminal da GbpB.

SAIBA MAIS

Não é incomum que irmãos mais novos apresentem diferentes padrões de reatividade de anticorpos IgA com antígenos de *S. mutans*, apesar de terem sido inicialmente contaminados com as mesmas cepas maternas.

Durante a transição para dentição mista nas crianças, há alguma evidência de que o nível de atividade do anticorpo para alguns destes epítopos pode influenciar o risco de cárie. Padrões de atividade de anticorpos IgA salivares a antígenos de *S. mutans* em crianças jovens apresentam similaridades com os padrões de especificidades de anticorpos contra antígenos de outra microbiota bucal. Por exemplo, as "respostas" de IgA salivar a *S. mitis* colonizando lactentes jovens podem ser detectadas, mas são bastante diversificadas no que diz respeito à quantidade e à distribuição das atividades dos anticorpos. Da mesma forma, as crianças colonizadas por estreptococos do grupo *mutans* aparentemente respondem em taxas diferentes após a infecção, talvez por causa de diferenças na extensão da infecção (dose de antígeno) ou da idade no momento da infecção (maturação da resposta imune).

ABORDAGENS EXPERIMENTAIS PARA O CONTROLE IMUNOLÓGICO DA CÁRIE DENTÁRIA

Há várias razões pelas quais as abordagens imunológicas adaptativas para controle da cárie dentária têm prosseguido. Em primeiro lugar, encontramos a **etiologia bacteriana** da doença. As doenças infecciosas têm sido frequentemente frustradas quando se utilizam anticorpos solúveis induzidos em vacina para patógenos bacterianos. Os braços sistêmico e mucoso da resposta imune atingem a cavidade bucal através do fluido gengival e dos fluidos das glândulas salivares maiores e menores, respectivamente, e ambas as fontes podem ser induzidas a contribuir com anticorpos específicos dirigidos à microbiota bucal.

Os microrganismos associados à cárie dentária apresentam alvos antigênicos definidos associados à sua ligação ao biofilme bucal e seu subsequente acúmulo no interior dele. Além disso, em circunstâncias normais, S. mutans colonizam permanentemente a cavidade bucal, em um momento em que a capacidade imune da mucosa da criança parece ser suficientemente desenvolvida para responder a antígenos proteicos, incluindo aqueles conhecidos por serem importantes na adesão e no acúmulo bacteriano.

Abordagens ativas e passivas para o manejo de S. mutans associado à cárie dentária foram investigadas experimentalmente. Ambas as abordagens têm usado alvos semelhantes para interceptar a patogênese molecular desses patógenos da cárie dentária. Como descrito mais detalhadamente no volume 1 deste livro, estreptococos cariogênicos apresentam uma família de adesinas que interagem com glicoproteínas derivadas da saliva para proporcionar um mecanismo de ligação inicial ao biofilme dental.

Essas glicoproteínas de peso molecular elevado, referidas como aglutininas salivares ou GP340, ligam-se aos Ag I/II ancorados na parede (também conhecidos como SpaP, Pac ou P1) em S. mutans. SpaA é a adesina correspondente em S. sobrinus e apresenta funções similares na adesão. Essas adesinas, como proteínas intactas, fragmentos de peptídeo ou construções de DNA, têm sido um alvo favorito e, frequentemente, bem-sucedido na interceptação do anticorpo experimental ativo e passivo. A fase de acúmulo de estreptococos cariogênicos tem oferecido vários pontos para o ataque imunológico. A inativação das enzimas glucosiltransferases (GTF) que sintetizam glucanos a partir da sacarose da dieta priva esses microrganismos de seu arcabouço para o acúmulo no biofilme.

Um benefício adicional da vacina de antígenos GTF é que as enzimas sintetizadas pelos agentes patogênicos humanos primários, S. mutans e S. sobrinus, são muito semelhantes em sequência e no perfil antigênico, proporcionando assim uma resposta imunológica protetora cruzada. Além disso, as suas regiões C-terminais contêm várias sequências de repetição, que podem estimular respostas imunológicas protetoras em sistemas experimentais, aumentando potencialmente a avidez da resposta resultante.

Glucanos desenvolvem a virulência de S. mutans por meio da ligação a Gbp na superfície da célula. Essas proteínas podem também servir como alvos, em particular a GbpB. Glucano, por si só, é um antígeno fraco, especialmente nas crianças. No entanto, a sua falta de imunogenicidade pode ser superada pela conjugação com outra proteína (p. ex., GTF), o que mostrou aumentar a resposta imunológica protetora em aplicações experimentais. Assim, estreptococos do grupo *mutans* oferecem uma série de caminhos para a ruptura imunológica.

ABORDAGENS IMUNOLÓGICAS ATIVAS

Muitas das estratégias imunológicas básicas destinadas a interceptar a patogenicidade de S. mutans cariogênico foram desenvolvidas entre o final dos anos 1960 e o início dos anos 1980. A hipótese básica era que o fornecimento de anticorpo para a cavidade bucal pela imunização das mucosas ou pela imunização sistêmica com bactérias cariogênicas intactas ou componentes de virulência das referidas bactérias iria interferir com a infecção por estreptococos cariogênicos e, assim, reduzir a consequente doença.

Em 1969, o grupo de Bowen[1] mostrou que a injeção sistêmica de *S. mutans* em macacos diminuía a doença causada pela infecção com esses microrganismos. Durante a década seguinte, ratos (por Smith e Taubman em Boston, Estados Unidos;[2,3] Michalek e McGhee no Alabama, Estados Unidos)[4] e macacos (por Evans e colaboradores, em Buffalo, Estados Unidos;[5] Lehner e colaboradores de trabalho em Londres, Inglaterra),[6] consumindo dietas cariogênicas e sistemicamente imunizados com células de *S. mutans*, demonstraram proteção significativa contra as cáries dentárias causadas pela infecção "natural" ou experimental.

Os métodos de injeção empregados resultaram na produção de anticorpos que entraram na cavidade oral via fluido gengival (principalmente IgG) e saliva (principalmente IgA secretora). Assim, a abordagem da injeção sistêmica para a imunização provou a hipótese. No entanto, ainda não está clara qual a fonte de anticorpos responsável pela proteção, embora o grupo de Londres tenha informado que o anticorpo do fluido gengival se correlacionou melhor com os percentuais reduzidos de *S. mutans*.

Investigações posteriores sustentaram as possibilidades de proteção utilizando os próprios anticorpos derivados tanto sistemicamente quanto das mucosas. O grupo do Alabama foi capaz de alcançar a proteção contra a cárie dentária em ratos gnotobióticos, por meio da ingestão. O grupo de Buffalo, utilizando imunização retrógrada do duto Stenson em primatas, de forma semelhante, resultou na proteção. Esses experimentos em conjunto sugeriram fortemente que o anticorpo IgA secretor na saliva era, por si só, capaz de reduzir a cárie dentária.

O grupo de Lehner e colaboradores,[6] utilizando transferência venosa passiva de anticorpos IgG pré-formados para estreptococos do grupo *mutans*, apresentaram proteção contra a cárie dentária em macacos *rhesus*. Essas observações sustentaram a conclusão de que o anticorpo IgG de especificidade adequada que atingiu o fluido gengival poderia independentemente diminuir a cárie dentária, especialmente nas proximidades de margens gengivais. Esses dados indicam que tanto o fluido gengival quanto a via salivar fornecem anticorpos e poderiam ser agentes protetores.

Estudos experimentais durante a década de 1980 estavam focados na identificação dos componentes de estreptococos cariogênicos que poderiam induzir o mesmo nível de proteção observado com as células bacterianas intactas que apresentam o grupo completo de antígenos. Os trabalhos dos grupos de Newbrun e colaboradores[7] em São Francisco e de Gibbons em Boston, ambos nos Estados Unidos, já haviam mostrado que o acúmulo de estreptococos cariogênicos foi atribuído à síntese de glucano mediada pelas GTFs.

Russell e Lehner,[8] no Hospital de Guy, em Londres, Inglaterra, forneceram evidências para o envolvimento da proteína Ag I/II, na ligação de *S. mutans* ao biofilme bucal. Foi demonstrado que Gtf e Ag I/II poderiam induzir imunidade protetora em modelos de cárie em roedores e primatas, embora Gtf tenha parecido induzir uma resposta imune mais forte e tenha havido maior reação cruzada com as enzimas análogas tanto de *S. mutans* quanto de *S. sobrinus*. Curiosamente, são essas duas proteínas, uma adesina e uma enzima, que continuam ainda a despertar interesse nas pesquisas de vacina contra a cárie. Dos outros componentes explorados, apenas a proteína GbpB de *S. mutans* tem mostrado induzir experimentalmente imunidade à cárie. No entanto, a imunização com GbpB não resulta em proteção cruzada com *S. sobrinus*.

Muito esforço experimental foi colocado tentando encontrar sequências/epítopos de proteínas de Ag I/II, GTF e GbpB associadas à proteção do organismo, utilizando sequências parciais para a imunização obtidas tanto sinteticamente quanto mediante técnicas recombinantes. Quando o antígeno I/II foi explorado por grupos diferentes, uma região de repetição de alanina na região N-terminal e uma região de repetição de prolina na porção central da proteína foram associadas à sua função de ligação, bem como à indução de imunidade protetora. Gtf mostrou ser bifuncional, sendo que a atividade enzimática foi concentrada no terço médio da molécula, enquanto a região C-terminal continha várias regiões de repetição para ligantes de glucano.

Peptídeos sintéticos e recombinantes a partir de ambas as regiões mostraram induzir a resposta imune protetora em roedores. No entanto, os domínios de ligação de glucano pareceram induzir melhores respostas imunes e proteção. Ambas as vacinas baseadas no DNA ou em proteínas usando esses antígenos têm mostrado ser eficazes. O alcance imunológico das vacinas contra cárie dentária foi então ampliado com a criação de construções que combinam regiões imunologicamente importantes de Ag I/II e Gtf.

Além disso, o grupo de Boston criou uma vacina conjugada na qual o glucano foi ligado covalentemente a Gtf. Anticorpos puderam ser observados para cada um dos componentes das construções. A proteção experimental foi, no mínimo, tão boa quanto aquela observada com unidades individuais, apesar de a graduação do nível de proteção ser problemática, dada a variabilidade da doença nos modelos de roedores. Esforço adicional foi aplicado em produzir fragmentos de antígenos mais imunogênicos com a utilização de adjuvantes, vias novas de aplicação e incorporação em veículos.

Embora os anticorpos salivares possam ser induzidos por uma variedade de vias mucosas (p. ex., oral, gástrica e retal), a maioria das investigações recentes tem utilizado a vacina intranasal. A via mucosa torna a seleção de adjuvantes mais desafiadora desde que os adjuvantes mais eficazes (p. ex., a toxina da cólera, enterotoxinas de *E. coli* lábeis ao calor) têm implicações neurológicas que impedem o uso humano. Remover o componente tóxico e manter as propriedades adjuvantes desses compostos é um desafio atual. As vacinas incorporadas em relativamente benignas micropartículas, lipossomas ou a administração com quitosana ou alum teve sucesso em sistemas experimentais de modelo de cárie.

ABORDAGENS IMUNOLÓGICAS PASSIVAS

Os anticorpos também podem proporcionar proteção contra a cárie dentária experimental quando passivamente introduzidos na cavidade oral por aplicação tópica, dieta, água potável ou transferência intravenosa.

As primeiras manifestações deste princípio foram as investigações de Michalek e McGhee.[4] Eles observaram que os ratos que se alimentaram em comedouros previamente imunizados com células de *S. mutans* apresentaram menos cárie dentária após a infecção com estreptococos cariogênicos, quando comparados aos ratos que se alimentaram em comedouros não imunizados. A proteção foi obtida principalmente a partir de anticorpo IgA secretora transferido no leite materno.

Ao longo dos anos que se seguiram, várias fontes de anticorpos dirigidas para os mesmos antígenos, que mostraram ser bem-sucedidas nas abordagens imunológicas ativas, têm sido utilizadas com sucesso para administração passiva. Essas fontes têm incluído imunoglobulina sintética (IgY) de gemas de ovos de galinha, anticorpos IgG monoclonais de camundongo, IgA secretora e IgG derivados de plantas transgênicas, IgG bovina e anticorpo scFv humano de cadeia única. Cada fonte de anticorpo tem tido sucesso demonstrado na redução da cárie dentária em modelos experimentais, e, no caso de IgA secretora e IgG transgênico, houve sucesso na interferência da recolonização com S. mutans em um pequeno estudo piloto em seres humanos.

Um dos desafios da abordagem passiva é a necessidade de fornecer o anticorpo a partir de fontes externas, de uma maneira contínua. Para lidar com esse problema, Krüger e colaboradores[9] projetaram um scFv com propriedades antiadesinas e o expressaram na superfície de lactobacilos. Após desafio oral, o sistema de expressão em lactobacilos permaneceu na cavidade bucal e foi associado a reduções experimentais da cárie dentária.

RESUMINDO

Os elementos do sistema imune inato e adaptativo são críticos para a defesa global da cavidade oral do hospedeiro. Os epitélios salivar, crevicular e bucal contribuem com uma grande variedade de proteínas, glicoproteínas e peptídeos associados à imunidade inata, que podem diminuir a capacidade da microbiota, incluindo estreptococos cariogênicos que crescem no biofilme bucal.

Elementos do sistema imune adaptativo (predominantemente IgG) são principalmente sintetizados em gânglios linfáticos distantes da cavidade bucal e introduzidos pelo fluido gengival. Anticorpos (predominantemente IgA secretora) também são sintetizados na lâmina própria das glândulas salivares maiores e menores e entram na fase salivar após endocitose através do epitélio da glândula salivar, onde o componente secretor é adicionado à estrutura dimérica do anticorpo.

Respostas adaptativas do hospedeiro para muitos componentes de estreptococos cariogênicos ocorrem muito precocemente na vida. A imunidade inata e a adaptativa modulam a entrada e o crescimento da microbiota dentro do biofilme saudável de alguma forma ainda não totalmente compreendida. No entanto, uma gama de evidências sugere que, com o aumento da concentração de anticorpos por via oral, dirigidos para os componentes relacionados à virulência da microbiota cariogênica, pode-se interceptar o desenvolvimento da cárie dentária, independentemente da via de administração, da estratégia de imunização ou do anticorpo. Apesar de estreptococos do grupo *mutans* terem sido os alvos imunológicos até agora, abordagens experimentais semelhantes poderiam provavelmente ser estendidas para patógenos da cárie recentemente identificados.

10

Imunologia da doença periodontal

LUÍS CARLOS SPOLIDORIO
CRISTIANE DUQUE
DENISE M. PALOMARI SPOLIDORIO

Gengivite associada à presença de biofilme e associada à presença de periodontite são doenças imunoinflamatórias destrutivas, às vezes referidas juntas simplesmente como **doença periodontal crônica**, embora haja evidências de que, pelo menos clinicamente, vários tipos distintos da doença periodontal destrutiva crônica possam existir. Portanto, o termo *doença periodontal* é utilizado para designar um grupo de doenças caracteristicamente imunoinflamatórias que afetam os tecidos periodontais como resposta à presença de um biofilme bacteriano.

Uma vez que as lesões avançam, destruindo tecido conjuntivo adjacente ao dente e causando perda do osso alveolar, a doença é designada como **periodontite**. Entretanto, nem toda gengivite progride invariavelmente para uma periodontite, e também não implica que a periodontite seja implacavelmente uma doença progressiva. A reação excessiva e prolongada ao biofilme dental e, portanto, prejudicial aos tecidos periodontais, depende da constituição genética do indivíduo, dos fatores ambientais e das doenças sistêmicas associadas.

Em gengiva clinicamente saudável, existe uma migração contínua de leucócitos polimorfonucleares neutrófilos (PMN) pelo epitélio juncional para o sulco gengival. Essa migração de PMN faz parte da defesa normal do hospedeiro à presença do biofilme dental, o qual apresenta baixo nível de desafio bacteriano para a gengiva. O nível de desafio bacteriano aumenta na ausência de uma pobre higiene oral, iniciando-se nesse caso a gengivite.

Microscopicamente, a gengivite pode apresentar alterações estruturais no epitélio juncional e sulcular e alterações na matriz extracelular do tecido conjuntivo. As alterações no tecido conjuntivo são ilustradas pela perda ou pelo rompimento de parte dos feixes de fibras de colágeno cujos espaços são ocupados paulatinamente por células polimorfonucleares e mononucleares advindas da resposta imunoinflamatória.

OBJETIVOS DE APRENDIZAGEM

- Demonstrar o papel do biofilme no desenvolvimento da doença periodontal
- Descrever os mecanismos imunológicos envolvidos na patogênese da doença periodontal

Gengivite

Termo usado para designar lesões imunoinflamatórias que estão confinadas na gengiva marginal a partir do acúmulo de biofilme dental, cujos produtos orgânicos e inorgânicos oriundos das bactérias induzem resposta imunoinflamatória no tecido conjuntivo.

Os vasos sanguíneos passam por uma série de mudanças morfofisiológicas que são destinadas a maximizar o movimento de proteínas plasmáticas e leucócitos para fora da circulação e para dentro do local da infecção (Fig. 10.1). Tal dinâmica é diretamente dependente das alterações vasculares como vasodilatação e aumento da permeabilidade vascular. As alterações microscópicas clássicas observadas na gengivite refletem os sinais e os sintomas dessa alteração, que consistem basicamente em sangramento, perda de adesão entre o epitélio juncional e o dente, edema e aumento no fluxo de fluido crevicular. Entretanto, deve-se chamar a atenção para o fato de que a intensidade dos sinais e dos sintomas clínicos varia entre indivíduos ou mesmo entre sítios da mesma dentição.

Sabe-se que o biofilme é o primordial agente etiológico da doença periodontal. Entretanto, vários fatores locais e sistêmicos podem mudar a resposta ao acúmulo do biofilme e influenciar no desenvolvimento e na agressão da gengivite e da periodontite, conforme citados na classificação das doenças periodontais. Por exemplo:

- anatomia do dente;
- restaurações mal-adaptadas;
- oclusão
- diabetes melito;
- hormônios, como nos casos de puberdade ou gravidez;
- determinados fármacos, como fenitoína, ciclosporina, tacrolimo e nifedipina;
- fumo;
- doenças sanguíneas, como neutropenia.

Os produtos tóxicos orgânicos e inorgânicos ou até mesmo a própria bactéria proveniente do biofilme dental agridem primeiramente as células que compõem o epitélio juncional, assim como as proteínas que as unem, como os desmossomos. Como consequência, ocorre aumento da permeabilidade do tecido epitelial juncional, que naturalmente já se apresenta permeável. O aumento da permeabilidade do tecido epitelial facilita que os produtos orgânicos e inorgânicos derivados de bactérias ou a própria bactéria proveniente do biofilme dental tenham contato maior com células dos estratos mais profundos do tecido e, ao mesmo tempo, tenham acesso aos constituintes do tecido conjuntivo gengival. As células epiteliais apresentam receptores de superfícies que se ligam principalmente ao LPS e aos demais produtos bacterianos, ativando-os.

Dentre os receptores mais importantes para os produtos bacterianos, estão a família de TLRs (chamados depois de proteína Toll de *Drosophila*), e vários receptores citoplasmáticos, que podem detectar bactérias, vírus e fungos. A ocupação desses receptores dispara vias de sinalização que estimulam a produção de vários mediadores. Quando ativadas, as células epiteliais liberam vários mediadores químicos inflamatórios, como IL-1α, IL-8, prostaglandina 2 (PGE-2), TNF-α e metaloproteinase 2 (MMP-2). Componentes neurais também originários do epitélio, como o neuropeptídeo, influenciam a resposta vascular que se localiza próxima ao epitélio.

Os produtos bacterianos, além de ativarem células epiteliais, quando presentes no tecido conjuntivo ativam a via alternativa do complemento. O sistema complemento consiste em mais de 20 proteínas, algumas das quais são numeradas de C1 até C9. Esse sistema funciona tanto na

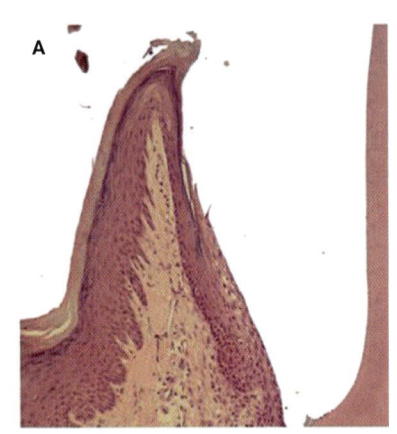

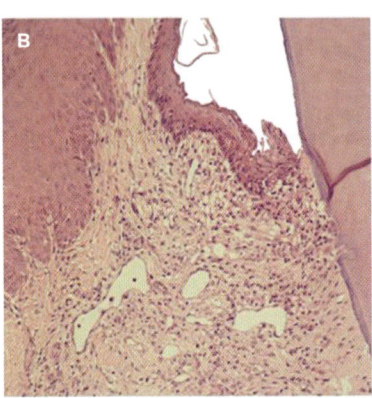

Figura 10.1 – Imagens representativas do aspecto microscópico da gengiva marginal clinicamente normal (A) mostrando tecido conjuntivo basicamente formado por feixes de fibras de colágeno, esparsas células recobertas por epitélio juncional, sulcular e oral. Em B, pode-se observar um quadro microscópico de gengivite mostrando desestruturação do tecido epitelial, desestruturação do tecido conjuntivo que se apresenta com intenso infiltrado inflamatório e figuras vasculares dilatadas (Hematoxilina-Eosina – 20x).

imunidade inata quanto na imunidade adaptativa para a defesa contra patógenos microbianos. No processo de ativação do complemento, vários produtos da quebra das proteínas do complemento são elaborados e causam aumento da permeabilidade vascular, quimiotaxia e opsonização. As proteínas do complemento estão presentes de forma inativa no plasma, e muitas delas são ativadas para se tornarem enzimas proteolíticas que degradam outras proteínas do complemento, formando uma cascata enzimática capaz de amplificação.

Um passo crítico na ativação do complemento é a proteólise do terceiro componente (C3), assim como a quebra do quinto componente (C5), sendo que esses dois fragmentos participam ativamente na patogênese da doença periodontal.

Os componentes C3a e C5a, também chamados de anafilotoxinas, estimulam os mastócitos perivasculares (células residentes) a liberarem aminas vasoativas. As duas principais aminas vasoativas, assim chamadas porque têm importantes ações nos vasos sanguíneos, são a histamina e a serotonina, que têm como funções principais a dilatação das arteríolas e o aumento da permeabilidade das vênulas, o que poderá resultar em saída de líquido corroborando com o edema já citado. Concomitantemente, ocorrerá exocitose de leucócitos, principalmente neutrófilos, aumentando o infiltrado celular na gengiva marginal. É uma função crítica do processo imunoinflamatório, pois são importantes células de defesa que, junto com os macrófagos residentes presentes no tecido gengival, têm a função de fagocitar bactérias ou produtos bacterianos.

Os produtos bacterianos (p. ex., LPS) liberados das bactérias provenientes do biofilme dental também ativam células endoteliais. Tais produtos interagem com as células endoteliais de forma direta ou indireta. Ocorrerá ativação vascular direta quando bactérias ou produtos bacterianos (proteínas, LPS) se ligam diretamente a receptores específicos nas células endoteliais, ativando-as. Em caso contrário, ocorrerá reação vascular indireta quando as mesmas bactérias ou produtos bacterianos ativam um determinado tipo celular, como os leucócitos, e as citocinas excretadas por eles agem sobre outras células imunocompetentes levando-as a produzir seus produtos e então agir sobre as células endoteliais (Fig. 10.2).

Como descrito anteriormente, no início do processo imunoinflamatório, haverá predominância de **neutrófilos** (PMN). Esse fato se deve à mobilidade e à flexibilidade destas células e aos efeitos das moléculas de adesão sobre os vasos sanguíneos, que aderem preferencialmente aos PMNs nos primeiros estágios da inflamação. Além disso, um gradiente quimiotático se desenvolve a partir do sulco para o tecido conjuntivo, atraindo os PMNs na direção do sulco gengival. Os fatores quimiotáticos incluem proteínas, peptídeos microbianos e moléculas derivadas da ativação do sistema do complemento (C5a). De fato, a especificidade das moléculas de adesão para subpopulações determina o tipo de células que migra para o tecido.

Os neutrófilos, agora no tecido extravascular, migram em direção ao local da agressão, isto é, em direção a um gradiente quimiotático que se desenvolve a partir do sulco para o tecido conjuntivo. É postulado que neutrófilos movem-se entre as células usando receptores ICAM, seguindo um gradiente de concentração de IL-8, citocina quimiotática para neutrófilos. A atração dos PMNs na direção do sulco gengival compreende uma importante linha de defesa local, formando uma

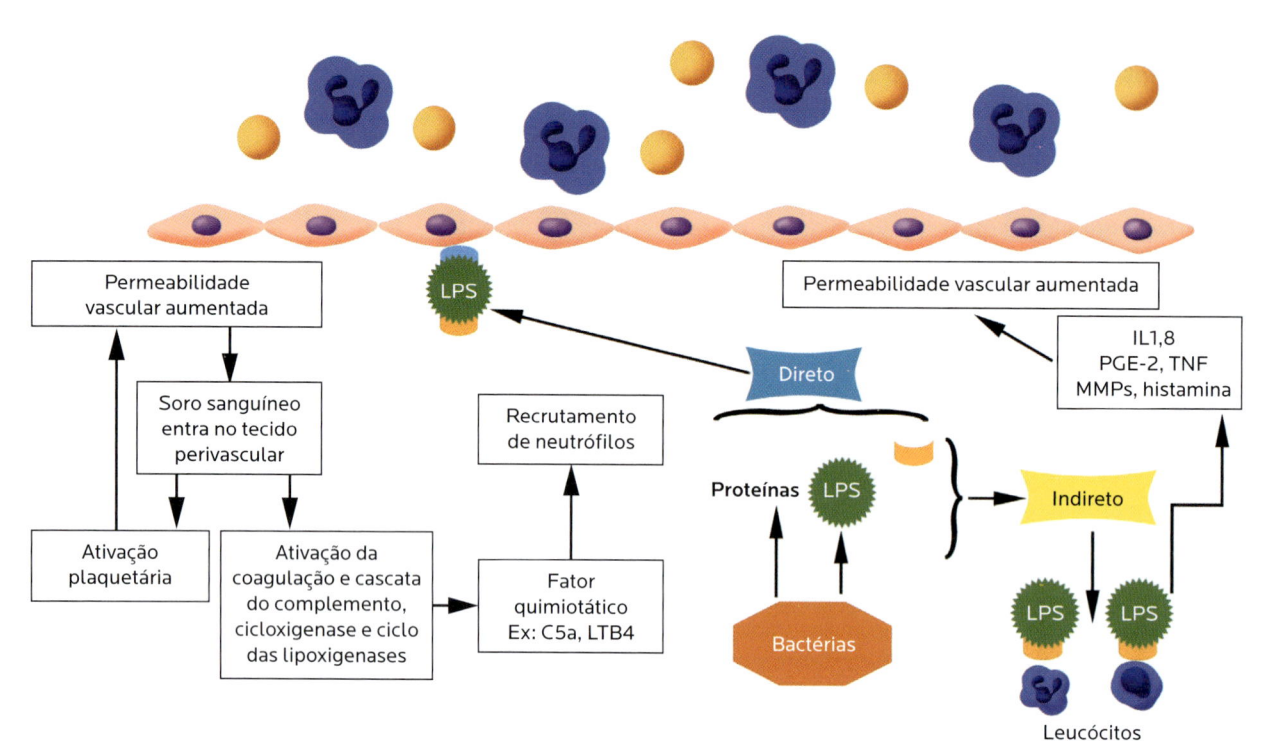

Figura 10.2 – Bactérias ou produtos bacterianos podem agir direta ou indiretamente sobre as vênulas. O LPS se une a anticorpos específicos, e o complexo Ag-Ac se liga diretamente aos receptores das células endoteliais. Os complexos Ag-Ac podem se ligar a determinados leucócitos, e seus produtos podem se ligar a receptores específicos das células endoteliais. Em ambas as situações haverá aumento da permeabilidade vascular e o consequente início de todo o processo inflamatório.

barreira contra os agentes provenientes do biofilme dental. Na bolsa gengival, neutrófilos ativos tentam eliminar os microrganismos pela fagocitose. Entretanto, algumas bactérias periodontopatógenas, como *P. gingivalis* e *A. actinomycetemcomitans*, são capazes de evadirem-se dos neutrófilos, e dessa forma estimulam o aumento ainda maior do fluxo desses fagócitos no espaço crevicular, os quais sofrem degranulação devido à ineficaz fagocitose.

A degranulação dos PMNs é acompanhada pela liberação de proteases endógenas que, junto com as proteases bacterianas, produz degradação da matriz celular. As proteases liberadas pelos neutrófilos são reguladas por inibidores endógenos, que também podem modular as atividades das proteases bacterianas. No entanto, as proteases também podem desativar seus próprios inibidores, causando contínua destruição do tecido periodontal. Por outro lado, os microrganismos mortos são degradados pela ação de hidrolases lisossômicas (p. ex., elastase).

A persistência do biofilme dental associada à incapacidade de destruição do agente agressor pelo processo imunoinflamatório já instalado, isto é, pela incapacidade de produzir resposta imunoinflamatória efetiva aos microrganismos que compõem o biofilme, aliados à predisposição do hospedeiro, fazem com que haja cronificação do processo inflamatório.

As fases clássicas das inflamações aguda e crônica não são facilmente aplicadas na doença periodontal, provavelmente porque, em muitas situações de saúde clínica, ocorre uma lesão similar a uma lesão aguda. Subsequentemente, há superposição das alterações inflamatórias crônicas, de modo que os elementos agudos e crônicos coexistem nas lesões iniciais.

Com o decorrer do processo de defesa, isto é, do processo imunoinflamatório, também ocorre exsudação de células mononucleares em decorrência da expressão de moléculas de adesão tipo 1 nas células endoteliais ativadas, permitindo que elas saiam do interior dos vasos sanguíneos e façam parte do exsudato extravascular. Subsequentemente, na presença de antígenos e várias citocinas, essas células começam a se multiplicar e formam clones de linfócitos CD4+ (T *helper*) e CD8+ (T citotóxico), e as células B são direcionadas para se diferenciar em clones de plasmócitos que produzem anticorpos.

Há poucos macrófagos residentes em gengivas sadias, mas a incidência dessas células aumenta consideravelmente em um processo inflamatório, como no caso da doença periodontal. Com o desafio bacteriano, os macrófagos são ativados por mecanismos não específicos; por meio dos seus produtos, induzem aumento do processo inflamatório. Os macrófagos então se tornam células efetoras que secretam citocinas específicas, incluindo IFN-γ, TNF-α, TGF-β, IL-1α, IL-6, IL-10, IL-12, IL-15, quimiocinas, RANTES, MMPs e PGE-2, que interferem na atividade de outras células imunoinflamatórias e residentes da gengiva (p. ex., fibroblastos).

Alguns desses fatores, em particular IL-1β, TNF-α e PGE-2, são componentes proeminentes de lesões periodontais e são fortemente implicadas na reabsorção óssea e, portanto, na efetivação da periodontite. Assim, os produtos dos macrófagos ativados substancialmente alteram o ambiente local de modo a recrutar um maior número de monócitos e linfócitos na área. Essas células também produzem metaloproteinase e inibidor das metaloproteinases, que são determinantes no progresso de destruição dos componentes da matriz extracelular.

A atividade dos macrófagos no campo inflamatório não significa somente liberação de citocinas; outra função muito importante que essas células desempenham é a fagocitose, a fim de controlar o agente agressor e modular o processo de exsudato presente no processo inflamatório. Com a cronificação, o processo inflamatório ocupa mais espaço e migra apicalmente dentro do tecido conjuntivo; consequentemente, haverá maior reabsorção dos feixes de fibras colágenas do tecido conjuntivo e perda de inserção gengival. Assim, o epitélio continuará a proliferar e a se adaptar, aumentando as dimensões das cristas, tentando manter a barreira de proteção contra o agente agressor, formando o que clinicamente se chama **bolsa periodontal**.

Citocinas e quimiocinas envolvidas na imunopatogênese da doença periodontal podem promover a manutenção de subtipos de leucócitos específicos nos tecidos periodontais, além de ativar a osteoclastogênese e outros mecanismos de reabsorção óssea. De fato, há uma forte relação entre a progressão da doença periodontal e o padrão de citocinas Th1 nos sítios de inflamação, como IL-1, IL-6, IFN-γ e TNF-α. As citocinas IL-1β, IL-6, TNF-α e PGE-2, além de estimularem macrófagos, estimulam a perda óssea alveolar via osteoclastogênese.

Os **osteoclastos** são células multinucleadas de linhagem macrofágica e são recrutados para o sítio de reabsorção. Essas células se diferenciam a partir de pré-osteoclastos pelo contato com fatores solúveis, como os fatores ativadores de osteoclastos, o fator estimulante de colônia de macrófagos (M-CSF), produzido principalmente por osteoclastos e células estromais da medula óssea. Em situações inflamatórias, são diferenciados pela ligação com IL-1β, IL-6 e PGE-2 e também agem inibindo a diferenciação de osteoblastos. Portanto, ativar a osteoclastogênese e inibir a diferenciação de osteoblastos desequilibrará a remodelação e a homeostase do osso alveolar, resultando em reabsorção (Fig. 10.3).

> **LEMBRETE**
>
> O principal mecanismo que regula a osteoclastogênese por consequente ativação do osteoclasto é a interação do RANKL com osteoprotegerina.

IL-6 e TNF-α estimulam a diferenciação de osteoclastos de maneira sinérgica e regulam a osteoclastogênese não somente de forma indireta, estimulando células estromais a produzirem RANKL, mas agindo diretamente sobre os osteoclastos e seus precursores. TNF-α aumenta a expressão de RNA mensageiro de RANK por células precursoras de osteoclastos; sinergicamente com RANKL, estimula a formação de osteoclastos resultantes da fusão dessas células precursoras.

Portanto, essas proteínas têm basicamente a função de regular o processo de reabsorção óssea controlando a contínua remodelação da matriz óssea em resposta a diversos estímulos externos e mantendo a homeostasia do tecido ósseo. O RANKL é uma proteína de membrana da superfamília do TNF, que é expressa por osteoblastos e fibroblastos. Em condições inflamatórias, RANKL também é expresso por células B e T ativadas. Citocinas inflamatórias como IL-1β, IL-6 e TNF-α estimulam a produção de RANKL em células residentes e células inflamatórias recrutadas, levando à liberação de RANKL solúvel no meio.

A ligação de RANKL ao seu receptor RANK na superfície de células precursoras osteoclásticas resulta no recrutamento de moléculas adaptadoras como a da família de proteínas TRAF, dentre as quais TRAF-6 é descrita como a principal ativadora do fator nuclear-κB (NF-κB) e das quinases mitógeno-ativadas, as quais incluem a quinase JUN N-terminal e p-38. A ligação de RANKL com RANK ativa também outro complexo de transcrição via proteína ativadora 1 (AP1), por meio da indução do componente c-FOS. Assim, a ativação do osteoclasto, que o tornará capaz de degradar osso, é dependente das vias TRAF-6 e c-FOS.

Figura 10.3 – IL-1β, IL-6 e TNF-α inibem a diferenciação de osteoblastos e a produção de matriz e calcificação; ao mesmo tempo, ativam a osteoclastogênese e a reabsorção óssea. Tal desequilíbrio altera o processo de remodelação e a homeostase do osso alveolar, resultando em reabsorção.

A **osteoprotegerina** é o inibidor natural de RANKL. É uma molécula solúvel que age bloqueando a ligação de RANKL a RANK, prevenindo a osteoclastogênese. É produzida por células do ligamento periodontal humano, fibroblastos gengivais e células epiteliais; assim como RANKL, tem a regulação modulada por citocinas inflamatórias.

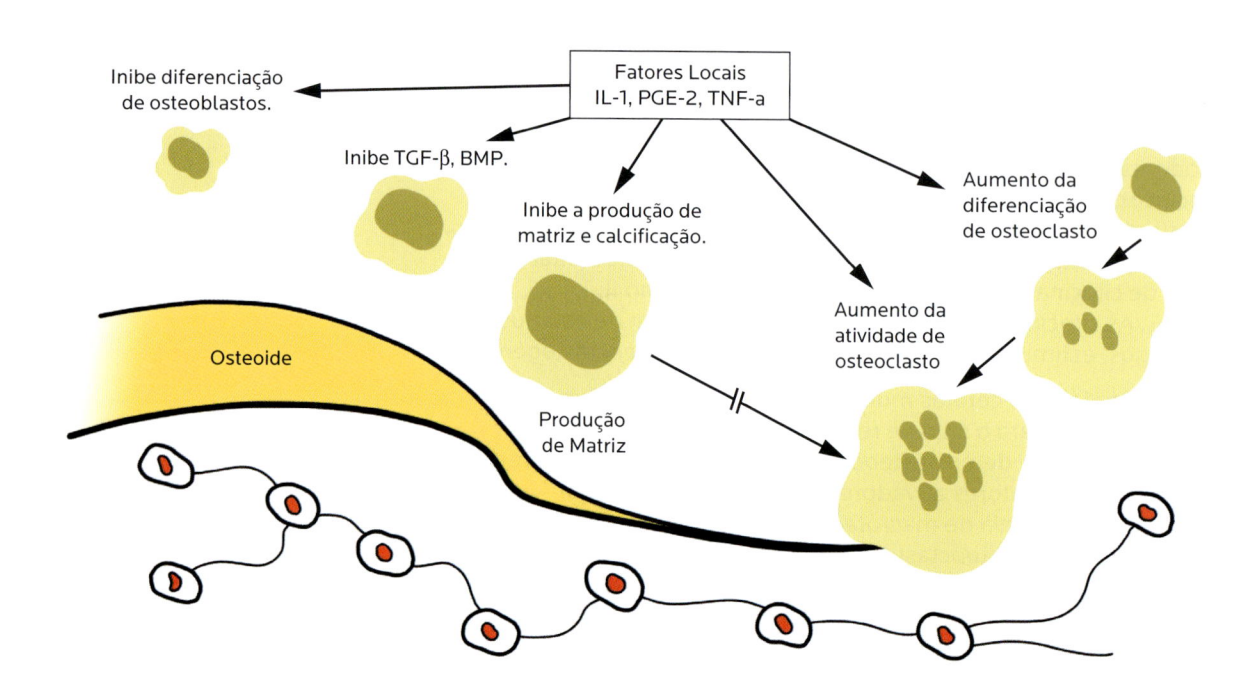

11

Imunopatologia do tecido pulpar

ANA PAULA DIAS RIBEIRO
JOSIMERI HEBLING
CARLOS ALBERTO DE SOUZA COSTA

O tecido pulpar é um tecido conjuntivo frouxo considerado único por ser limitado externamente por uma câmara rígida constituída por diferentes tecidos mineralizados, como esmalte, dentina e cemento. Além disso, a singularidade da polpa também reside no fato de ser constituída por diferentes tipos de células, incluindo odontoblastos, fibroblastos, células do sistema imune (células dendríticas, macrófagos e linfócitos), células mesenquimais indiferenciadas, células-tronco, além de elementos nervosos sensoriais e uma rica microcirculação.

Apesar de serem consideradas estruturas distintas, a polpa e a dentina dividem a mesma origem embriológica e mantêm íntima relação durante o desenvolvimento e toda a vida funcional do dente.[1] Dessa maneira, a polpa e a dentina passaram, há alguns anos, a ser mais apropriadamente abordadas como uma estrutura integrada única, denominada de **complexo dentino-pulpar** (Fig. 11.1).

Por apresentar característica tubular, a dentina permite direta comunicação entre agentes agressores externos capazes de se difundir pelos túbulos dentinários até a polpa. Dessa forma, uma vez rompida a integridade da estrutura rígida que protege o complexo dentino-pulpar, esses tecidos são expostos a injúrias, que podem ser, dentre outras, de origem microbiana, traumática, iatrogênica ou química. A resposta do complexo dentino-pulpar a essas agressões compreende três **mecanismos de defesa** que estão intimamente relacionados e dependem do tempo e da intensidade da agressão:

- inflamação e resposta imune inata e adaptativa;
- deposição de dentina intratubular;
- deposição de dentina terciária.

Os dois últimos mecanismos envolvem principalmente os odontoblastos, que são as células que revestem a superfície interna da dentina e permanecem metabolicamente ativas durante toda a vida do dente, produzindo continuamente a matriz dentinária (Fig. 11.1).

OBJETIVOS DE APRENDIZAGEM

- Apresentar as principais características e os mecanismos de resposta às agressões do complexo dentino-pulpar
- Explicar o papel do sistema imune inato e adaptativo no processo de inflamação do tecido pulpar
- Descrever o papel dos odontoblastos na defesa do complexo dentino-pulpar
- Comentar sobre a ação dos neuropeptídeos no processo da inflamação pulpar
- Comentar o papel das células dendríticas, dos macrófagos, dos linfócitos T e B no processo da inflamação pulpar

Diante de agressões ao complexo dentino-pulpar, os odontoblastos intensificam sua atividade metabólica e a produção de matriz extracelular, a qual pode ser depositada no interior dos túbulos dentinários (dentina intratubular) e/ou na periferia pulpar (dentina terciária reacional).[2] Na primeira situação, a deposição de dentina intratubular resulta em redução do diâmetro tubular por meio do acúmulo de cristais de apatita provenientes da própria dissolução da dentina. Essa dissolução leva à liberação de proteínas não colagenosas aprisionadas na dentina mineralizada, as quais podem atuar diretamente nos odontoblastos estimulando a produção de matriz extracelular. A deposição intratubular de dentina também é denominada esclerose dentinária, e, embora possa ocorrer fisiologicamente ao longo da vida funcional do dente, é intensificada significativamente durante a imposição de injúrias ao complexo dentino-pulpar.

Na segunda situação, a matriz dentinária também é depositada pelos odontoblastos na zona mais interna da dentina. A mineralização subsequente da pré-dentina resulta no distanciamento dos odontoblastos da frente agressora. Desde que a intensidade de agressão não culmine com a morte dessas células, a dentina terciária depositada é denominada dentina reacional[2] (Fig. 11.2). Caso a intensidade da agressão exceda a capacidade adaptativa e de resposta defensiva dos odontoblastos primários, estes sofrem morte celular e entram em processo de degeneração.

Como parte do processo de cura do tecido conjuntivo, essas células são repostas por células mesenquimais indiferenciadas induzidas a sofrer diferenciação em novos odontoblastos, então denominados células odontoblastoides ou odontoblastos secundários. As primeiras camadas de matriz dentinária depositadas por essas células constituem um tecido amorfo e atubular, denominado dentina reparadora. À medida que esses novos odontoblastos distanciam-se da frente agressora e consequentemente, a intensidade da agressão é reduzida, um tipo específico de dentina com presença de alguns túbulos tortuosos e irregulares começa a ser formado (Fig. 11.3).

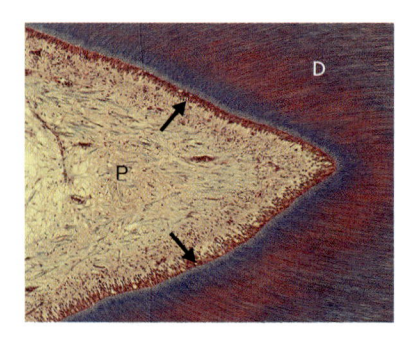

Figura 11.1 – Corte histológico de um dente humano exibindo um corno pulpar. Observa-se que a polpa (P) está completamente envolvida pela dentina (D), a qual se apresenta revestida internamente por uma camada contínua de odontoblastos (setas). Tricrômico de Masson, 32x.

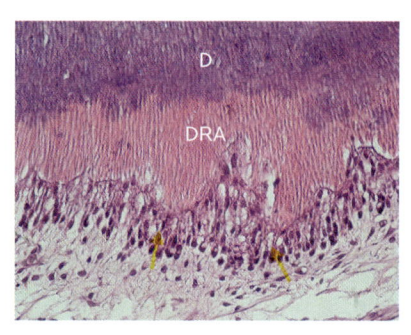

Figura 11.2 – Corte histológico de um dente humano. Observe os odontoblastos (setas) relacionados a uma região da dentina (D) que recebeu uma agressão de baixa intensidade. Note que essas células estão se deslocando para o centro da polpa e ao mesmo tempo depositando uma matriz de dentina tubular (dentina reacional – DRA). HE – 125x.

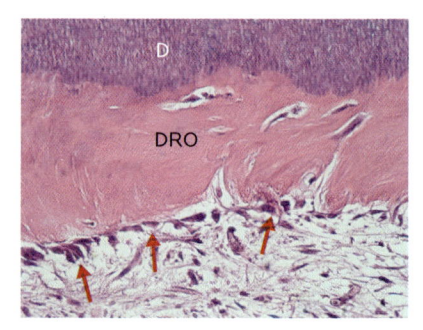

Figura 11.3 – Corte histológico de um dente humano. Observe que poucos odontoblastos com morfologia variada, os quais são denominados odontoblastoides (resultado da diferenciação de células mesenquimais indiferenciadas da polpa – setas), estão revestindo delicadamente uma espessa matriz de dentina amorfa (dentina reparadora – DRO). HE – 250x.

O outro mecanismo de defesa está relacionado à capacidade das células pulpares em induzir uma resposta inflamatória e imune diante dos agentes agressores do complexo dentino-pulpar. Esse processo será abordado de forma mais ampla, com a descrição do papel dos componentes celulares e de seus produtos nas diferentes etapas da inflamação.

INFLAMAÇÃO E RESPOSTA IMUNE DO COMPLEXO DENTINO-PULPAR

O **sistema imune inato** é ativado com o início da invasão por microrganismos. Essa resposta não é antígeno-dependente, mas utiliza receptores na membrana para reconhecimento de moléculas comuns aos microrganismos, iniciando o processo de internalização e fagocitose. Os componentes do sistema imune inato do complexo dentino-pulpar compreendem:

- fluido dentinário e deposição de imunoglobulina intratubular;
- odontoblastos;
- neuropeptídeos e inflamação neurogênica;
- células do sistema imune inato (células dendríticas, macrófagos, linfócitos T e NK);
- citocinas e quimiocinas.[3]

O **sistema imune adaptativo**, por sua vez, é antígeno-específico, também conhecido por imunidade adquirida. Os componentes desse sistema incluem linfócitos antígeno-específicos (células T e B) e seus produtos, como citocinas inflamatórias, quimiocinas e anticorpos. Muitos desses produtos são compartilhados na resposta inata e adaptativa, sendo que a transição de uma para outra no tecido pulpar é de difícil caracterização.

Alguns autores afirmam que a transição de uma resposta inata para adaptativa provavelmente ocorra durante as etapas do desenvolvimento de um quadro de pulpite reversível que se instala subjacente a uma lesão de cárie superficial, sendo que no quadro de pulpite irreversível ocorre o predomínio da resposta adaptativa.[3] O resultado final dessa resposta imune é um quadro inflamatório exacerbado, cujo objetivo principal é eliminar a infecção (Figs. 11.4 e 11.5). Entretanto, se o agente agressor não for eliminado, como pode ocorrer durante a evolução do processo carioso, essa inflamação imune eventualmente levará à destruição irreversível da polpa.

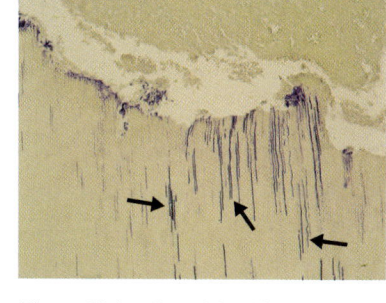

Figura 11.4 – Corte histológico de uma região de dentina cariada, onde se podem observar microrganismos se difundindo através dos túbulos dentinários (setas). Brown & Brenn, HE - 125x.

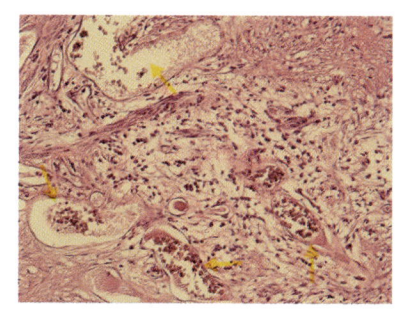

Figura 11.5 – Região de polpa inflamada subjacente a uma dentina que apresenta lesão de cárie ativa. Observam-se muitos vasos sanguíneos dilatados e congestos (setas) associados a uma ampla área de extravasamento de plasma em meio a numerosas células inflamatórias. HE – 125x.

FLUIDO DENTINÁRIO E DEPOSIÇÃO INTRATUBULAR DE IMUNOGLOBULINAS

Uma das respostas iniciais do complexo dentino-pulpar diante de agressões é o aumento da pressão intrapulpar, que resulta em movimentação do fluido dentinário em sentido contrário à polpa.[1] Esse fluxo do fluido dificulta a invasão dos túbulos dentinários por bactérias e seus produtos, bem como de outras substâncias nocivas, prevenindo, pelo menos durante um período, que cheguem até o tecido pulpar.

A **composição** do fluido dentinário ainda não está completamente esclarecida, mas se sabe que é um fluido tecidual que contém proteínas do soro, Igs e alguns agentes antimicrobianos. Em polpas sadias, a maior concentração de Ig está no fluido intersticial e em túbulos próximos à pré-dentina. No entanto, na presença da doença cárie, ocorre maior deposição desses anticorpos no interior dos túbulos dentinários próximos à região afetada, possivelmente como forma de reagir com os antígenos de forma específica ou não. Além disso, a precipitação de proteínas plasmáticas de alto peso molecular, como o fibrinogênio, pode reduzir o diâmetro tubular e consequentemente reduzir a permeabilidade da dentina.

ODONTOBLASTOS

Os odontoblastos são as células mais diferenciadas do tecido pulpar e as primeiras, por meio de seus prolongamentos odontoblásticos, a entrar em contato com agentes agressores capazes de penetrar na dentina (Fig. 11.6). Além de colágeno tipo I e proteoglicanos, os quais são os principais componentes da matriz dentinária, essas células também secretam outras proteínas não colagenosas específicas desse tecido dentário tubular, como sialoproteína e fosfoforina da dentina. Essas células típicas da polpa também secretam outras proteínas não específicas, como osteocalcina, osteonectina e osteopontina. Por muito tempo, a função desse tipo celular esteve relacionada somente à síntese e à mineralização da matriz dentinária.

Quimiocinas

As quimiocinas são pequenas citocinas com propriedades de quimiotaxia e com função de coordenar a circulação de leucócitos e sua movimentação da corrente sanguínea para os sítios de inflamação que participam ativamente da resposta imune.

Estudos mais recentes têm demonstrado o papel dos odontoblastos na **defesa da polpa**. Tem sido descrito que essas células participam do sistema imune, especificamente do processo de reconhecimento de PAMPs, produção de citocinas e quimiocinas e regulação do fluxo sanguíneo pulpar.[3]

Algumas pesquisas demonstraram que os odontoblastos expressam TLRs, os quais induzem a fase efetora da resposta imune inata pela ativação da via NF-κB, resultando em secreção de citocinas pró-inflamatórias e quimiocinas, produção de peptídeos antimicrobianos e maturação das células dendríticas. As principais citocinas pró-inflamatórias relacionadas aos odontoblastos são TNF-α e IL-1β, ambas com mínima expressão em polpas sadias. Entretanto, foi observado aumento na expressão dessas citocinas em polpas inflamadas e em cultura de odontoblastos estimulados por LPS.

Com o intuito de verificar o papel dos odontoblastos na expressão de quimiocinas, essas células pulpares foram estimuladas com ácido lipoteicoico (LTA), e o resultado foi o imediato aumento na expressão dessas pequenas citocinas. A CCL2, considerada uma quimiocina com importante papel inflamatório em infecções microbianas, foi encontrada em lesões ativas de cárie expressa por odontoblastos. A CCL2 é responsável por atrair células dendríticas imaturas, monócitos, macrófagos ativos e outras células para o sítio injuriado. Além disso, uma das possíveis funções dessa quimiocina é recrutar as células dendríticas para perto da camada odontoblástica, facilitando a interação dessas APCs com os produtos microbianos difundidos pelos túbulos dentinários.[4]

As quimiocinas têm importante participação no processo de **angiogênese** na polpa. Dentre as quimiocinas expressas pelos odontoblastos, algumas, como a CXCL2, são de caráter pró-angiogênico; outras, como a CXCL4, apresentam ação angiostática. Sabe-se que, durante a inflamação pulpar de origem microbiana, o número de capilares na região injuriada aumenta, sendo que alguns desses capilares podem até penetrar na camada de odontoblastos[5] (Fig. 11.7).

Há alguns anos, foi demonstrada a ocorrência de aumento na expressão da quimiocina pró-angiogênica CXCL2 quando os odontoblastos foram estimulados com LTA. Assim, sugeriu-se que essa maior expressão pudesse contribuir para o aumento na vascularização durante o processo inflamatório, particularmente devido à sua posterior ligação com receptores nas células endoteliais. Esse mesmo estímulo (LTA) em células odontoblastoides e células pulpares resultou em aumento na produção do fator de crescimento endotelial vascular (VEGF), um importante indutor de angiogênese e permeabilidade vascular.

Além disso, os **odontoblastos** estão relacionados à regulação do fluxo sanguíneo pulpar. Essas células podem produzir a enzima NADPH-diaforase, a qual está envolvida na produção de óxido nítrico, um potente vasodilatador. Dessa maneira, pode-se concluir que a função dos odontoblastos, os quais se organizam em monocamada no tecido pulpar para atuar como primeira linha de defesa desse tecido contra produtos tóxicos bacterianos, vai além da síntese e da mineralização da matriz extracelular dentinária. Assim, os odontoblastos se caracterizam por cumprir um importante papel na resposta imune do complexo dentino-pulpar.

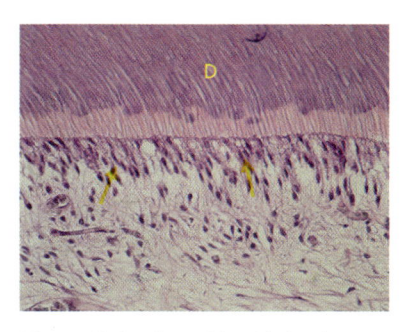

Figura 11.6 – Corte histológico de um dente humano íntegro. Observe que os odontoblastos (setas), que se organizam em camada contínua para revestir internamente a dentina (D), são as primeiras células da polpa a entrar em contato com componentes de materiais dentários capazes de se difundir através dos tecidos duros dos dentes (esmalte e dentina). HE – 125x.

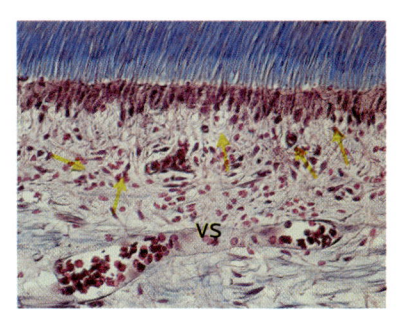

Figura 11.7 – Corte histológico de um dente humano. Note a discreta desorganização das camadas do tecido pulpar devido a uma agressão aplicada sobre o dentre. Neste momento inicial do processo inflamatório, vasos dilatados (VS) associados à formação de novos capilares sanguíneos (setas) em meio aos odontoblastos ou próximos deles podem ser observados. Tricrômico de Masson, HE - 125x.

NEUROPEPTÍDEOS E INFLAMAÇÃO NEUROGÊNICA

A inflamação neurogênica descreve um componente da inflamação causada por estímulo apropriado aplicado sobre neurônios periféricos, resultando na liberação de neuropeptídeos que alteram múltiplos processos, como a permeabilidade vascular e a vasodilatação no local da injúria.[6] Os neuropeptídeos sensoriais, presentes nas fibras nervosas do tipo C e δ mais comumente encontrados no tecido pulpar humano, incluem CGRP, substância P e neuroquinina (NKA). Porém, sabe-se que o CGRP é o principal mediador da vasodilatação neurogênica das arteríolas, enquanto a substância P e a NKA são mensageiros pós-capilares da permeabilidade das vênulas.

Além desses, o polipeptídeo vasoativo intestinal (VIP), que é expresso predominantemente por neurônios parassimpáticos, também é encontrado na polpa. O resultado final da inflamação neurogênica é um aumento transiente na pressão tecidual intersticial com movimentação do fluido dentinário em sentido contrário à polpa, sendo considerado, como descrito anteriormente, um fator protetor do complexo dentino-pulpar.

No entanto, caso o tecido pulpar não seja capaz de absorver esse excesso de fluido intersticial pelo sistema linfático e circulatório, um aumento nos níveis dos neuropeptídeos somado ao edema persistente pode levar a dor e possível necrose local na polpa.

As fibras contendo substância P se localizam próximas aos vasos sanguíneos na zona central da polpa e também na camada subodontoblástica, permeando a camada dos odontoblastos e penetrando nos túbulos dentinários. Essas fibras são geralmente excitadas por estímulos mecânicos, químicos, térmicos e também pela ação de diferentes mediadores inflamatórios. As principais células que apresentam receptores para substância P (SP) incluem macrófagos, linfócitos T, fibroblastos e odontoblastos, todas participantes do sistema imune inato na polpa. Em geral, a substância P é coexpressa com CGRP e NKA nos mesmos terminais das fibras sensoriais, de forma que o mesmo estímulo que libera esse neuropeptídeo também provoca liberação dos demais.

O aumento na liberação dos neuropeptídeos tem um papel importante na iniciação e na propagação da inflamação pulpar, devido à habilidade desses neurotransmissores em interagir com células imunocompetentes. A substância P atua como agente imunoestimulador em virtude de sua capacidade de intensificar a quimiotaxia dos macrófagos e a consequente fagocitose, além de aumentar a produção de metabólitos do ácido araquidônico e citocinas por esse tipo celular. Além disso, a substância P estimula a resposta mitogênica e a produção de citocinas pelos linfócitos T, como IL-2 e IFN-γ.

A substância P induz a produção de IL-8 pelas células pulpares e aumenta a produção de IL-12 pelas APCs. O CGRP, ao contrário, geralmente induz uma imunossupressão, pois é capaz de inibir a proliferação dos linfócitos T, bloquear a produção de peróxido de hidrogênio pelos macrófagos e reduzir o número de APCs de classe II. Tanto a substância P quanto o CGRP podem interagir com mastócitos, induzindo a liberação de histamina, dessa forma, causando aumento na permeabilidade vascular, intensificando a pressão sanguínea local no tecido.

O **VIP** é capaz de induzir a maturação de células dendríticas, o que resulta em aumento da produção de IL-12 e CD83. As próprias células do sistema imune secretam somatostatina e β-endorfina com o objetivo de atingir a homeostase da inflamação neurogênica. A somatostatina é um neuropeptídeo, porém não vasoativo, que inibe a liberação da substância P. O CGRP em associação com a substância P inibe a proliferação dos linfócitos T e a consequente produção de citocinas. Já a β-endorfina, um peptídeo opioide, bloqueia os efeitos dos neuropeptídeos vasoativos.

> **ATENÇÃO**
>
> Com base nos dados científicos relatados até aqui, a inflamação pulpar é um processo complexo que envolve diversas reações nervosas e vasculares, as quais são componentes importantes da inflamação neurogênica. Um desequilíbrio na ação desses componentes pode levar à necrose da polpa.

CÉLULAS DENDRÍTICAS

As células dendríticas compõem uma população heterogênea de leucócitos, cujo estado fisiológico depende da maturação celular que está intimamente ligada à homeostase tecidual e à inflamação. Quando em estado estacionário, observado em tecidos sadios, as células dendríticas são caracterizadas por alto potencial de sensibilidade aos patógenos, assim como por sua capacidade de captura e processamento de antígenos.

Na presença de uma injúria, como durante a realização de preparo cavitário agressivo ou evolução do processo de cárie, ocorre um rápido recrutamento de células dendríticas imaturas para a região da polpa inflamada subjacente ao local do estímulo. Isso acontece como resultado da quimiotaxia produzida pelos neuropeptídeos regionais. As células dendríticas que expressam moléculas de classe II são dendríticas em sua aparência e se localizam nas regiões paraodontoblástica e perivascular, onde podem atuar como imunovigilantes e capturar a entrada dos antígenos. A verdadeira população de células dendríticas está localizada principalmente na região dos odontoblastos e pré-dentina, onde capturam os agentes agressores que alcançaram a polpa por meio de difusão via túbulos dentinários.

Diante da captura, do processamento e do reconhecimento dos produtos de patógenos, as células dendríticas imaturas iniciam um processo de **maturação funcional**, no qual migram até os nódulos linfáticos regionais e apresentam os antígenos às células T imaturas. Vários fatores podem induzir a maturação das células dendríticas, como a estimulação dos TLRs e citocinas inflamatórias. Essa maturação resulta em maior produção de citocinas pró-inflamatórias, as quais sustentam o recrutamento de células dendríticas circulantes imaturas, de outros precursores de células dendríticas e também de células T para o local da injúria.

LEMBRETE

As células dendríticas pulpares não são apenas importantes como agentes imunovigilantes na resposta imune pulpar; por estarem intimamente relacionadas com os odontoblastos, são fundamentais também no processo de diferenciação e regeneração dessas células.

MACRÓFAGOS

Geralmente, os macrófagos são derivados de monócitos circulantes e apresentam alto grau de heterogeneidade, que pode ser influenciada pelo ambiente em que se encontram.[3] Os macrófagos ativos são células efetivas no processo de eliminação de patógenos pelo processo de fagocitose, tanto na resposta inata quanto na adaptativa, e também participam da homeostase, da remodelação e do reparo do tecido após o processo inflamatório. Nesse processo, os macrófagos possuem as seguintes funções:

- apresentação de antígenos;
- fagocitose;
- modulação da resposta imune por meio da produção de diversas citocinas e fatores de crescimento.

Essas células, quando ativadas, produzem TNF-α, IL-1, IL-10, IL-12, quimiocinas e vários mediadores lipídicos, como PAF, PGE e leucotrienos.

A presença de macrófagos residentes no tecido pulpar sadio já foi bem documentada por observações em microscopia (Fig. 11.8), sendo essas células caracterizadas morfologicamente como ovais ou até

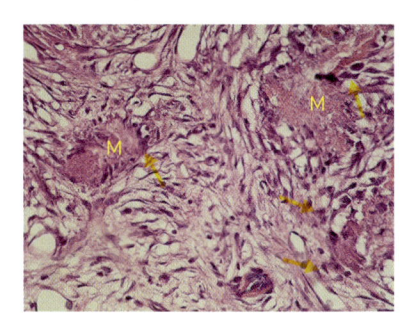

Figura 11.8 – Corte histológico de um dente humano íntegro, onde numerosos macrófagos (setas) estão ao redor de resíduos de materiais odontológicos (M) dispersos em meio ao tecido pulpar. HE – 125x.

mesmo com característica dendrítica. Quando presentes em tecido sadio, os macrófagos geralmente apresentam-se com formato alongado e localização perivascular. Em tecidos inflamados, a localização preferencial dos macrófagos também é perivascular, mas concentrados na parte central da polpa e na região paraodontoblástica. Alguns pesquisadores demonstraram que o número de macrófagos aumenta com a progressão da lesão de cárie e que, em todos os momentos da evolução da doença, essas células estão em maior número quando comparadas às células dendríticas.

No processo de **pulpite irreversível**, os níveis de TNF-α e IL-1 aumentam significativamente, sendo que a localização preferencial dessas citocinas é próxima aos macrófagos. O aumento nos níveis de IL-10 e TGF-β causa inativação dos macrófagos, consequentemente resultando na deposição de matriz e remodelação tecidual. Em contrapartida, os altos níveis de IL-4 ou IL-13 ativam os macrófagos para promover a resposta imune humoral e o reparo tecidual. Além disso, quando estimuladas por LTA, culturas de macrófagos *in vitro* foram capazes de secretar VEGF, um potente indutor de angiogênese e permeabilidade vascular, o que demonstra seu múltiplo papel na inflamação e na resposta imune pulpar.

LINFÓCITOS T

Os linfócitos T podem ser divididos em células T *helper* (CD4+) e células T citotóxicas (CD8+), sendo que ambas as populações já foram identificadas no tecido pulpar sadio, com predomínio da CD8+.[3,7] Quando ativados, os linfócitos CD4+ assumem papel importante na resposta imune após o reconhecimento do antígeno por meio dos receptores de membrana. Essas células ativadas secretam diversas citocinas, dependentes do estímulo inicial. Já os linfócitos CD8+ atuam na eliminação de células do hospedeiro infectadas e transformadas por vírus, induzindo sua apoptose, além de produzir IFN-γ com o objetivo de aumentar a fagocitose. Alguns estudos demonstraram que os linfócitos CD8+ apresentam maior capacidade migratória, através das células endoteliais, do que as células CD4+, podendo migrar também para sítios distantes do local inicial da injúria ao tecido pulpar.

A natureza da resposta adaptativa é determinada pela resposta inata prévia. As células dendríticas imaturas são capazes de polarizar os linfócitos CD4+ em subconjuntos funcionais (Th1, Th2 ou Treg) dependendo da dose, da afinidade e da natureza do antígeno, como também do tipo e da concentração de citocinas no ambiente inflamatório. Por exemplo, verificou-se que o *S. mutans* associado a lesões de cárie iniciais foram indutores das células CD4+ Th1.[8] Por outro lado, o *P. alactolyticus*, geralmente isolado de cáries profundas, induziu as células Th2.

Sabe-se que as citocinas produzidas por Th1 e Th2 são mutuamente inibitórias, de forma que a regulação entre essas citocinas explica a patologia da maioria das doenças mediadas pelo sistema imune. As citocinas produzidas por Th1, que incluem IFN-γ, IL-2, IL-12 e TNF-α, organizam uma resposta imune celular forte e inibem a síntese das citocinas Th2. Essas últimas incluem IL-4 e IL-10, capazes de inibir a ativação dos macrófagos, estimular a proliferação de linfócitos B e diferenciar em células do plasma, como indicativo de homeostase ou cronificação da resposta inflamatória.

Assim como os linfócitos CD4+, as células CD8+ podem ser classificadas como Tc1, Tc2 e Treg, de acordo com as citocinas inflamatórias produzidas. As Tc1 secretam IFN-γ, enquanto as Tc2 secretam IL-4 e IL-5. Ambas as populações celulares (Tc1 e Tc2) induzem intensas reações inflamatórias; a Tc2 é mais potente em intensificar a proliferação de células B, mas é menos citotóxica do que a Tc1. A maior concentração de células CD8+ na polpa é consequência da natureza dos antígenos, das quimiocinas e das citocinas. Estudos demonstraram que a espécie *S. mutans*, bactéria comumente encontrada nas lesões de cárie, ativa preferencialmente as células CD8+ quando comparadas às CD4+, justificando assim a maior presença dessa população na polpa inflamada.

LINFÓCITOS B

Ao contrário das células T, os linfócitos B são raramente encontrados na polpa sadia.[7] Entretanto, quando ocorrem lesões cariosas, essa população celular pode ser encontrada, sendo sua presença dependente da severidade da doença cárie. Geralmente, em lesões de cárie superficiais, ocorre um aumento no número de células T, ao passo que o número dos linfócitos B é aumentado em lesões de cárie profundas. Assim, durante o progresso da doença, as células B são recrutadas após as T, demonstrando o importante papel destas últimas na iniciação da resposta imune específica após a exposição aos antígenos, sendo sua presença um pré-requisito para a ativação dos linfócitos B.

Além de sua função principal de produzir anticorpos, as células B podem também atuar como apresentadoras de antígenos, modular as funções das células dendríticas e produzir citocinas, como IL-10, IL-4 e IFN-γ em resposta aos patógenos. Um estudo imuno-histoquímico realizado em polpas inflamadas revelou que a Ig predominante nesse tecido foi a IgG, seguida por IgA e IgE. Entretanto, a especificidade desses anticorpos ainda necessita de maiores esclarecimentos. A diversidade dos microrganismos envolvidos na doença cárie, somada à pequena quantidade de anticorpos encontrada no tecido pulpar inflamado, sugere que metodologias envolvendo aspectos moleculares são necessárias para avaliar a correlação entre a flora microbiana e seus anticorpos correspondentes.

Ainda não está esclarecido na literatura se os anticorpos secretados pelos linfócitos B em resposta à cárie são protetores ou não. Caso sejam opsoninas efetivas, auxiliares no processo de eliminação dos patógenos pelos macrófagos, a inflamação não irá progredir. Entretanto, se esses agentes não forem protetores, a reação inflamatória irá persistir, e a contínua ativação das células B resultará em secreção aumentada de IL-1 e consequente destruição tecidual.

Ainda existem muitos pontos a serem esclarecidos sobre a resposta imune pulpar em face das diferentes modalidades de agressões externas, principalmente aquelas que envolvem patógenos. Análises quantitativas de células dendríticas maduras e em processo de maturação, dos perfis das citocinas e das quimiocinas produzidas, da antigenicidade das células T e B são alguns dos tópicos que ainda necessitam de mais estudos para elucidar os mecanismos imunopatológicos da inflamação pulpar. O conhecimento científico nessa área certamente poderá ser aplicado, futuramente, em terapias para polpas vitais que se baseiam na imunologia desse tecido conjuntivo especializado.

12

Imunopatologia das lesões periapicais

CLEVERTON ROBERTO DE ANDRADE
JOÃO ANTONIO CHAVES DE SOUZA
YONARA MARIA FREIRE SOARES MARQUES

OBJETIVOS DE APRENDIZAGEM

- Citar e descrever os mecanismos fisiopatológicos das lesões inflamatórias periapicais
- Discutir o papel da microbiota e do hospedeiro na patogênese das lesões periapicais
- Descrever o mecanismo de reabsorção do tecido ósseo

Cisto epitelial

Cavidade pavimentada por epitélio que contém, na maioria das vezes, líquido no seu interior.

Muitas são as patologias que acometem a região periapical de um dente, sendo reconhecidas cinco classes:

- cistos epiteliais;
- neoplasias e outros tumores;
- lesões não neoplásicas;
- lesões inflamatórias;
- doenças metabólicas.

Neste capítulo iremos discorrer sobre os **mecanismos fisiopatológicos das lesões inflamatórias periapicais**. Nesse contexto, a integridade da polpa dentária tem grande importância; de fato, os processos patológicos que acometem a polpa, discutidos em capítulo anterior, são absolutamente relacionados às entidades patológicas periapicais.

Inicialmente, pode-se considerar a descrição de Graves e colaboradores,[1] que citam **quatro estágios para o desenvolvimento** de uma lesão periapical:

- exposição da polpa dentária à cavidade oral com subsequente colonização bacteriana;
- inflamação e necrose da polpa;
- desenvolvimento de inflamação na região do periápice;
- reabsorção do osso periapical e formação de granulomas ou cistos.

De maneira geral, são reconhecidos dois mecanismos fisiopatológicos: irritação de curta ou longa duração (p. ex., trauma, instrumentação de canal) e necrose ou infecção do canal radicular. No primeiro caso, pode ocorrer ou não a cura espontânea ou, dependendo do caso, a liberação de enzimas e mediadores inflamatórios que podem alterar as condições fisiológicas periapicais.

No segundo caso, as condições fisiopatológicas para o desenvolvimento dos processos necróticos pulpares facilitam o crescimento bacteriano baseado na microbiota do paciente. Além disso, as condições ambientais restritas, a presença de canais radiculares, canalículos, fissuras dentárias ou mesmo cavidades em dentina ou cemento e as dificuldades de acesso das células de defesa do organismo também corroboram para o desenvolvimento de comunidades bacterianas (biofilmes bacterianos) complexas compostas por múltiplas espécies, preferencialmente anaeróbias.

Na região periapical, os produtos ou bactérias provenientes do dente poderão produzir **resposta inflamatória inata** ou **adquirida** com variáveis concentrações de substâncias mitogênicas, inflamatórias, quimiotáticas ou mesmo produção ou ativação de enzimas do hospedeiro ou das comunidades bacterianas. Adicionalmente, o hospedeiro pode apresentar alterações imunológicas, metabólicas e até mesmo anatômicas que propiciam mudanças na fisiopatologia da lesão.

A multiplicidade de eventos fisiopatológicos pode levar ao desenvolvimento de diferentes entidades patológicas, que não seguem obrigatoriamente uma ordem cronológica direta e única. Podem surgir periodontites agudas ou crônicas, abscessos periapicais locais ou regionais, granulomas ou cistos periapicais ou mesmo reagudização de processos anteriormente crônicos. Devido a essa complexidade, os diferentes aspectos imunopatológicos serão abordados separadamente.

MICROBIOTA

Os aspectos microbiológicos foram discutidos em capítulo específico deste livro. Entretanto, convém salientar que alguns aspectos são importantes na fisiopatogenia das lesões periapicais, como:

- modulação microbiológica relacionada à interação entre microrganismos no biofilme;
- habilidade de sobreviver ou evadir à resposta de defesa do hospedeiro;
- presença de LPS e capacidade de liberação deste;
- presença de outras endotoxinas, exotoxinas ou substâncias moduladoras (modulinas) do processo inflamatório;
- capacidade de produzir e liberar enzimas digestivas no tecido.

Na modulação microbiológica, os microrganismos modificam suas características individuais dependendo das condições ecológicas a que são expostos.

As condições anatômicas e histológicas (polpa necrótica, dentina e cemento) associadas aos processos infecciosos dentários acabam por auxiliar na modulação microbiológica e no crescimento das bactérias durante o processo de invasão e, num segundo momento, facilitam a evasão e o crescimento bacteriano em cavidades isoladas ou parcialmente isoladas do sistema de defesa (Fig. 12.1).

Esse processo facilita o desenvolvimento do biofilme bacteriano, permitindo a criação de uma faixa mais ampla de habitats e o crescimento de microbiota diversificada, além de maior e mais eficiente diversidade metabólica devido ao desenvolvimento de teias alimentares, proteção contra microrganismos concorrentes, agentes antimicrobianos ou alterações ambientais. Podem surgir microrregiões de anaerobiose ou microanaerobiose e, consequentemente, seleção de microrganismos que sobrevivem nessas condições.[2-4]

Anaerobiose

Consiste na ausência de oxigênio. Microanaerobiose é uma condição próxima à ausência total de oxigênio, mas que ainda apresenta oxigênio disponível.

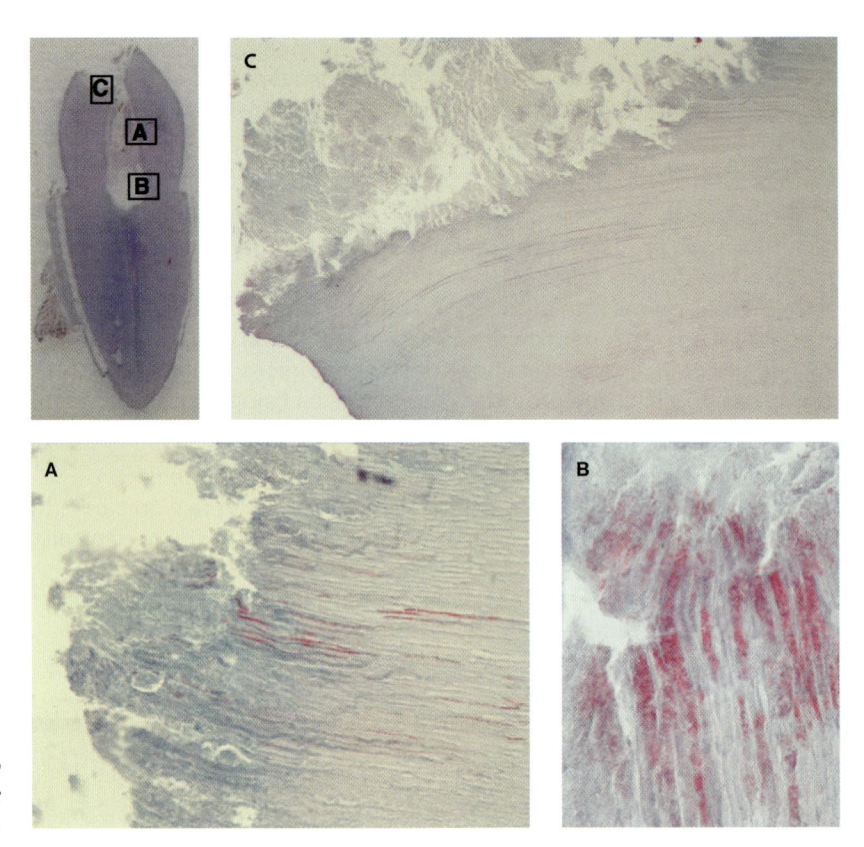

Figura 12.1 A-C – Dente cariado demonstrando invasão bacteriana e degradação da estrutura dentinária.

A habilidade de sobreviver ou evadir à defesa do hospedeiro inclui a capacidade de se ligar, invadir, evadir e adquirir nutrientes. Os **mecanismos de adesão** incluem adesinas, exopolissacarídeos, LTA, proteínas externas de membrana e membranas externas de vesículas.

A **invasão** pode ser propiciada pela presença de flagelos ou pela expressão de enzimas que poderão digerir o tecido conjuntivo ou parte de seus componentes, facilitando a infiltração bacteriana. Dentre essas enzimas, destacam-se colagenase, hialuronidase, condroitina, sulfatase, fibrinolisina, fosfatase ácida e DNAse. Já a **sobrevivência** (evadir e adquirir nutrientes) depende da presença de exopolissacarídeos (cápsula), expressão de proteinases para as classes de anticorpos IgA, IgG, IgM e para proteínas do sistema complemento (C3 e C5), antígeno O de LPS (fixação distante do sistema complemento), flagelos, proteínas de choque térmico e catabólitos.

Quanto ao **dano ao hospedeiro**, podem ser identificados dois tipos: o dano direto e o dano indireto. No primeiro destacam-se exotoxinas, enzimas (colagenase, hialuronidase, condroitina, sulfatase, gingipains, aminopeptidases, fosfolipase, neuraminidase e fosfatase) e os catabólicos (ácidos graxos de cadeia curta, poliaminas, compostos voláteis de enxofre, indol e amônia).

No dano indireto, os leucócitos possuem TLRs (família de proteínas transmembrânicas originalmente descritas em *Drosophila melanogaster* mas que, posteriormente, foram relacionadas ao reconhecimento de patógenos, dentre outras atividades) de superfície celular ou endossômico/endolisossômico (TLR1/2, TLR2, TLR3, TLR4, TLR5, TLR6/2, TLR7, TLR8, TLR9 e TLR10) que reconhecem componentes de diferentes microrganismos ou substâncias (LPSs, peptidoglicanos,

hemaglutinina, lipoarabinomanano, fosfolipomanano, glicosil-
-fosfofatidil-inositol, mucina inositol, zimosano, ssRNA viral, dsRNA
viral, vírus respiratório sincicial, envelope e proteínas de fusão de vírus
de tumores de mamíferos, flagelina, diacil lipopeptídeos de
micoplasma, LTA de ssRNA viral, compostos purínicos análogos, RNA
de bactérias estreptococos do grupo B, dsDNA de HSV, CpG modificado
por bactérias e vírus e hemozoína do parasita) que levam à ativação do
fator nuclear κ B (NFκB), e à consequente produção e liberação de
citocinas pró-inflamatórias, além de levar à ativação do processo de
reabsorção óssea.

O fator nuclear amplificador de cadeia κ leve de células B ativadas
(NFκB) é um fator de transcrição que regula a expressão de um
grande número de genes críticos na regulação de apoptose, replicação
viral, tumorogênese, inflamação e vários processos autoimunes.

Conforme anteriormente exposto, como a resposta do hospedeiro
depende de muitos fatores, podem surgir diferentes entidades
patológicas (periodontites agudas ou crônicas, abscessos periapicais,
granulomas ou cistos periapicais). É claro que, de forma geral, uma
doença crônica é associada à baixa virulência dos biofilmes
bacterianos envolvidos. Já os processos agudos (clinicamente
sintomáticos) são usualmente causados por comunidades bacterianas
virulentas, sejam elas originárias de espécies virulentas no interior
dessas comunidades, sejam por modificações ou sinergismos entre
espécies,[2] mas claramente esse sinergismo também poderia reduzir a
virulência e não produzir processos agudos.[5] Nesse contexto, Siqueira
e Rôças[3] verificaram que os abscessos são tipicamente caracterizados
por um consórcio bacteriano misto, que é largamente influenciado por
associações bacterianas positivas ou negativas.

As exotoxinas bacterianas são polipeptídeos tóxicos em pequenas
doses, específicas para tipos celulares ou substâncias, e podem ser
convertidas a toxoides, estando presentes em bactérias Gram-
-negativas e Gram-positivas. Alguns exemplos de exotoxinas são
proteases, colagenases, hialuronidases, coagulases, fibrinolisinas,
estreptoquinases, neurotoxinas ou superantígenos. As enzimas como
colagenase, hialuronidase, fibrinolisinas ou estreptoquinase podem
degradar o tecido conjuntivo e a matriz extracelular ou dificultar a
formação de coágulos, aumentando sua degradação. Nesse caso,
podem surgir fibrinopeptídeos que demonstram capacidade
quimiotática para células de defesa.

A presença de microrganismos vivos, mortos ou mesmo partes de
membranas ou capsídeos bacterianos (Fig. 12.2) excretados pode
ativar o sistema complemento, aumentando as concentrações de C3a,
C5a, C3b e complexo de ataque à membrana. Essas substâncias
provenientes do plasma e presentes nos líquidos intersticiais, quando
ativadas, são capazes de propiciar a degranulação de histamina e
serotonina dos mastócitos com consequente vasodilatação e aumento
de permeabilidade vascular (edema, rubor e calor da região). Também
propiciam ativação, adesão, emigração e quimiotaxia dos neutrófilos
do interior dos vasos sanguíneos, além de auxiliar na ativação dos
monócitos e macrófagos com consequente liberação de IL 1 e 6.

Em **bactérias** são reconhecidos componentes como LPS de bactérias
Gram-negativas, peptidoglicanos e bactérias Gram-positivas,
lipoarabinomanano de micobactérias, lipopeptídeos diacil e triacil de

Figura 12.2 – Dente necrótico. (A) *Cemento com cavidade preenchida por macrófagos e neutrófilos.* (B) *Hipercementose com cavidades preenchidas por neutrófilos.* (C) *Conduto radicular demonstrando dentina neoformada e tecido necrótico infectado aderido à parede.*

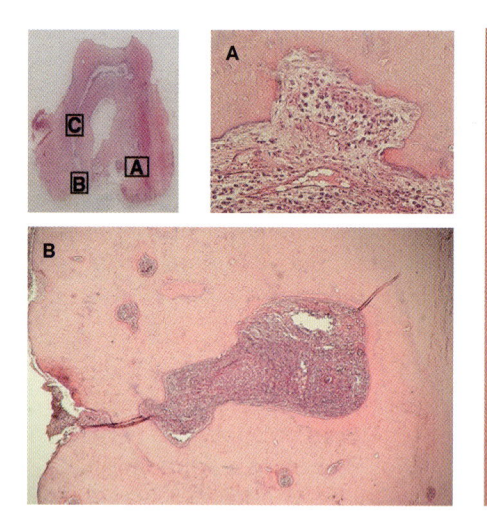

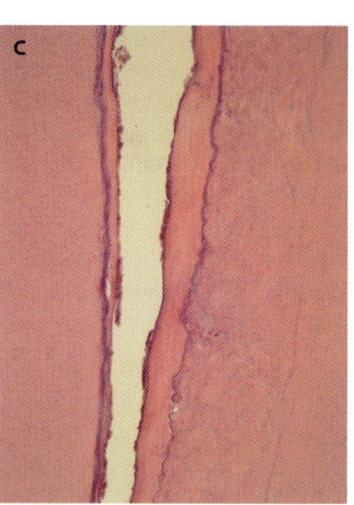

Grupo de diferenciação (CD)

É um protocolo usado para identificação e investigação de moléculas de superfície celular. Surgiu a partir de análises de anticorpos monoclonais contra antígenos humanos, os quais foram discutidos e estabelecidos em uma série de simpósios internacionais.

bactérias, micobactérias e micoplasmas, flagelina de bactérias flageladas e DNA genômico com CpG não metilado de bactérias.[6]

Nos **vírus**, encontram-se ácidos nucleicos em fita simples e fita dupla derivados, DNA de HSV, citomegalovírus murínico, CpG modificado contendo oligonucleotídeos não metilados.[6] Nos **fungos**, betaglucanos são reconhecidos por CD14 e TLR4; em **protozoários**, por alquilacilglicerol e lipofosfoglicano de espécies de *Trypanosoma* e *Leishmania*, glicoinositolfosfolipídeos e glicosilfosfatidilinositol, assim como DNA e cristais de hematina de *Trypanosoma* e *Plasmodium*.[6]

Os receptores acoplados à proteína G presentes em neutrófilos, macrófagos e na maioria dos leucócitos reconhecem resíduos de N-formilmetionil. O mesmo ocorre com os receptores para opsoninas como C3b ou mesmo algumas Igs. Após o reconhecimento, ocorre fagocitose, englobamento, morte e degradação, sendo apresentados antígenos ao sistema imune com consequente liberação de citocinas e quimiocinas. Nesse contexto, podemos perceber que, caso o agente agressor consiga ludibriar seu reconhecimento ou o organismo controle a situação antes da chegada dos neutrófilos e dos monócitos, o processo inflamatório poderá cessar ou reduzir significativamente.

RESPOSTA DO HOSPEDEIRO

CÉLULAS E MEDIADORES QUÍMICOS

Devido à complexidade dos eventos fisiopatológicos nas lesões periapicais, muitas são as possibilidades de envolvimentos celulares. De fato, em lesões traumáticas em que não há desenvolvimento de necrose, ocorre apenas exsudação de líquido plasmático com consequente edema periapical, sem exsudação celular. Mas, conforme acrescentamos tecidos necróticos, bactérias Gram-positivas ou Gram-negativas, fungos ou até mesmo vírus (pacientes imunocomprometidos), diferentes células inflamatórias podem migrar para a região, assim como podem ser estimuladas a diferenciação e a ativação de osteoblastos e osteoclastos.

Assim como ocorre em outras regiões do organismo, a **resposta inflamatória** pode ser inata ou adquirida. Neutrófilos (PMNs) são a primeira linha de defesa celular (Fig. 12.3), mas macrófagos, linfócitos B e T e plasmócitos estão presentes nos granulomas e nos cistos periapicais. Nos cistos periapicais, alguns mediadores inflamatórios produzidos durante a resposta inflamatória são capazes de estimular a multiplicação celular dos restos epiteliais de Malassez, que são observados em granulomas e, organizadamente, nos cistos periapicais.[7]

No citoplasma, PMNs apresentam grânulos azurófilos (mieloperoxidase, catepsina G, elastase, colagenase, muramidase, proteínas catiônicas microbicidas, defensinas e hidrolases) e grânulos específicos (lisozima e lactoferrina), além da sua ação bactericida por meio do óxido nítrico. Outro ponto importante refere-se à morte coletiva desse tipo celular, que é a principal causa dos danos teciduais nas fases agudas do processo inflamatório.[5]

Macrófagos recrutados para os tecidos periapicais por microrganismos, mediadores químicos (p. ex., lipoxina) ou partículas estranhas secretam variados mediadores químicos, dentre os quais se destacam IL-1, TNF-α, IFN e fatores de crescimento. Também contribuem com metabólitos como as prostaglandinas e os leucotrienos, além de propiciar a apresentação de antígenos e contribuir para o desenvolvimento da resposta adquirida.

Os linfócitos atraídos pelos macrófagos e outras APCs e por fatores quimiotáticos também demonstram papel importante nas periapicopatias. Linfócitos T são descritos em ações citotóxicas e humorais e estudados em diversos trabalhos, com resultados que por vezes demonstraram alguma tendência de predomínio de linfócitos T CD4 ou CD8 em determinado quadro clínico. A relação entre linfócitos T e B demonstrou-se significativamente maior nos granulomas periapicais quando comparada aos cistos periapicais, possivelmente dando um caráter evolutivo ao processo, em que o predomínio de linfócitos T demonstra caráter inicial ou em desenvolvimento, enquanto o aumento de linfócitos B demonstra uma tendência de cura.[8]

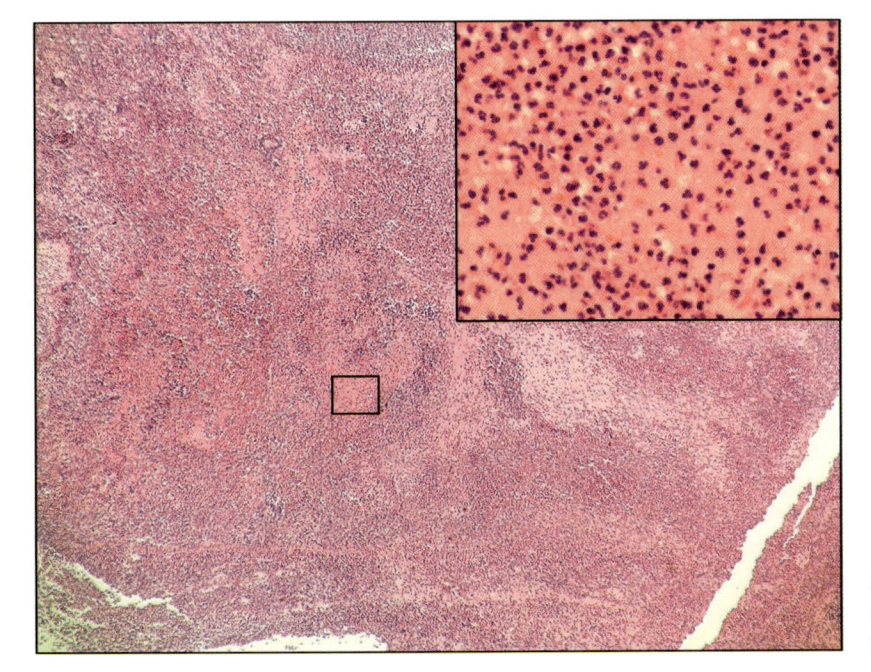

LEMBRETE

O papel dos PMNs em processos inflamatórios encontra-se bem descrito e inclui sua interação com microrganismos após a ativação do sistema complemento (quimiotaxia e opsonização). São células da imunidade inata e causam danos graves aos tecidos do hospedeiro. São capazes de gerar radicais livres a partir do oxigênio durante a explosão respiratória após sua ativação.

Figura 12.3 – Abscesso periapical com detalhe que demonstra a presença de neutrófilos.

As células epiteliais estão presentes em até 52% das lesões na região periodontal e demonstram papel importante no desenvolvimento dos cistos periapicais. Outro mecanismo importante no desenvolvimento de patologias periapicais é a **presença de hemorragias**.

Lesões pulpares durante preparos cavitários, fraturas dentárias, luxações, avulsões e fraturas na maxila ou na mandíbula podem dar origem a processos hemorrágicos com consequente coagulação e ativação da via fibrinolítica.

Esse processo fisiopatológico leva à formação de enzimas como calicreína e plasmina. A primeira propicia a quebra do cininogênio de alto peso molecular (CAPM) e a consequente liberação de cininas (bradicinina e calidina), classicamente relacionados a dor, aumento de permeabilidade e vasodilatação. A bradicinina age em receptores celulares específicos B1R (expresso em lesão celular e/ou inflamação) e B2R (constitutivamente expresso) aumentando a concentração de cálcio intracelular com consequente liberação de mediadores químicos como óxido nítrico, PGE-2 e outros metabólicos do ácido aracdônico. Também é capaz de estimular a dor via receptores presentes em células de origem nervosa.[9,10]

No caso da plasmina, o efeito inicial é a degradação da rede de fibrina e a consequente liberação de fibrinopeptídeos (quimiotáticos para leucócitos), mas também age sobre fibronectina ou laminina, e degrada a matriz extracelular por meio da ativação de metaloproteinases.[11] Além disso, demonstrou influência sobre a adesão e a migração de neutrófilos e macrófagos.[12,13]

Também é inegável a influência dos metabólitos do ácido aracdônico. O processo de lesão celular, desde seu início na polpa, permite a ativação de metabólitos do ácido aracdônico, pois muitos mecanismos ativam fosfolipase A2 e consequentemente liberam o ácido aracdônico. Basicamente, o aumento do nível de cálcio no interior da célula pode levar à ativação dessa enzima.

A entrada ou o defeito na saída de cálcio em uma célula acontece por muitos mecanismos distintos, pois seu controle depende da manutenção da integridade da membrana celular, da energia e/ou da abertura de canais específicos de cálcio presentes durante estímulos a vários receptores de membrana. Assim, durante o processo de lesão pulpar reversível ou irreversível (necrose), ação de outros mediadores químicos inflamatórios, ou mesmo no processo de infecção pulpar, são formadas grandes quantidades de ácido aracdônico e de seus metabólitos, consequentemente.

As cicloxigenases (COX-1 e COX-2) produzem PGE-2, prostaciclina I2 (PGI-2), prostaglandina D2 (PGD-2), prostaglandina F2α (PGF-2α) e tromboxano A2 (TxA-2), que são coletivamente chamados de prostanoides. As enzimas lipoxigenases produzem os leucotrienos.

As **prostaglandinas** têm papel importante no desenvolvimento da resposta inflamatória. Sua biossíntese é aumentada em tecidos inflamados e contribui para a exacerbação dos sinais cardinais da inflamação aguda: vasodilatação, aumento de permeabilidade e hiperalgesia (redução do limiar a dor). Além disso, são potentes estimuladores da reabsorção óssea. São produzidas por células ósseas, fibroblastos, células epiteliais gengivais, células endoteliais e células inflamatórias, assim como por células da polpa dentária. PGE-2 está presente em elevadas concentrações em polpas sintomáticas quando comparada a polpas assintomáticas,[14] e em lesões periapicais agudas quando comparadas a lesões periapicais crônicas.[15] Além disso, é induzida pela ativação de COX-2 em processos infecciosos.

O perfil de produção de prostanoides é determinado pela expressão de suas enzimas nas células no local da inflamação. Mastócitos geralmente produzem PGD-2, enquanto macrófagos produzem PGE-2 e TxA-2.

A COX-2 é a mais importante origem de prostanoides durante processos inflamatórios. Pode ser induzida por lesões celulares (elevação dos níveis de cálcio no citoplasma), hormônios, fatores de crescimento, bactérias Gram-negativas, bactérias Gram-positivas, vírus ou outras substâncias que ativem a expressão de NFkB ou elevem o nível de cálcio intracelular. Todavia, tanto COX-1 quanto COX-2 contribuem para a geração de prostanoides durante o processo inflamatório.

> **ATENÇÃO**
>
> Podem ocorrer alterações no perfil produtivo de uma célula. Macrófagos inativos produzem excesso de TxA-2 em detrimento de PGE-2, condição que se inverte após a ativação por LPS.[16]

Em contraste com as prostaglandinas, os **leucotrienos** são produzidos predominantemente por PMNs, macrófagos e mastócitos. A ativação celular por complexos imunes (IgE + antígeno), peptídeos bacterianos e outros estímulos ativa a sequência de eventos que leva à biossíntese de leucotrienos, que se apresentam como um potente quimiotático para neutrófilos e estimulador da adesão endotelial de leucócitos.

As endotoxinas LPS são consideradas indutoras de resposta inflamatória e até mesmo de sepse. Um dos principais receptores envolvidos é o TLR4. A consequente transdução do sinal leva à expressão do NFkB. Como consequência, são produzidas citocinas inflamatórias como TNF-α, IL-1 β, IL-8, IL-10 e COX-2.

GRANULOMAS E CISTOS PERIAPICAIS

Assim como nos casos anteriormente descritos, os granulomas e os cistos periapicais são uma resposta do hospedeiro às bactérias, às substâncias excretadas por elas ou a produtos da necrose do tecido pulpar. Notadamente, os granulomas e os cistos demonstram uma tentativa do organismo de prevenir a infecção dos tecidos periapicais.[17]

Basicamente, o granuloma tem características de um tecido de granulação que surge normalmente em um processo de reparo. Áreas de infiltrado inflamatório agudo (PMN) podem estar justapostas a regiões cujas características lembram um tecido de granulação com macrófagos, linfócitos T (CD4 ou CD8), linfócitos B e plasmócitos[18] (Fig. 12.4), como também são evidenciados mastócitos[19] e eosinófilos.[20] Pode haver proliferação epitelial proveniente dos restos epiteliais de Malassez (Fig. 12.5) e, em outros casos, ocorre uma organização bastante semelhante àquela presente em granulomas de corpo estranho.

> **SAIBA MAIS**
>
> Embora o termo "granuloma periapical" seja amplamente aceito e utilizado, não descreve sua organização fisiopatológica, visto que entidades crônicas ou agudamente inflamadas podem ser assim denominadas. De fato, os granulomas periapicais originam-se de abscessos periapicais ou podem surgir primariamente.

Os **cistos periapicais** são creditados à proliferação de restos epiteliais de Malassez nos tecidos periapicais inflamados.[21-23] São reconhecidos dois tipos histológicos: o cisto em baia (saco), pavimentado por epitélio cístico, mas com comunicação direta com o conduto radicular; e o cisto periapical "verdadeiro", com epitélio que circunda toda a cavidade cística sem comunicação da luz cística com o conduto endodôntico. Portanto, a presença do epitélio cístico organizado originário dos restos epiteliais de Malassez tem grande importância na definição do cisto. De fato, os restos epiteliais de Malassez estão presentes em todos os dentes e parecem prevenir reabsorção da superfície da raiz, auxiliar na manutenção do espaço periodontal e prevenir anquilose.[24,25]

O processo de formação do cisto pode ser explicado por diferentes teorias: teoria da deficiência nutricional, teoria do abscesso e teoria das fusões de ilhas epiteliais.

A **teoria nutricional** entende que o crescimento tridimensional das células epiteliais impede a nutrição correta das células centrais, levando à necrose e à consequente degradação (liquefação). Os produtos da degradação atraem PMNs. Essas microcavidades se coalescem formando microcistos pavimentados por epitélio pavimentoso.[22]

Figura 12.4 – Granuloma periapical. (A) Tecido de granulação apresentando hemorragia, vasos neoformados e infiltrado inflamatório misto (macrófagos, neutrófilos, linfócitos e plasmócitos). (B) Hemorragia com predomínio de plasmócitos, mas também com presença de macrófagos, neutrófilos e linfócitos. (C) Grande área hemorrágica, linfócitos, neutrófilos e plasmócitos.

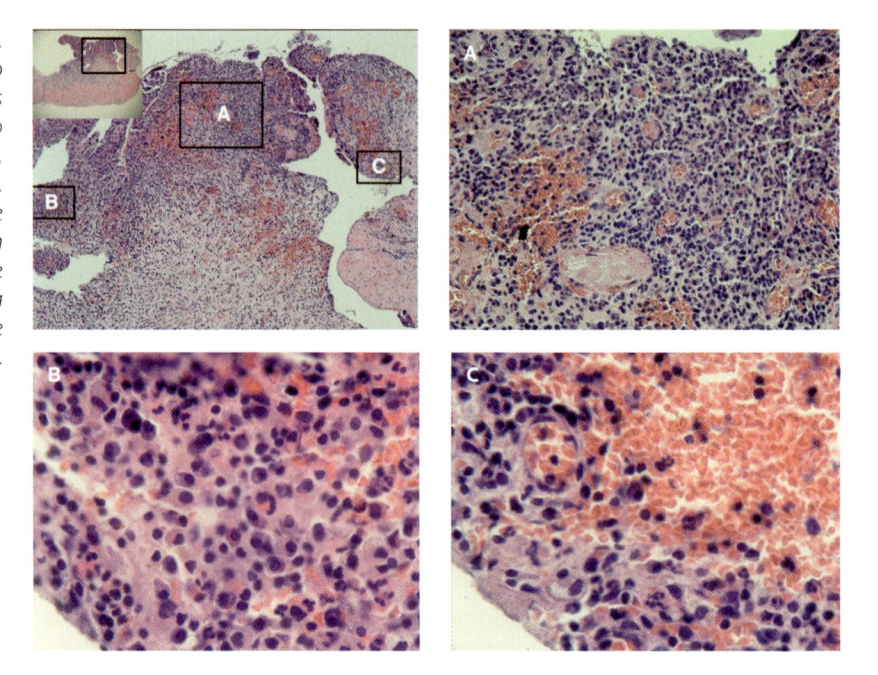

*Figura 12.5 – Granuloma periapical demonstrando conjuntivo fibroso e infiltrado inflamatório misto. Também observamos, em **A**, resto de epitélio odontogênico (restos epiteliais de Malassez) e, em **B**, ilhas epiteliais com células em apoptose.*

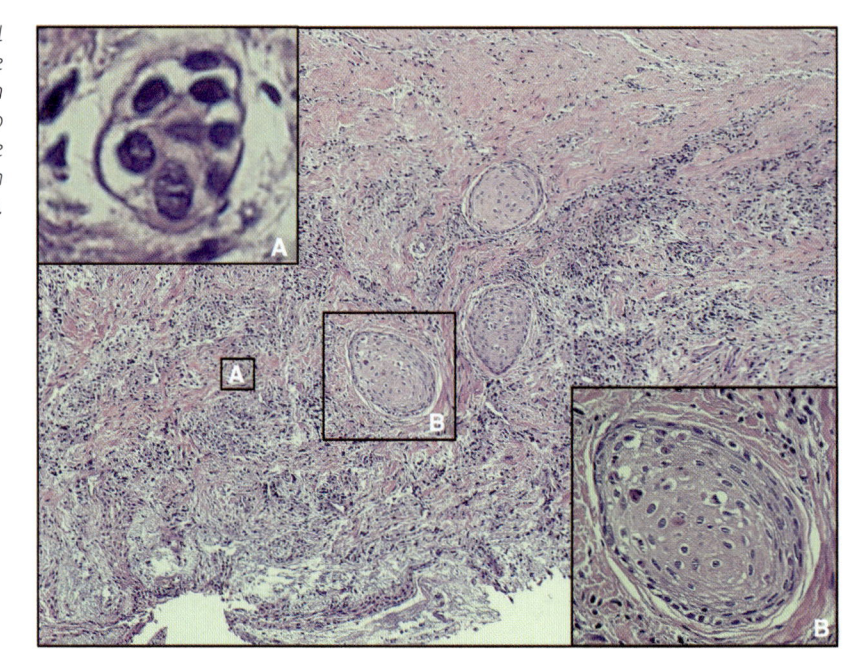

A **teoria do abscesso** postula que, quando cavidades de abscesso são formadas no tecido conjuntivo, as células epiteliais proliferam e recobrem o conjuntivo exposto devido a uma inerente tendência de fazê-lo.[26] Na **teoria das fusões de ilhas epiteliais**, postula-se que o crescimento contínuo das ilhas epiteliais produz fusões que formam massas tridimensionais. Neste caso, quando o tecido conjuntivo é capturado no interior das massas, este se degenera e um cisto é formado[27] (Figs. 12.6 a 12.8).

A proliferação epitelial na região periapical é frequente em tecidos inflamados periapicais, principalmente os processos crônicos e em cronificação. O cultivo de células epiteliais com citocinas inflamatórias (IL-1α, IL-1β e IL-6) e PGE-2 demonstrou capacidade de produzir proliferação, sendo então aventada a possibilidade de formação dos cistos periapicais por meio da ativação da resposta inflamatória periapical produzida pela bactérias da polpa necrótica.

Portanto, os processos fisiopatológicos que participam da patogênese das lesões periapicais dependem fortemente do agente etiológico e da resposta do hospedeiro, seja pela exsudação ampla de PMNs, macrófagos, linfócitos, plasmócitos, células gigantes, células NK ou mastócitos, seja pela formação do tecido de granulação envolvendo a área lesionada (granuloma periapical). É claro que, havendo predomínio de PMN, encontraremos uma resposta essencialmente inata e, quando predominarem outros tipos celulares, teremos uma resposta de caráter adquirido.

Do mesmo modo, existem diferenças populacionais com predomínio de granulócitos (98% neutrófilos) em lesões clinicamente sintomáticas e, em lesões crônicas, predomínio de células mononucleares com eventual retorno de predomínio de granulócitos nas lesões que demonstram exacerbação de quadros clínicos crônicos por meio de novas infecções dos canais radiculares.[5,7] Entretanto, nos granulomas periapicais, verifica-se infiltrado inflamatório misto com

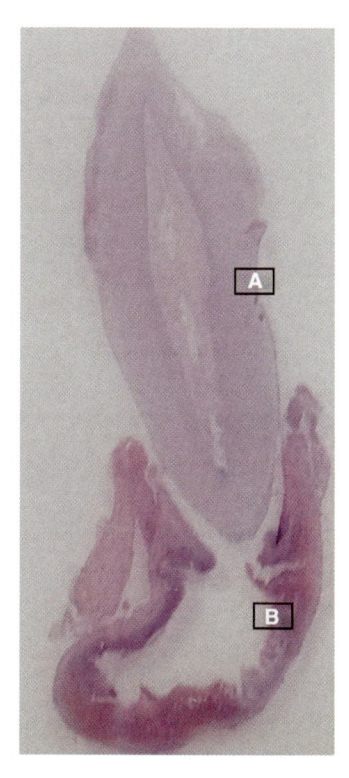

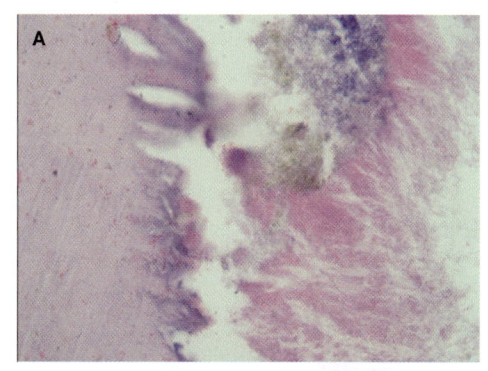

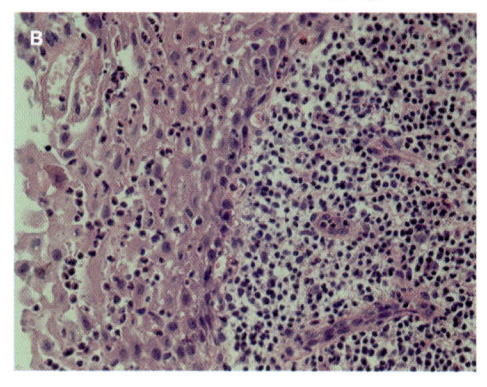

Figura 12.6 – Dente e lesão cística periapical inflamatória. (A) Biofilme bacteriano com múltiplas espécies. (B) Epitélio estratificado pavimentoso com exocitose de neutrófilos associado a conjuntivo frouxo com vasos neoformados e infiltrado inflamatório misto (neutrófilos, linfócitos e macrófagos).

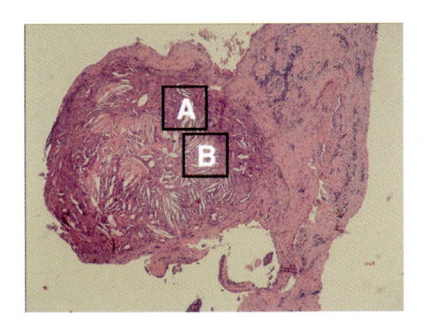

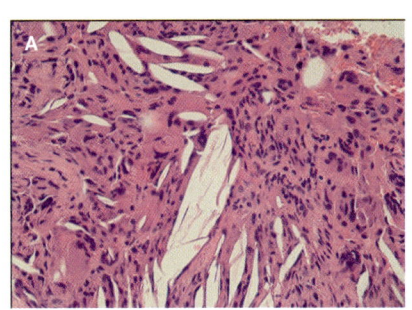

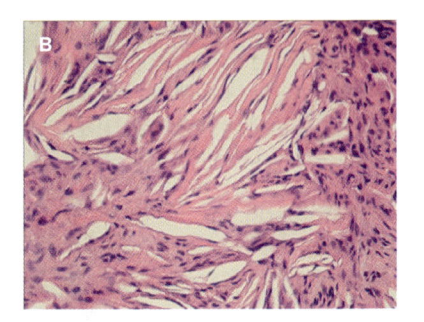

Figura 12.7 A-B – Cristais de colesterol presentes em cisto periapical inflamatório. Observe o detalhe que demonstra a presença de macrófagos e células gigantes multinucleadas em processo de fagocitose dos cristais.

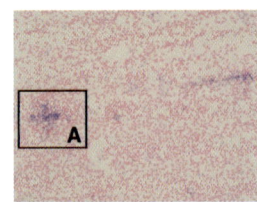

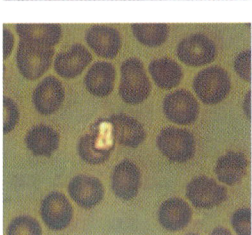

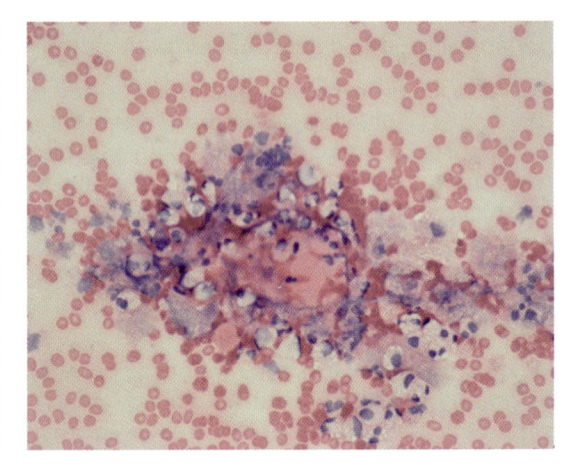

Figura 12.8 – Produto de punção por agulha fina de cisto periapical inflamatório: hemácias, macrófagos e neutrófilos. Também se observa cristal de colesterol evidenciado com microscopia de fase.

neutrófilos, macrófagos e linfócitos, por vezes podendo ser classificado como subagudo ou subcrônico; no entanto, na grande maioria dos casos, é clinicamente assintomático.

Em relação à **proliferação celular**, foi observado que os linfócitos demonstram pouca atividade proliferativa nas lesões periapicais. Outro aspecto interessante é a morte celular. Os corpúsculos de Russell são descritos como provenientes do processo de necrose dos plasmócitos que não conseguem produzir mais anticorpos; entretanto, embora existam muitas células inflamatórias e necróticas nos tecidos periapicais, pouco se sabe sobre o mecanismo fisiopatológico para compreendermos os processos de morte nessa região; os dados que foram reportados descrevem um processo semelhante a outras regiões com apoptose dos neutrófilos e sua posterior fagocitose por macrófagos.

MECANISMOS DE REABSORÇÃO ÓSSEA NAS LESÕES PERIAPICAIS

Os mecanismos pelos quais a reabsorção óssea é mediada após a invasão bacteriana da polpa dental ainda não estão totalmente elucidados, embora um grande número de mediadores de reabsorção tenha sido identificado nas lesões periapicais.[28]

As lesões periapicais são resultado da reação imune e inflamatória em resposta à agressão gerada pelos microrganismos que invadem e colonizam a polpa dental. Essa resposta pode ocorrer diretamente, por meio da liberação de toxinas e produtos do metabolismo microbiano capazes de causar danos nas células do hospedeiro e/ou na matriz intercelular, ou de forma indireta, por intermédio da indução de resposta imune e inflamatória, com a produção e a liberação de diversos mediadores e subsequente dano tecidual.

MECANISMO DE AÇÃO INDIRETA POR MEIO DA INDUÇÃO DA RESPOSTA DO HOSPEDEIRO

Componentes estruturais bacterianos, incluindo peptidoglicanos, LTA, flagelos, LPS e outras proteínas de membrana, estimulam o desenvolvimento de resposta imunológica no hospedeiro.[29] Células residentes e inflamatórias do hospedeiro, quando estimuladas por esses componentes bacterianos, liberam diversos mediadores inflamatórios. A rede de citocinas estabelecida com as lesões periapicais está envolvida na indução da reabsorção óssea por meio da ativação de osteoclastos maduros e/ou indução da migração, proliferação e diferenciação de células precursoras de osteoclastos.[30]

As citocinas encontradas na região periapical demonstram padrão semelhante às encontradas em outros processos patológicos que ativam a reabsorção óssea (IL-1 β e TNF-α), citocinas estas que são reconhecidamente produzidas a partir da ativação de NFκB. Por outro lado, foi identificada a presença de prostaglandinas em lesões periapicais, sendo associadas à reabsorção óssea e ao desenvolvimento de dor. Várias células foram identificadas como produtoras de PGE$_2$, dentre as quais destacam-se histiócitos, macrófagos e células endoteliais do tecido pulpar.

O **mecanismo de reabsorção óssea** requer a adesão do osteoclasto à superfície óssea, criando uma zona de selamento na interface osso/osteoclasto. Esse mecanismo envolve (i) desmineralização do osso pela solubilização da fase mineral por ácido produzido por fermentação láctica; e (ii) dissolução enzimática da matriz orgânica por enzimas como as colagenases, cuja ação é favorecida pela diminuição do pH na região. Assim, o osteoclasto degrada tanto a fase orgânica quanto a inorgânica do osso por um processo extracelular que é seguido de fagocitose e degradação desses componentes.

As principais metaloproteinases de matriz envolvidas no processo de reabsorção óssea dos cistos são MMP-9 e MMP-2. Alguns microrganismos são capazes de liberar proteases. Também foi demonstrada a síntese de RANKL por monócitos em granulomas[31] e, mais recentemente, a maior presença de MMP-9 em granulomas periapicais em relação aos cistos periapicais, notadamente nas regiões com predomínio de neutrófilos.[32]

Osteoclastos

São células móveis, gigantes e multinucleadas originadas a partir de células progenitoras hematopoiéticas mononucleares. São responsáveis pela reabsorção da matriz óssea por meio da secreção de ácidos, colagenase e outras hidrolases.

MECANISMO DE AÇÃO DIRETA POR MEIO DE PRODUTOS BACTERIANOS

A relação causal entre as lesões periapicais e a infecção bacteriana é bem estabelecida na literatura.[33] As bactérias e seus produtos causam danos diretos às células do hospedeiro e/ou à matriz intercelular do tecido conjuntivo. Esses produtos incluem enzimas, exotoxinas e produtos metabólicos finais. As enzimas secretadas ou expressas na superfície celular bacteriana incluem:

- proteases como a colagenase, que clivam proteínas que compõem a matriz extracelular;
- hialuronidase, que hidrolisa o ácido hialurônico, constituinte da substância fundamental amorfa do tecido conjuntivo;
- fosfatase ácida, que degrada componentes da matriz;
- fosfolipases, que causam danos à membrana das células do hospedeiro resultando em lise dessas células.

As exotoxinas, polipeptídeos de alta toxicidade secretados por bactérias, possuem habilidade de ligar-se a células inflamatórias, fazendo com que percam suas propriedades osmóticas e causando morte celular.

Os produtos metabólicos finais, como ácidos graxos de cadeia curta, poliaminas e amônia, além de causar degradação de componentes da matriz extracelular, são componentes tóxicos às células do hospedeiro e podem propiciar aumento da resposta inflamatória ou lesão nos tecidos circunvizinhos.

Como foi visto, o processo imunopatológico das lesões periapicais envolve diferentes mecanismos e patógenos. Portanto, poderão surgir diferentes entidades patológicas, como periodontites agudas ou crônicas, abscessos periapicais locais, granulomas e cistos periapicais. Dependendo das condições anatômicas locais, também podem evoluir para celulites faciais, abscesso em espaços anatômicos específicos (angina de Ludwig ou trombose de seios cavernosos) ou mesmo osteíte condensante ou osteopetrose focal.[34]

13

Imunologia dos tumores

YONARA MARIA FREIRE SOARES MARQUÉS
CLEVERTON ROBERTO DE ANDRADE

As células do corpo humano detêm a capacidade de se proteger contra células transformadas. Quando as células são submetidas a danos no DNA, estresse celular ou crescimento celular descontrolado, mecanismos intrínsecos celulares induzem **cascatas de sinalização** responsáveis pela morte celular programada. Caso essa sinalização intrínseca de supressão tumoral falhe na destruição das células transformadas, o sistema imune, um sistema supressor de tumor "extrínseco", é desencadeado na tentativa de inibir a formação do tumor.

O sistema imune é capaz de identificar antígenos estranhos que podem surgir das alterações genéticas ou epigenéticas do processo de carcinogênese, agindo por meio de resposta humoral ou citotóxica. Todavia, a eficiência da resposta imune dependerá do agente causador dessas transformações.

Portanto, o estudo da imunologia dos tumores segue o caminho que se inicia na identificação dos possíveis antígenos (epítopos) tumorais, seguida pela determinação dos mecanismos pelos quais o sistema imune combate o tumor, o mecanismo de escape dos tumores a esse sistema e, por fim, pelas formas de modulação da resposta imunológica com o intuito de melhorar ou auxiliar o combate ao tumor (imunoterapia). Seguiremos essa mesma sequência no estudo a seguir.

OBJETIVOS DE APRENDIZAGEM

- Descrever os aspectos normais da imunidade tumoral
- Comentar sobre os mecanismos de escape dos tumores ao sistema imune
- Elucidar as principais imunoterapias em casos de câncer de cabeça e pescoço

Câncer

Caracteriza-se por crescimento progressivo e desordenado de um ou mais clones de células que acumularam mutações genéticas e epigenéticas, seja espontaneamente, seja por indução de agentes carcinógenos (químicos, físicos ou virais), ou mesmo de forma herdada.

ASPECTOS GERAIS DA IMUNIDADE TUMORAL

O sistema imune, como sabemos, é responsável pelo reconhecimento e pela destruição de células estranhas ao organismo. Esse reconhecimento de antígenos estranhos representa um campo vasto de estudos na imunologia. Os anticorpos, os receptores de antígenos das células T e as moléculas do MHC são as três classes de moléculas usadas no reconhecimento desses antígenos pelo organismo na imunidade adquirida, os quais são organizados em imunidade humoral (anticorpos) e imunidade citotóxica (celular).

Os MHCs desempenham papel importante na imunidade contra tumores, pois são responsáveis pela apresentação de antígenos exógenos e endógenos da imunidade humoral e citotóxica, respectivamente. Existem duas classes de MHC, denominadas MHC de classe I e de classe II. A primeira classe demonstra expressão em todos os tipos celulares do organismo (exceto hemácias), e a segunda se expressa em APCs (fagócitos) e linfócitos B. As duas classes desempenham funções distintas, mas complementares, e apresentam epítopos na superfície celular para interação com as células T CD8 (MHC de classe I) e T CD4 (MHC de classe II). Os MHCs de classe I têm origem em antígenos intracelulares, enquanto os de classe II provêm de antígenos extracelulares obtidos por fagocitose.

As proteínas tumorais são produzidas por células do próprio organismo que foram mutadas e são potencialmente antigênicas. Outra forma de expressão tumoral ocorre quando há a produção suprafisiológica de proteínas com consequências muitas vezes imprevisíveis, levando a sinalizações aberrantes, falhas no mecanismo de apoptose, aumento da sobrevida ou mesmo aumento da proliferação celular.

No carcinoma de mama, o aumento da expressão de HER-2 altera a sinalização celular levando a uma proliferação contínua. Já no carcinoma de pâncreas, a alteração da proteína MUC-1 leva ao desenvolvimento e à manutenção do fenótipo maligno devido a alterações pós-traducionais. Tanto a produção de proteínas antigênicas quanto o aumento da expressão de proteínas normais podem ser alvos em potencial na imunoterapia. A primeira por meio da ativação da resposta humoral ou citotóxica, e a segunda com o uso de fármacos ou anticorpos ligados a drogas com alvo molecular específico.

Células tumorais podem, entretanto, desenvolver mecanismo de camuflagem e de evasão à resposta imune, promovendo o crescimento descontrolado e a fuga do mecanismo que causaria dano ou destruição às células transformadas.

Outro aspecto interessante diz respeito à expressão de oncoproteínas durante uma infecção viral. Os vírus podem levar à produção de proteínas exógenas (capsídeos, proteínas de ancoragem ou proteínas infectantes) e endógenas (enzimas ou proteínas inativadoras de funções específicas de uma célula). Portanto, pode haver uma resposta do hospedeiro, muitas vezes evidenciada em tumores de origem viral. Além disso, tais proteínas também têm potencial uso na imunoterapia.

Também é conveniente salientar que existem proteínas que surgem e desaparecem durante o desenvolvimento embrionário. Portanto, não estão presentes durante o processo de seleção celular imunológica nos primeiros meses de vida após o parto. Alguns tumores expressam proteínas fetais (proteínas oncofetais) e, portanto, podem produzir a resposta imunológica do indivíduo. Além disso, essas proteínas podem ser utilizadas como marcador de presença do tumor que as expressa. A proteína oncofetal conhecida como antígeno carcinoembriogênico (CEA) é utilizada como parâmetro de monitorização da eficiência terapêutica no carcinoma de mama metastático.

SISTEMA IMUNE DIANTE DE TUMORES

A polarização do perfil de citocinas no microambiente do tumor por diversos tipos celulares do sistema imune determina a resposta antitumoral ou pró-tumoral das células efetoras imunes.

No fim da década de 1940, foi observado que animais experimentais que eram submetidos a um carcinógeno químico desenvolviam câncer que, quando transplantados para outros animais geneticamente idênticos, desenvolviam-se como se o animal que recebeu o transplante tivesse sido submetido igualmente ao carcinógeno. Porém, se o tumor fosse transplantado de volta para o animal doador, o animal rejeitava o transplante. Essa proteção, baseada em células T, pôde ser transferida para animais livres de tumor.

As evidências do papel do sistema imune na proteção contra o desenvolvimento de tumores em humanos vieram de estudos populacionais de pacientes imunocomprometidos. Múltiplos estudos demonstraram a incidência aumentada de malignidade associada a carcinógenos ou carcinomas de novo. De forma semelhante, pacientes imunossuprimidos pelo HIV ou pelo tratamento pós-transplante demonstraram aumento da incidência de malignidades associadas a infecções virais, como vírus do Epstein-Barr, vírus do herpes humano (HHV-8) e papilomavírus humano. Além disso, estudos clínicos e experimentais evidenciaram a existência de uma importante correlação entre câncer e inflamação em diversos tumores.

As respostas imunológicas inata e adaptativa estão presentes em padrão variado nos cânceres humanos e desempenham importante papel na destruição ou no crescimento tumoral (Fig. 13.1). Ambas as respostas podem coordenar padrão inflamatório, atuando como estimulador ou inibidor do crescimento tumoral, dependendo do tipo do tumor e/ou do microambiente envolvido. Um exemplo do papel estimulador dessa resposta é o padrão observado em cânceres gástricos originados de úlceras previamente infectados por *H. pylori*.

A **imunidade inata** forma a primeira linha de defesa contra patógenos invasores no organismo. É composta, predominantemente, por mastócitos, granulócitos, células dendríticas, macrófagos e células NK, as quais exibem atividades celulares diretas ou indiretas (enzimas) contra patógenos, mas também desempenham papel crítico na apresentação de antígenos e início da resposta imune adaptativa. Além disso, auxiliam no processo de reparo e remodelação do tecido, por meio de fatores de crescimento. Portanto, as células da imunidade inata podem atuar como um fator de estímulo ao crescimento tumoral, produzindo fatores de crescimento para vasos ou até mesmo o estímulo direto à proliferação celular do tumor.

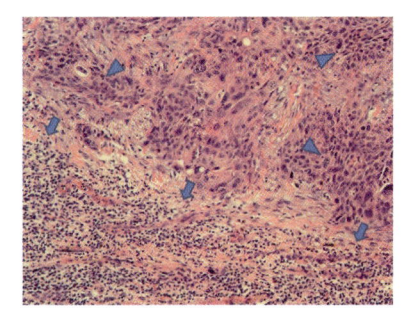

Figura 13.1 – Intenso infiltrado inflamatório mononuclear localizado em tecido conjuntivo subjacente (setas inteiras) e permeando (triângulos) a proliferação maligna de carcinoma epidermoide de língua.

Especificamente com relação aos **macrófagos**, são observados dois tipos, M1 e M2. Os macrófagos M1 secretam citocinas como a IL-12 e podem atuar na diferenciação de linfócitos T auxiliares (Th1). Esse tipo celular tem importante participação na imunidade adaptativa, pois auxilia na diferenciação dos linfócitos T CD8, completando sua ativação para a atividade citotóxica. Além disso, estudos *in vitro* também demonstraram o papel antitumoral de macrófagos por meio de mecanismo citotóxicos idênticos aos observados na destruição de microrganismos; esses macrófagos são ativados por IFN-γ liberado por células T específicas para tumor. Por outro lado, macrófagos M2 secretam citocinas imunossupressoras e, portanto, podem auxiliar no crescimento tumoral inibindo a resposta imunológica ao tumor.

Tumores associados a macrófagos (TAMs) apresentam, geralmente, macrófagos M2, e demonstram pior prognóstico quando comparados a tumores semelhantes sem associação com esse tipo celular. Esse padrão foi observado em linfoma e em carcinoma pulmonar e hepatocelular. Além disso, os TAMs também demonstraram padrão diferenciado de expressão de metaloproteinases de matriz, sabidamente envolvidas no mecanismo de invasão e metástase tumoral.

A integração desses dados sugere que a polarização do perfil de citocinas no microambiente do tumor por diversos tipos celulares do sistema imune determinam a resposta antitumoral ou pró-tumoral das células efetoras imunes.

As **células NK** têm conhecida atividade no reconhecimento inespecífico de células infectadas ou tumorais. Estudos com camundongos têm demonstrado a participação das células NK na eliminação de tumores. A perda de expressão de MHC de classe I ou a maior expressão de ligante NKG2D são os principais fatores desencadeantes da ativação das células NK com consequente destruição das células tumorais.

Em alguns modelos experimentais com animais, a eliminação de células tumorais mediada pelas NK induz o desenvolvimento subsequente de resposta de células T tumor-específicas como uma ponte entre a resposta inata e a adaptativa. O papel das células NK na vigilância imunológica contra tumores foi relacionado ao controle do crescimento de linfoma de células B, que surge espontaneamente em camundongos. Além disso, as células NK também são mediadoras de efeitos antitumorais por meio da produção de várias citocinas, como IL-2, IL-12, IL-18 e IL-21.

Na imunologia tumoral, as **células dendríticas** podem reconhecer e internalizar as células transformadas e, com isso, processar e apresentar os antígenos tumorais às células T CD8 por meio de moléculas de MHC de classe I. Essa apresentação é importante devido à falta de moléculas coestimuladoras na maioria das células tumorais, as quais são necessárias para a diferenciação de linfócitos T CD8. Quando o linfócito T CD8 se une ao MHC I em um microambiente com citocinas adequadas, essa união gera linfócitos T citotóxicos ativados. Estes secretam perfurina, uma molécula formadora de poro transmembrana, a qual promove a entrada de granzinas.

> **LEMBRETE**
> De forma geral, os linfócitos T CD8 e as células NK são os mais prováveis efetores em uma resposta antitumoral eficiente.

As granzinas ativam uma série de caspases celulares responsáveis pela morte celular programada observada nos cânceres com forte antigenicidade. As células T auxiliares estimuladas por antígenos expressam um membro da família do TNF, que se liga a receptores de células dendríticas e produzem citocinas, aumentando a habilidade das APCs em estimular a diferenciação de células T citotóxicas. Dessa forma, a imunidade mediada por células T representa o principal mecanismo de defesa contra tumores. No entanto, quando não ativadas, as células dendríticas podem apresentar antígenos às células T, conferindo tolerância imunológica aos tumores. A tolerância fornecida por esse mecanismo pode seguir três caminhos: a deleção de células T, a indução de células T não responsivas e a ativação de reguladores de células T. Quando ativadas, as células dendríticas destinam-se a realçar a imunidade antígeno-específica, guiando a proliferação e a diferenciação de células T citotóxicas.

MECANISMOS DE ESCAPE DOS TUMORES AO SISTEMA IMUNE

Atualmente a edição tumoral corresponde aos estágios de eliminação, equilíbrio e escape tumoral. Para a melhor compreensão dos mecanismos usados pelo câncer para escapar do sistema imune, faz-se necessária a diferenciação entre os conceitos de vigilância imunológica e edição tumoral.

O conceito de **vigilância imunológica**, como descrito por Burnet e Thomas, afirma que o sistema imune é capaz de reconhecer e destruir células nascentes transformadas. Com base nesse conceito, indivíduos com sistema imune funcional não desenvolveriam cânceres; porém, como sabemos que isso não acontece na maioria dos casos, essa hipótese foi abandonada devido à ausência de comprovações experimentais que a apoiassem.

Atualmente, estudos demonstram a existência da vigilância imunológica, mas sugerem que esse mecanismo faça parte de um processo mais amplo denominado **edição tumoral**. Esse processo é responsável pelos estágios de eliminação tumoral e remodelação de um fenótipo imunogênico do tumor.

Após a transformação celular ter ocorrido e o mecanismo supressor intrínseco ter falhado na destruição das células tumorais, entra em ação o processo denominado edição do tumor, o qual representa um mecanismo extrínseco supressor do tumoral. Em sua forma completa, a edição tumoral consiste em três fases sequenciais: eliminação, equilíbrio e escape (Fig. 13.2).

A **fase de eliminação** representa a marca da vigilância imunológica pela erradicação das células tumorais em desenvolvimento. Nessa fase, as imunidades inata e adquirida trabalham juntas para destruir o tumor em desenvolvimento antes de ele se tornar clinicamente aparente. Para a resposta imune inata, várias células efetoras são recrutadas para o local da lesão, como NK, NKT e células T, macrófagos e células dendríticas. As células transformadas podem ser reconhecidas por NK, NKT e células T, as quais produzem IFN-γ. O IFN-γ, por sua vez, induz a apoptose dessas células transformadas e exerce uma citotoxicidade limitada via mecanismos antiproliferativos e antiangiogênicos.

Algumas quimiocinas derivadas do tumor e do tecido não tumoral bloqueiam a formação de novos vasos enquanto continuam a induzir a morte das células tumorais. As células tumorais necróticas são ingeridas pelas células dendríticas, processadas e reapresentadas com a finalidade de estimular a proliferação e a diferenciação de células T

Células NKT

São células T que também apresentam propriedades de células exterminadoras naturais (NK).

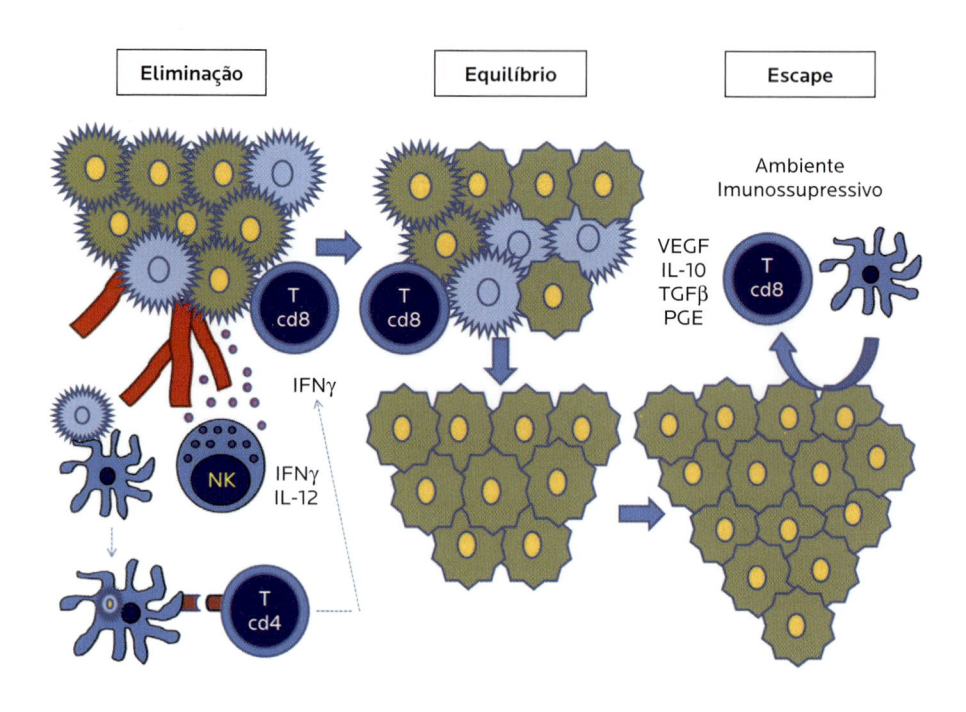

Figura 13.2 – Diagrama das etapas da edição tumoral. As células transformadas sofrem, inicialmente, a ação de células do sistema imune inato e adquirido na tentativa de eliminar o tumor. Durante o crescimento do tumor, na fase de equilíbrio, as células com imunogenicidade reduzida são seletivamente guiadas à proliferação, enquanto as demais sofrem com as agressões provocadas pelo sistema imune e morrem. Na etapa final, de escape, as células com imunogenicidade reduzida sobrevivem devido à tolerância promovida pelas células dendríticas e pelo ambiente favorável para proliferação tumoral sem a atuação protetora do sistema imune.

citotóxicas. Além disso, a infiltração tumoral de NK e de macrófagos produz IL-12 e IFN-γ, que promovem a morte de mais células tumorais por meio de mecanismos citotóxicos como ativação de perforinas, TRAILs (TNF- related apoptosis-inducing ligant) e moléculas reativas de oxigênio, levando, dessa forma, à destruição do tumor.

Se essa fase for executada com êxito, o hospedeiro permanecerá livre do tumor, e a fase de eliminação representará o processo total de edição tumoral. Porém, se ocorrer a seleção de um tipo celular não reconhecido pelo sistema ou capaz de enganá-lo, pode surgir uma fase de equilíbrio, em que o crescimento tumoral é prevenido pelo sistema imune, mas as células tumorais não são eliminadas.

Na **fase de equilíbrio**, a remodelação das células tumorais produz células resistentes às células efetoras do sistema imune. Esse processo guia a seleção de células tumorais com reduzida imunogenicidade. Essas células são mais capazes de sobreviver em um hospedeiro imunocompetente. Portanto, as mutações genéticas ocorridas no interior do tumor produzem mais instabilidade tumoral, e variantes celulares menos imunogênicas sobrevivem. O sistema e a seleção imune pressionam para o crescimento de células tumorais com fenótipo não imunogênico. Essa variante não imunogênica sobrevive e cresce no ambiente tumoral.

A fase de equilíbrio envolve contínua eliminação de células tumorais e produção de células resistentes efetoras do sistema imune, processos que demandam numerosos passos. Por isso, essa fase acaba por se prolongar excessivamente, muitas vezes demandando muitos anos.

Após esse período, o processo de seleção natural anteriormente descrito produz cânceres avançados com alta condição imunossupressora ou alta capacidade de ludibriar o sistema imune, dificultando sobremaneira a identificação e a eliminação das células tumorais pelo sistema de defesa do indivíduo.

Na **fase de escape**, a progressão do tumor envolve a liberação de fatores solúveis derivados do tumor, os quais estão envolvidos em vários mecanismos de evasão imune. Tais fatores, como VEGF, IL-10, TGF-β, PGE E, dentre outros, contribuem com o processo imunossupressor. Também podem ocorrer alterações em moléculas de transdução de sinal das células efetoras no sistema imune. Um exemplo desse mecanismo é a perda de cadeia específica de linfócitos infiltrados no tumor, responsáveis pela transdução de sinal durante a apresentação do antígeno tumoral. Essas alterações ocorrem em câncer pancreático, renal e oral e em melanoma, tendo sido atribuídas a um pior prognóstico.

Ainda na fase de escape, as células dendríticas podem promover tolerância imunológica às células tumorais. Logo, é provável que a evasão ao sistema imune seja mediada não apenas pela falta de imunogenicidade que resulta da diminuição de antígenos tumorais, mas também pela tolerância imunológica promovida pelas células dendríticas.

IMUNOTERAPIA

A imunoterapia compreende uma variedade de abordagens de tratamento que incorporam a especificidade da resposta imune adaptativa (células T e anticorpos), assim como as vantagens da potente resposta celular da resposta imune inata. As estratégias da imunoterapia incluem a utilização de anticorpos monoclonais antitumores, vacinas contra o câncer, transferência de células T e NK adotivas ativadas, além de administração de anticorpos ou proteínas recombinantes que coestimulem o sistema imune ou bloqueiem sinalizações inibitórias imunes.

Os **anticorpos monoclonais** têm apresentado maior impacto na prática da oncologia clínica. Múltiplos mecanismos imunológicos contribuem para os efeitos antitumorais dos anticorpos monoclonais, incluindo citotoxicidade celular dependente de anticorpo, citotoxicidade mediada por complemento e aprimoramento da resposta imune adaptativa. Esses mecanismos não atuam de forma isolada; são de grande importância a variação individual de mecanismo baseado no tipo de câncer, o uso de anticorpos monoclonais, as características do paciente – incluindo polimorfismo genético do hospedeiro – e a localização do câncer (áreas mais e menos suscetíveis à resposta imune).

Os três medicamentos de combate ao câncer mais vendidos (rituximabe, trastuzumabe e bevacizumabe) se encontram nessa classe de imunoterápicos. Além disso, existe a possibilidade de aumentar a eficácia desses anticorpos antitumorais pela sua conjugação com isótopos radioativos ou fármacos quimioterápicos, sendo essas associações eficazes no combate às malignidades hematológicas.

As **vacinas** contra o câncer são baseadas nos achados que demonstram que a otimização da ativação de células T citotóxicas requer processamento e apresentação de antígenos por células especializadas, como as células dendríticas, com a capacidade concomitante de fornecer coestimuladores na forma de ligante na membrana e secreção de citocinas. Logo, as vacinas contra o câncer visam induzir as células T efetoras (as quais podem reduzir a massa tumoral por sua atividade citotóxica) e células T de memória no controle de recidiva tumoral.

Os resultados têm sido promissores em vacinas desenvolvidas para neoplasia intraepitelial vulvar e condições pré-neoplásicas associadas ao HPV. Outra vacina recentemente aprovada é a vacina sipuleucel-T para tratar pacientes com câncer de próstata. Essa vacina baseia-se na ativação das células dendríticas contra antígeno específico e infusão dessas células de volta no paciente.

SAIBA MAIS

Recentes avaliações pela Food and Drug Administration (FDA), dos Estados Unidos, liberaram o uso do fármaco ipilimumabe, um anticorpo monoclonal, para o tratamento de pacientes com melanoma metastático. Esse medicamento baseia-se no bloqueio da atividade de células T reguladoras (CTLA4), permitindo assim a livre ativação de células T tumor-específicas.

IMUNOTERAPIA EM CÂNCER DE CABEÇA E PESCOÇO

Existe a possibilidade de cura e de bom controle locorregional de muitos pacientes com carcinoma epidermoide (CE) de cabeça e pescoço ou de orofaringe associado a HPV em estádio inicial (estádio I e II) com as terapias disponíveis atualmente. No entanto, pacientes com estádio avançado do tumor (estádio III e IV) associado a carcinógenos, em geral, exibem controle locorregional inadequado e altas taxas de recorrência.

O tratamento padrão para CE de cabeça e pescoço em estádio inicial inclui cirurgia e radioterapia adjuvante em casos com achados clínicos ou patológicos específicos. A quimioterapia tem sido utilizada como tratamento adjuvante em paciente com CE em estádio avançado ou em situações de metástases à distância. Embora a combinação dos tratamentos cirúrgico, radioterápico e quimioterápico tenha favorecido o controle locorregional, a taxa de sobrevida para CE de cabeça e pescoço avançado associado a carcinógenos como o fumo permanece muito baixa. De acordo com esses achados, médicos e pesquisadores buscam formas alternativas de tratamento na tentativa de melhorar a sobrevida dos pacientes. Muitas pesquisas têm focado na modulação da resposta imune natural antitumoral na tentativa de melhorar a eficiência de imunoterapias antitumorais.

O fato de a mucosa do trato aerodigestivo superior ser exposta a mais de 500 espécies de bactérias e não desenvolver um estado perpétuo de inflamação levou os pesquisadores a estudar os mecanismos de tolerância envolvidos nesse processo. Células dendríticas auxiliam na imunossupressão por meio da expressão de IL-10, TGF-β e atividade de reguladores de células T. Adicionalmente, verificou-se que o CE possui capacidade de se evadir da resposta imune, inibir diretamente a função dessa resposta e, ainda, estimular uma resposta imunossupressiva.

O desenvolvimento de estratégias de imunoterapia para CE tem sido baseado no entendimento dos antígenos associados ao tumor e suas habilidades de gerar resposta antitumoral específica. Uma dessas estratégias consiste na administração sistêmica e local de citocinas selecionadas para aumentar a imunidade antitumoral citotóxica. Estudos têm demonstrado que a injeção de IL-2 em linfonodos peritumorais resultou em maior tempo livre da doença em análise multivariada, enquanto a injeção intratumoral do IL-2 resulta no maior recrutamento de células NK.

Outra possibilidade de tratamento é a terapia com anticorpos monoclonais direcionados a antígenos que sabidamente estão superexpressos no CE de cabeça e pescoço, como o EGFR. Cetuximabe tem como alvo a porção extracelular do EGFR e tem demonstrado resultados promissores quando associado à radioterapia em pacientes com a doença avançada, levando ao aumento da sobrevida desses pacientes tratados.

Estudos iniciais de terapia oncolítica viral têm demonstrado a habilidade de vírus como o herpes simples em promover resposta antitumoral devido à sua habilidade de sofrer replicação viral lítica, resultando em destruição da célula infectada. Nesse intuito, foi criado o OncoVEX, vírus artificialmente construído que demonstrou controle locorregional de CE em pacientes em estádio avançado em cabeça e pescoço.

Por fim, uma estratégia bastante promissora tem sido utilizada para indução de resposta imune específica contra antígenos tumorais: a transferência de células autólogas adotivas. Esse termo se refere ao processo em que há remoção de células imunes do hospedeiro, modificação no padrão para mais na indução de resposta imune antitumoral e reinjeção dessas células manipuladas na circulação do hospedeiro. Esse tratamento tem sido largamente estudado em pesquisas clínicas para o tratamento de CE avançado de cabeça e pescoço.

PARA PENSAR

Apesar do progresso científico na tentativa de estabelecer uma imunoterapia eficaz, o conhecimento dos mecanismos que o sistema imune utiliza na resposta contra o câncer permanece insuficiente e demandará esforços de cientistas nesta crescente área do conhecimento humano.

RESUMINDO

As complexidades funcionais do sistema imune e as interações entre tumor e hospedeiro fundamentam a necessidade de compreensão da imunofisiopatologia tumoral. Antígenos, anticorpos, resposta citotóxica, assim como as moléculas envolvidas na cinética do processo imunológico, são potenciais armas para o combate ao tumor, seja por meio da modulação de seu crescimento, pela ativação de processos apoptóticos, pelo auxílio na identificação imunológica natural (inata ou adaptativa) ou por meio de soros.

Referências

Capítulo 1 – Introdução à resposta imune

1. Abbas AK, Lichtman AH, Pillai S. Imunologia celular e molecular. 6. ed. Rio de Janeiro: Elsevier; 2008.

2. Sirgo G, Claramonte R, Chánovas M, Esteban F, Forcadell I, Luna J, et al. Células dendríticas en la sepsis: una aproximación a la inmunosupresión postinfecciosa. Med Intensiva. 2010;34(8):559-6.

3. Roitt I, Brostoff J, Male DK. Imunologia. 5. ed. São Paulo: Manole; 1999.

Capítulo 2 – Resposta imune inata

1. Abbas AK, Lichtman AH, Pillai S. Imunologia celular e molecular. 6. ed. Rio de Janeiro: Elsevier; 2008.

2. Höfling JF, Gonçalves RB, organizadores. Imunologia para a odontologia. Porto Alegre: Artmed; 2006.

3. Parham P. O sistema imune. Porto Alegre: Artmed; 2001.

Capítulo 3 – Resposta imune adquirida

1. Parham P. O sistema imune. Porto Alegre: Artmed; 2001.

2. Abbas AK, Lichtman AH, Pillai S. Imunologia celular e molecular. 6. ed. Rio de Janeiro: Elsevier; 2008.

Capítulo 4 – Reconhecimento dos antígenos

1. Abbas AK, Lichtman AH, Pillai S. Imunologia celular e molecular. 6. ed. Rio de Janeiro: Elsevier; 2008.

2. Parham P. O sistema imune. Porto Alegre: Artmed; 2001.

Capítulo 5 – Anormalidades nas respostas imunológicas: Hipersensibilidade, autoimunidade e imunodeficiências

1. Parham P. O sistema imune. Porto Alegre: Artmed; 2001.

2. Abbas AK, Lichtman AH, Pillai S. Imunologia celular e molecular. 6. ed. Rio de Janeiro: Elsevier; 2008.

3. Iladiba; Maldonado JE, editor. Diabetes Mellitus I y II [Internet]. Bogotá: EMSA; c2012 [capturado em 18 jan. 2013]. Disponível em: http://cursosiladiba.com/category/diabetes/.

4. Brasil. Ministério da Saúde. Secretaria de Vigilância em Saúde. Departamento de DST, Aids e Hepatites Virais. Boletim epidemiológico: AIDS e DST [Internet]. Brasília: MS; 2010 [capturado em 18 jan. 2013]. Disponível em: http://www.aids.gov.br/sites/default/files/anexos/publicacao/2010/45974/vers_o_final_15923.pdf.

Capítulo 6 – Manipulação da resposta imune

1. Abbas AK, Lichtman AH, Pillai S. Imunologia celular e molecular. 6. ed. Rio de Janeiro: Elsevier; 2008.

2. Parham P. O sistema imune. Porto Alegre: Artmed; 2001.

Capítulo 7 – Aspectos imunológicos normais da cavidade bucal

1. Gorr SU, Abdolhosseini M. Antimicrobial peptides and periodontal disease. J Clin Periodontol. 2011; 38 Suppl 11:126-41.

2. Hölzl MA, Hofer J, Steinberger P, Pfistershammer K, Zlabinger GJ. Host antimicrobial proteins as endogenous immunomodulators. Immunol Lett. 2008;119(1-2):4-11.

Capítulo 9 – Imunologia da cárie dentária

1. Bowen WH. The induction of rampant dental caries in monkeys (Macaca irus). Caries Res.1969;3(3):227-37.

2. Smith DJ, Taubman MA. Oral immunization of humans with Streptococcus sobrinus glucosyltransferase. Infect Immun. 1987;55(11):2562-9.

3. Taubman, MA, Smith DJ. Effects of local immunization with Streptococcus mutans on induction of salivary IgA antibody and experimental dental caries in rats. Infect Immunity. 1974;9(6):1079-91.

4. Michalek SM, McGhee JR. Effective immunity to dental caries: passive transfer to rats of antibodies to Streptococcus mutans elicits protection. Infect Immun. 1977;17(3):644-50.

5. Evans RT, Emmings FG, Genco RJ. Prevention of Streptococcus mutans infection of tooth surfaces by salivary antibody in Irus monkeys (Macaca fascicularis). Infect Immun. 1975; 12(2): 293-302.

6. Lehner T, Russell MW, Challacombe SJ, Scully CM, Hawkes JE. Passive immunisation with serum and immunoglobulins against dental caries in rhesus monkeys. Lancet. 1978;1(8066):693-5.

7. Newbrun E, Hoover CI, Walker GJ. Inhibition by acarbose, nojirimycin and 1-deoxynojirimycin of glucosyltransferase produced by oral streptococci. Arch Oral Biol. 1983;28(6):531-6.

8. Russell MW, Lehner T. Characterization of antigens extracted from cells and culture supernatant fluids of Streptococcus mutans serotype c. Archs Oral Biol. 1978;23(1):7-15.

9. Krüger C, Hultberg A, van Dollenweerd C, Marcotte H, Hammarström L. Passive immunization by lactobacilli expressing single-chain antibodies against Streptococcus mutans. Mol Biotechnol. 2005;31(3):221-31.

Capítulo 11 – Imunopatologia do tecido pulpar

1. Orchardson R, Cadden SW. An update on the physiology of the dentine-pulp complex. Dent Update. 2001;28(4):200-6, 208-9.

2. Goldberg M, Farges JC, Lacerda-Pinheiro S, Six N, Jegat N, Decup F, et al. Inflammatory and immunological aspects of dental pulp repair. Pharmacol Res. 2008;58(2):137-47.

3. Hahn CL, Liewehr FR. Innate immune responses of the dental pulp to caries. J Endod. 2007;33(6):643-51.

4. Farges JC, Keller JF, Carrouel F, Durand SH, Romeas A, Bleicher F, et al. Odontoblasts in the dental pulp immune response. J Exp Zool B Mol Dev Evol. 2009;312B(5):425-36.

5. Heyeraas KJ, Sveen OB, Mjör IA. Pulp-dentin biology in restorative dentistry. Part 3: pulpal inflammation and its sequelae. Quintessence Int. 2001;32(8):611-25.

6. De Swert KO, Joos GF. Extending the understanding of sensory neuropeptides. Eur J Pharmacol. 2006;533(1-3):171-81.

7. Jontell M, Okiji T, Dahlgren U, Bergenholtz G. Immune defense mechanisms of the dental pulp. Crit Rev Oral Biol Med. 1998;9(2):179-200.

8. Hahn CL, Best AM, Tew JG. Comparison of type 1 and type 2 cytokine production by mononuclear cells cultured with streptococcus mutans and selected other caries bacteria. J Endod. 2004;30(5):333-8.

Capítulo 12 – Imunopatologia das lesões periapicais

1. Graves DT, Oates T, Garlet GP. Review of osteoimmunology and the host response in endodontic and periodontal lesions. J Oral Microbiol. 2011;3:1-15.

2. Siqueira JF Jr, Rôças IN. Community as the unit of pathogenicity: an emerging concept as to the microbial pathogenesis of apical periodontitis. Oral Surg Oral Med Oral Pathol Oral Radiol Endod. 2009;107(6):870-8.

3. Siqueira JF Jr, Rôças IN. The microbiota of acute apical abscesses. J Dent Res. 2009;88(1):61-5.

4. Siqueira JF Jr, Rôças IN. Bacterial pathogenesis and mediators in apical periodontitis. Braz Dent J. 2007;18(4):267-80.

5. Nair PN. Pathogenesis of apical periodontitis and the causes of endodontic failures. Crit Rev Oral Biol Med. 2004;15(6):348-81.

6. Kumar H, Kawai T, Akira S. Pathogen recognition by the innate immune system. Int Rev Immunol. 2011;30(1):16-34.

7. Marton IJ, Kiss C. Protective and destructive immune reactions in apical periodontitis. Oral Microbiol Immunol. 2000;15(3):139-50.

8. Akamine A, Hashiguchi I, Toriya Y, Maeda K. Immunohistochemical examination on the localization of macrophages and plasma cells in induced rat periapical lesions. Endod Dent Traumatol. 1994;10(3):121-8.

9. Kayashima Y, Smithies O, Kakoki M. The kallikrein-kinin system and oxidative stress. Curr Opin Nephrol Hypertens. 2012;21(1):92-6.

10. Biswas K, Peterkin TA, Bryan MC, Arik L, Lehto SG, Sun H, et al. Discovery of potent, orally bioavailable phthalazinone bradykinin B1 receptor antagonists. J Med Chem. 2011;54(20):7232-46.

11. Das R, Pluskota E, Plow EF. Plasminogen and its receptors as regulators of cardiovascular inflammatory responses. Trends Cardiovasc Med. 2010;20(4):120-4.

12. Syrovets T, Simmet T. Novel aspects and new roles for the serine protease plasmin. Cell Mol Life Sci. 2004;61(7-8):873-85.

13. Pluskota E, Soloviev DA, Szpak D, Weber C, Plow EF. Neutrophil apoptosis: selective regulation by different ligands of integrin alphaMbeta2. J Immunol. 2008;181(5):3609-19.

14. Cohen JS, Reader A, Fertel R, Beck M, Meyers WJ. A radioimmunoassay determination of the concentrations of prostaglandins E2 and F2alpha in painful and asymptomatic human dental pulps. J Endod. 1985;11(8):330-5.

15. McNicholas S, Torabinejad M, Blankenship J, Bakland L. The

concentration of prostaglandin E2 in human periradicular lesions. J Endod. 1991;17(3):97-100.

16. Tilley SL, Coffman TM, Koller BH. Mixed messages: modulation of inflammation and immune responses by prostaglandins and thromboxanes. J Clin Invest. 2001;108(1):15-23.

17. Teixeira-Salum TB, Rodrigues DB, Gervásio AM, Souza CJ, Rodrigues V Jr, Loyola AM. Distinct Th1, Th2 and Treg cytokines balance in chronic periapical granulomas and radicular cysts. J Oral Pathol Med. 2010;39(3):250-6.

18. Yanagisawa S. Pathologic study of periapical lesions 1. Periapical granulomas: clinical, histopathologic and immunohistopathologic studies. J Oral Pathol. 1980;9(5):288-300.

19. Lima SC, Rizo VH, Silva-Sousa YT, Almeida LY, Almeida OP, León JE. Immunohistochemical evaluation of angiogenesis and tryptase-positive mast cell infiltration in periapical lesions. J Endod. 2011;37(12):1642-6.

20. Tyler LW, Matossian K, Todd R, Gallagher GT, White RR, Wong DT. Eosinophil-derived transforming growth factors (TGF-alpha and TGF-beta 1) in human periradicular lesions. J Endod. 1999;25(9):619-24.

21. Valderhaug J. A histologic study of experimentally induced radicular cysts. Int J Oral Surg. 1972;1(3):137-47.

22. Ten Cate AR. The epithelial cell rests of Malassez and the genesis of the dental cyst. Oral Surg Oral Med Oral Pathol. 1972;34(6):956-64.

23. Harris M, Toller P. The pathogenesis of dental cysts. Br Med Bull. 1975;31(2):159-63.

24. Lindskog S, Blomlöf L, Hammarström L. Evidence for a role of odontogenic epithelium in maintaining the periodontal space. J Clin Periodontol. 1988;15(6):371-3.

25. Spouge JD. A new look at the rests of Malassez. A review of their embryological origin, anatomy, and possible role in periodontal health and disease. J Periodontol. 1980;51(8):437-44.

26. Oehlers FA. Periapical lesions and residual dental cysts. Br J Oral Surg. 1970;8(2):103-13.

27. Lin LM, Huang GT, Rosenberg PA. Proliferation of epithelial cell rests, formation of apical cysts, and regression of apical cysts after periapical wound healing. J Endod. 2007;33(8):908-16.

28. Kawashima N, Stashenko P. Expression of bone-resorptive and regulatory cytokines in murine periapical inflammation. Arch Oral Biol. 1999;44(1):55-66.

29. Henderson B, Poole S, Wilson M. Bacterial modulins: a novel class of virulence factors which cause host tissue pathology by inducing cytokine synthesis. Microbiol Rev. 1996;60(2):316-41.

30. Roodman GD. Role of cytokines in the regulation of bone resorption. Calcif Tissue Int. 1993;53(suppl. 1): 94-8.

31. Vernal R, Dezerega A, Dutzan N, Chaparro A, León R, Chandía S, et al. RANKL in human periapical granuloma: possible involvement in periapical bone destruction. Oral Dis. 2006;12(3):283-9.

32. de Paula-Silva FW, D'Silva NJ, da Silva LA, Kapila YL. High matrix metalloproteinase activity is a hallmark of periapical granulomas. J Endod. 2009;35(9):1234-42.

33. Kakehashi S, Stanley HR, Fitzgerald RJ. The effects of surgical exposures of dental pulps in germfree and conventional laboratory rats. J South Calif Dent Assoc. 1966;34(9):449-51.

34. Abbott PV. The periapical space--a dynamic interface. Aust Endod J. 2002;28(3):96-107.

LEITURAS RECOMENDADAS

Abe T, Hara Y, Aono M. Penetration, clearance and retention of antigen en route from the gingival sulcus to the draining lymph node of rats. J Periodont Res. 1991;26(5):429-39.

Abiko Y, Nishimura M, Kaku T. Defensins in saliva and the salivary glands. Med Electron Micros. 2003;36(4);247-52.

Akira S, Takeda K, Taisho T. Toll-like receptors: critical proteins linking innate and acquired immunity. Nature Immunol. 2001;2(8):675-80.

Allen CT, Judd NP, Bui JD, Uppaluri R. The clinical implications of antitumor immunity in head and neck cancer. Laryngoscope. 2012;122(1):144-57.

Avelleira JCR, Bottino G. Syphilis: diagnonosis, treatment and control. An Bras Dermatol. 2006;81(2): 111-26.

Badoual C, Sandoval F, Pere H, Hans S, Gey A, Merillon N, et al. Better understanding tumor-host interaction in head and neck cancer to improve the design and development of immunotherapeutic strategies. Head Neck. 2010;32(7):946-58.

Bascones-Martínez A, Muñoz-Corcuera M, Noronha S, Mota P, Bascones-Ilundain C, Campo-Trapero J. Host defence mechanisms against bacterial aggression in periodontal disease: basic mechanisms. Med Oral Patol Oral Cir Bucal. 2009;14(12):e680-5.

Bera A, Biswas R, Herbert S, Gotz F. The presence of peptidoglycan O-acetyltransferase in various staphylococcal species correlates with lysozyme resistance and pathogenicity. Infect Immun. 2006;74(8):4598-604.

Beutler BA. TLRs and innate immunity. Blood. 2009;113(7): 1399-407.

Black CA. Delayed type hypersensitivity current theories with an historic perspective. Dermatol Online J. 1999:5(1):7.

Burnet FM. Immunological surveillance in neoplasia. Transplant Rev. 1971;7:3-25.

Cochran DL. Inflammation and bone loss in periodontal disease. J Periodontol. 2008;79(8 Suppl):1569-76.

Delima AJ, Van Dyke TE. Origin and function of the cellular components in gingival crevice fluid. Periodontol 2000. 2003;31(1):55-76.

Diana J, Gahzarian L, Simoni Y, Lehuen A. Innate immunity in type 1 diabetes. Discov Med. 2011;11(61):513-20.

Disis ML. Immune regulation of cancer. J Clin Oncol. 2010;28(29):4531-8.

Ferracane JL, Cooper PR, Smith AJ. Can interaction of materials with the dentin-pulp complex contribute to dentin regeneration? Odontology. 2010; 98(1):2-14.

Fine DH, Furgang D, Beydouin F. Lactoferrin iron levels are reduced in saliva of patients with localized aggressive periodontitis. J Periodontol. 2002;73(6):624-30.

Gibbons RJ, Cohen L, Hay DI. Strains of Streptococcus mutans and Streptococcus sobrinus attach to different pellicle receptors. Infect Immun. 1986;52(2):555-61.

Guimarães MR. Efeitos do curcumin na modulação da inflamação e reabsorção óssea em dois modelos de doença periodontal em roedor [tese]. Araraquara: UNESP; 2010.

Iwasaki A, Medzhitov R. Regulation of adaptive immunity by the innate immune system. Science. 2010;327(5963):291-5.

Kakisi OK, Kechagia AS, Kakisis IK, Rafailidis PI, Falagas ME. Tuberculosis of the oral cavity: a systematic review. Eur J Oral Sci. 2010;118(2):103-9.

Kamradt T, Mitchison A. Tolerance and autoimmunity. N Engl J Med. 2001;344:655-64.

Kim R, Emi M, Tanabe K. Cancer immunoediting from immune surveillance to immune escape. Immunol. 2007;121(1):1-14.

Kivity S, Agmon-Levin N, Blank M, Shoenfeld Y. Infections and autoimmunity-friends or foes? Trends Immunol. 2009;30(8):409-14.

Koyama S, Ishii KJ, Coban C, Akira S. Innate immune response to viral infection. Cytokine. 2008;43(3):336-41.

Krüger C, Hultberg A, van Dollenweerd C, Marcotte H, Hammarström L. Passive immunization by lactobacilli expressing single-chain antibodies against Streptococcus mutans. Mol Biotechnol. 2005;31(3):221-31.

Kumar V, Abbas AK, Fausto N, Aster JC. Robbins patologia básica. 8. ed. São Paulo: Elsevier; 2008.

Lehner T. Imunologia das doenças da boca. 3. ed. São Paulo: Santos; 1996.

Lehuen A, Diana J, Zaccone P, Cooke A. Immune cell crosstalk in type 1 diabetes. Nature Rev Immunol. 2010;501-13.

Litman GW, Rast JP, Fugmann SD. The origins of vertebrate adaptive immunity. Nature Rev Immunol. 2010;10:543-53.

Ma JK, Hikmat BY, Wycoff K,Vine ND, Chargelegue D, Yu L, et al. Characterization of a recombinant plant monoclonal secretory antibody and preventive immunotherapy in humans. Nat Med. 1998;4(5):601-6.

Machado PRL, Araujo MIAS, Carvalho L, Carvalho EM. Immune response mechanisms to infections. An Bras Dermatol. 2004;79(6):647-64.

Madigan MT, Martinko JM, Dunlap PV, Clark DP. Microbiologia de Brock. 12. ed. Porto Alegre: Artmed; 2010.

Madonna S, Scarponi C, De Pità O, Albanesi C. Suppressor of cytokine signaling 1 inhibits IFN-gamma inflammatory signaling in human keratinocytes by sustaining ERK1/2 activation. FASEB J. 2008; 22(9):3287-97.

Mansourian AR. The immune system which adversely alter thyroid functions: a review on the concept of autoimmunity. Pak J Biol Sci. 2010;13(16):765-74.

Mattos-Graner RO, Smith DJ. The vaccination approach to control infections leading to dental disease. Braz J Oral Sci. 2004;3(11):595-608.

McCormick TS, Weinberg A. Epithelial cell-derived antimicrobial peptides are multifunctional agents that bridge innate and adaptive immunity. Periodontol 2000. 2010;54(1):195-206.

Medzhitov R, Janeway C Jr. Innate immunity. N Engl J Med. 2000;343:338-44.

Negrini TC, Duque C, Vizoto NL, Stipp RN, Mariano FS, Höfling JF, et al. Influence of VicRK and CovR on the interactions of Streptococcus mutans with phagocytes. Oral Dis. 2012;18(5):485-93.

Nogueira RD, Alves AC, Napimoga MH, Smith DJ, Mattos-Graner RO. Characterization of salivary immunoglobulin A responses in children heavily exposed to the oral bacterium Streptococcus mutans: influence of specific antigen recognition in infection. Infect Immun. 2005;73(9):5675-84.

Palm NW, Medzhitov R. Pattern recognition receptors and control of adaptive immunity. Immunol Rev. 2009;227(1):221-33.

Pancer Z, Cooper MD. The evolution of adaptive immunity. Ann Rev Immunol. 2006;24:497-518.

Parisotto TM, King WF, Duque C, Mattos-Graner RO, Steiner-Oliveira C, Nobre-Dos-Santos M, et al. Immunological and microbiologic changes during caries development in young children. Caries Res. 2011;45(4):377-85.

Perfect JR. The impact of the host on fungal infections. Am Journal of Med. 2012;125(1 Suppl):S39-51.

Poschke I, Mougiakakos D, Kiessling R. Camouflage and sabotage: tumor escape from the immune system. Cancer Immunol Immunother. 2011;60(8):1161-71.

Rautemaa R, Lauhio A, Cullinan MP, Seymour GJ. Oral infections and systemic disease: an emerging problem in medicine. Clin Microbiol Infect. 2007;13(11):1041-7.

Roitt I, Brostoff J, Male DK. Imunologia. 6. ed. São Paulo: Manole; 2003.

Roth GA, Moser B, Roth-Walter F, Giacona MB, Harja E, Papapanou PN, et al. Infection with a periodontal pathogen increases mononuclear cell adhesion to human aortic endothelial cells. Atherosclerosis. 2007;190(2):271-81.

Russell MW, Lehner T. Characterization of antigens extracted from cells and culture supernatant fluids of Streptococcus mutans serotype c. Archs Oral Biol. 1978;23(1):7-15.

Scannapieco FA. The oral environment. In: Lamont RJ, Burne RA, Lantz MS, LeBlanc DJ, editors. Oral microbiology and immunology. Washington: ASM; 2006. p. 47-72.

Schenkein HA. Host responses in maintaining periodontal health and determining periodontal disease. Periodontol 2000. 2006;40:77-93

Schreiber RD, Old LJ, Smyth MJ. Cancer immunoediting: integrating immunity's roles in cancer suppression and promotion. Science. 2011;331(6024):1565-70.

Shimada T, Park BG, Wolf AJ, Brikos C, Goodridge HS, Becker CA, et al. Staphylococcus aureus evades lysozyme-based peptidoglycan digestion that links phagocytosis, inflammasome activation and IL-1beta secretion. Cell Host Microbe. 2010;7(1):38-49.

Smith DJ, King WF, Akita H, Taubman MA. Association of salivary A antibody and initial mutans streptococcal infection. Oral Micro Immunol. 1998;13(5):278-85.

Smith DJ, Taubman MA, Ebersole JL. Effect of oral administration of glucosyltransferase antigens on experimental dental caries. Infect Immun. 1979; 26(1): 82-9.

Soames JV, Southam JC. Patologia oral. 4. ed. Rio de Janeiro: Guanabara Koogan; 2008.

Stagg J, Johnstone RW, Smyth MJ. From cancer immunosurveillance to cancer immunotherapy. Immunol Rev. 2007;220:82-101.

Taubman MA, Smith DJ, Lees A. Preparation and immunogenicity of monoepitopic and polyepitopic tetanus toxoid (TT)--Glucosyltransferase (GTF) peptide conjugate vaccines. Proceedings of the 81st General Session of the International Association for Dental Research; 2003; Goteborg: IADR; 2003.

Topalian SL, Weiner GJ, Pardoll DW. Cancer immunotherapy comes of age. J Clin Oncol. 2011;29(36):4828-36.

Tortora GJ. Microbiologia. 8. ed. Porto Alegre: Artmed; 2005.

Trowbridge HO, Kim S. Pulp development, structure and function. In: Cohen S, Burns RC, editors. Pathways of the pulp. 7th ed. St. Louis: Mosby; 1998. p. 386-424.

Walsh MC, Kim N, Kadono Y, Rho J, Lee SY, Lorenzo J, et al. Osteoimmunology: interplay between the immune system and bone metabolism. Annu Rev Immunol. 2006;24:33-63.

Waters L, Smit E. HIV-1 superinfection. Curr Opin Infect Dis. 2012;25(1):42-50.

Weber RL, Iacono VJ. The cytokines: a review of interleukins. Periodontal Clin Investig. 1997;19(1):17-22.

Whiteside TL. Immunobiology of head and neck cancer. Cancer Metastasis Rev. 2005;24(1):95-105.

Whitney JB, Lim SY, Wainberg MA. Evolutionary mechanisms of retroviral persistence. AIDS Rev. 2011;13(4):234-9.

Wiesner J, Vilcinskas A. Antimicrobial peptides: the ancient arm of the human immune system. Virulence. 2010;1(5):440-64.

Yu SL, Kuan WP, Wong CK, Li EK, Tam LS. Immunopathological roles of cytokines, chemokines, signaling molecules and pattern-recognition receptors in systemic lupus erythematosus. Clin Dev Immunol. 2012;2012:14.

Zhang Z, Cherryholmes G, Shively JE. Neutrophil secondary necrosis is induced by LL-37 derived from cathelicidin. J Leukoc Biol. 2008;84(3):780-8.

Zipfel PF, Skerka C. Complement regulators and inhibitory proteins. Nature Rev Immunol. 2009; 9(10):729-40.